U0315184

中医古籍珍本集成

◎本书出版得到国家古籍整理出版专项经费资助

◎『十一五』、『十二五』国家重点图书出版规划

◎教育部、科技部、国家中医药管理局重点立项

总策划○王国强
总主编○周仲瑛 于文明
常务副总主编○王旭东

中医古籍珍本集成（续）

五官科卷

目经大成（上）

主　编○严道南
副主编○魏　伟 陈小宁 姚玉婷
编　委○（按汉语拼音排序）
陈国丰 陈小宁 干　千 耿晓文 胡　瑶 黄俭仪 蒋秋琴 蒋中秋 马华安
施立新 孙化萍 孙　燕 魏　伟 吴拥军 严道南 晏　英 姚玉婷 尤徐瑶
章　雯 郑日新 朱　芸

湖南科学技术出版社
岳麓书社

《中医古籍珍本集成》编辑小组

组　长〇黄一九　张旭东

副组长〇易言者　徐　为

成　员〇李　忠　鲍晓昕　林澧波　易法银

王跃军　周　妍　郭　升　喻　峰

王　李　姜　岚

秘　书〇王跃军　喻　峰

组织单位○国家中医药管理局

总策划○王国强

编写单位

主编单位○南京中医药大学

编纂单位○（按汉语拼音排序）

安徽中医药大学　北京中医药大学　福建中医药大学　河南中医学院　湖南中医药大学

江西中医药大学　南阳理工学院　山东中医药大学　上海中医药大学　浙江中医药大学

顾问委员会

总顾问○裘沛然　张灿玾　马继兴　余瀛鳌　宋立人　钱超尘　王洪图

分卷顾问○（按汉语拼音排序）

杜　建　段逸山　干祖望　刘道清　彭怀仁　施　杞　唐汉均　田代华

王霞芳　吴贻谷　许敬生　张奇文

指导委员会

主　任○（按汉语拼音排序）高思华　苏钢强　吴勉华

副主任○（按汉语拼音排序）

范永升　李　昱　李灿东　王新陆　夏祖昌　谢建群　杨龙会　左铮云

编纂委员会

总主编○周仲瑛　于文明

常务副总主编○王旭东

副总主编○（按汉语拼音排序）

蔡永敏　陈仁寿　郭瑞华　黄政德　胡方林　蒋力生　林　楠　陆　翔　沈澍农　王　键　王玲玲　王振国　徐光星　薛博瑜　严道南　俞欣玮　虞　舜　张建斌　张如青　张玉萍

常务审稿组○沈澍农（组长）　虞　舜（副组长）　张如青　张玉萍　刘更生　石历闻　吴承艳　吴昌国　徐建云　王明强　张　继　李崇超　朱若霖　陈　陗

学术秘书○衣兰杰　杨　萌　奚飞飞

编纂工作办公室

主　任○王思成

副主任○王旭东（兼）　钱　丽

成　员○（按汉语拼音排序）陈丽娜　陈榕虎　陈晓天　沈　劼　晏婷婷　于莉英

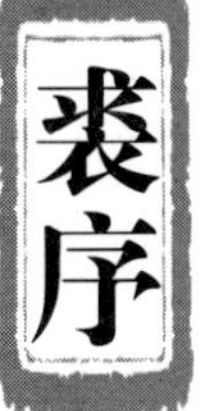

裘序

中医学术，薪火相传，古籍凝聚千年精华；华夏神州，时空更替，文献承载百世医方。珍本扶寿，岂奈束之深闼高阁；秘籍疗伤，不期藏于金匮玉函。古代藏家，视珍本医书为瑰宝；现代规章，纳传世典藏为文物——私藏密封，检阅殊难。祖国医学难以发扬光大，珍本难求，研习无由，亦为阻碍医学进步重要原因之一。

今有国医大师周仲瑛先生、国家中医药管理局于文明副局长，为现代中医研究和教学能有一手素材，为使当代中医学者能够更多地借鉴秘藏典籍，携王旭东、沈澍农诸后学百余人，倾力编纂《中医古籍珍本集成》，得到国内学界极大的欢迎和支持。此乃中国医学史上以古籍原貌面世的一部大型丛书，在中医学史上具有重要的学术传承价值。

随着时代的发展，当代中医文献学研究极为世人瞩目，珍贵版本更多地被发现，现代医学发展对中医学理论和技术有了新的要求。因此，取中医著作的最好版本进行加工整理，以当代优秀编辑出版技术印刷发行，使更多的读者欣赏到藏于秘室的各种中医珍本、善本图书的原貌，同时为古籍研究人员提供珍贵版本资料，为教学单位提供中医古籍原貌，为古文化研究提供医学史料，是中医历史上收集善本、珍本最多的医书集成。而编者所做的导读、校勘、训释，则辨章学术，考镜源流，是指导古籍阅读和利用的现代研究成果。故该书是连接历史、展示古代中医文献研究水平的大型医著。集千年珍贵古籍于

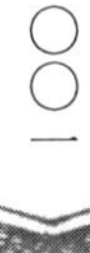

一体，世人将在这部巨大的丛书中得以饱览历史的华彩。

《中医古籍珍本集成》补前贤之遗憾，传文明之大统。这种只有盛世才能完成的伟业，我辈能够担当，实属有幸。前人为民族之昌盛作出了不可磨灭的贡献，为后人留下丰厚的遗产。尽管编纂工作面临着种种困难和艰苦，但是，有仲瑛先生之学识和胆略，辅以后辈之勤勉，勇挑重担，披荆斩棘，定能开拓创新，奋发有为。

中医药事业之所以在海内外享有盛誉，其根本在于它代表着中医药学术的高度和中国人文精神的厚度。作为中医从业者，吾与仲瑛学兄一直在用自己的专业来体现自己对社会、国家和民族的热爱。编者诸君亦志存高远，固本强基，从古籍的保护、传承、传播开始，博采勤求，重视实践，必将为中医学之继承、发扬作出可贵的贡献。

国医大师
上海中医药大学教授
裘沛然
2010年1月

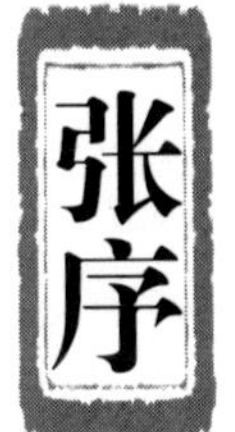

张序

伟哉！医学之道也，肇始于岐黄，繁衍于华夏，会寰宇之精英，铸仁术之宝典，为生生之具，备寿寿之方，历百代而不衰，继千秋而益盛者，赖载道之鸿编，传世之简册也。殆至满清以降，诚可谓汗牛充栋，兰台盈箧。然岁月沧桑，星移斗转，如此国宝佳篇，由于战火屡起，国运不振，藏弆不善，惨遭流散者，损失颇多。仅存种种，或束之高阁，或藏于秘府，世人难得一睹，不胜叹惋之至。

有鉴于此，二十世纪之初，浙省曹炳章先生，约集名贤，汇览群籍，精选其善本、孤本等三百余种，厘定圈点，历三十余载，始成巨著《中国医学大成》，堪为医界之盛举也。然事有未竟，遭逢国难，遂致中止。到二十世纪末，医事复兴，百废待举，岳麓书社及上海科学技术出版社，为适应杏林大业发展之需要，完成曹炳章先生未竟之事，继成《中国医学大成》续编及续集二书，亦颇为学界称道。

今逢盛世，中医药事业蓬勃发展，中医文献备受关注。尘封于馆阁之古籍善本时有新的发现，古籍善本的运用常有新的要求，古籍影印技术不断地提高。为了向中医药临床、科研、教学提供可靠的图书善本和原始数据，今有国医大师周仲瑛教授，携王旭东、沈澍农等百余人，在中医主政者王国强部长、于文明副局长策划襄助下，广泛收集善本、珍本三百余种，秉『辨章学术，考镜源流』之原则，进一步整理研究，续成曹炳章先生未竟之业，目之曰《中医古籍珍本集成》，历时数载，今将问世矣。

该书收国内现存宋、元、明、清等珍善本中医古籍三百余种，计有医经、伤寒金匮、温病、诊断、

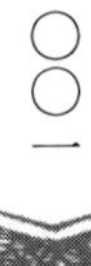

本草、方书、内科、外科、妇科、儿科、五官、针灸、养生、医案医话医论、综合等诸多门类，可谓详而备矣。每一种图书，均是在珍贵善本原样影印的基础上，复予校勘、注释、解读、研究。这既是一个宏大的善本再造工程，又是一个整理研究工程。而尤为重要的是，此项工程，不仅使诸多稀有珍善本古医籍得到了广泛的应用，而且又有利于珍善本的保存，诚可谓一举多得。将为中医药学术的继承发扬，为中医药事业的开拓发展，产生重大的影响。

此项工程如此宏大，其工作之辛劳，任务之繁重，不言而喻。然仲瑛兄具此学识与胆略，辅以编写诸君之勤勉精神，身置书山，足踏荆棘，奋勇有为，终克有成，吾谨为之一谢。

吾与仲瑛兄交谊甚厚，兄承杏林大业，弟虽不才，亦当一助，嘱为书序，谨遵是命，遂不计工拙，聊为此文，以赞以颂。

春风得意花千树，秋实荣登惠万家。

己丑冬至后十日于山左历下琴石书屋

齐东野老 張燦玾 谨序

（张灿玾先生为我国第一批国医大师）

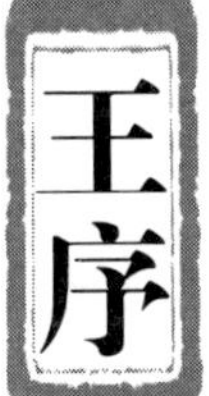

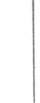

王序

中国传统文化的精华在中医，中医的精华在文献。中医古籍是我国古籍文献的重要组成部分，是中医药学传承数千年绵延至今的知识载体，是现代中医药科技创新和学术进步的源头和根基，是我国最具原创性知识产权的智慧宝库。

我国政府对古籍保护和抢救发掘工作一向高度重视。1981年7月，陈云同志对古籍整理做了重要批示，同年9月，中共中央发布《关于整理我国古籍的指示》，强调『整理古籍，把祖国宝贵的文化遗产继承下来，是一项十分重要的、关系到子孙后代的工作』。2007年，国务院办公厅下发了《关于进一步加强古籍保护工作的意见》(国办发〔2007〕6号)，对全国性古籍保护工作作出了整体部署。2009年国务院发布《关于扶持和促进中医药事业发展的若干意见》(国办发〔2009〕22号)，明确提出『要开展中医药古籍普查登记，建立综合信息数据库和珍贵古籍名录，加强整理、出版、研究和利用』，突出强调了要加强对中医古籍的普查、抢救、整理、研究、出版和利用工作。

由南京中医药大学牵头组织，新闻出版总署、教育部、国家中医药管理局立项的大型中医古籍整理研究项目《中医古籍珍本集成》的出版发行，是落实国务院《关于扶持和促进中医药事业发展的若干意见》的具体行动，标志着国家重视中医事业发展，行业注重强基固本，从学术源头出发振兴中医，具有重要意义。

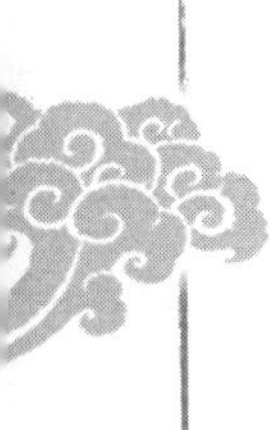

整理和研究中医珍本古籍，是弘扬优秀传统文化的必由之路。中医古籍是我国独具优势的卫生、科技、文化和产业资源，承载着中华民族特有的精神风貌、价值取向、思维方式、审美情趣。对中医古籍进行整理研究，是传承中国固有学术、延续中华民族优秀文化的专门之学和必由之路。

整理和研究中医珍本古籍，是造福子孙后代的千秋大计。中医古籍是中医世代传承发展的见证，是不可再生的珍贵知识资源。历代大规模的古籍整理都是在政府的主持下开展的，中医古籍珍本整理研究，将为中医可持续发展奠定坚实的基础。

整理和研究中医珍本古籍，是保持发挥中医特色优势，提高临床疗效的重要措施。中医学术体系是历代医家发皇古义，融会新知，与时俱进，不断创新而形成的。中医古籍中蕴含着大量防病治病的理论与经验，是临床防治工作取之不尽、用之不竭的宝库。整理和研究中医古籍，充分发挥其中蕴藏的巨大能量，为中医传承发展，保持和发挥中医特色与优势、提高临床疗效提供动力与资源。

整理和研究中医珍本古籍，有强大的政策导向和示范作用。国家对中医文献学科的重视，体现了国家和地方政府重视基础学科，重视学术积淀的高瞻远瞩，对中医药学界有强烈的激励作用。文献学科的研究成果，可以激励类似学科的建设发展。

整理和研究中医珍本古籍，可以更好地为中医教育、科研、产业、文化服务。除了临床医疗、养生保健功效之外，中医古籍还将为现代科学研究提供丰富的线索和素材，为教育、产业、文化提供系统的参考资料，促进中医医疗、保健、教育、科研、产业、文化事业『六位一体』全面、健康、协调发展。

随着时代的发展，当代中医文献学研究有了长足的进步，珍贵版本更多地被发现，现代医学发展也对中医学理论和技术有了新的要求。用中医著作的最好版本进行加工整理，以当代优秀编辑出版技术印刷发行，使更多的读者欣赏到各种藏于深闺的中医珍本、善本图书的原貌，同时为古籍研究人员提供珍贵版本资料，为教学单位提供中医古籍原貌，为传统文化研究提供医学史料。《中医古籍珍本集成》将是中医历史上收集善本、珍本最多的医书集成。而编者所做的导读、校勘、训释，则是辨章学术，考镜源流，指导古籍的阅读和利用的现代研究成果。

南京中医药大学医史文献学科是我国中医古籍文献研究的重要高地，编著出版过《中医学概论》和首版全套中医药教材、《中药大辞典》、《中医方剂大辞典》、《中华本草》等大型中医文献和中医药工具书，学术功底深厚，治学态度严谨，甘于寂寞，乐于奉献。国医大师周仲瑛领衔挂帅，在两百多名学者的全力襄助下，目标鲜明，队伍强大，士气勃发，《中医古籍珍本集成》有望超越前人，为振兴中医奠定坚实的文献基础。

中华人民共和国卫生部副部长
国家中医药管理局局长
王国强

2010年1月

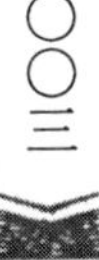

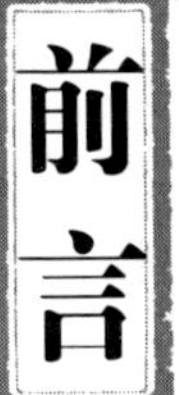

前言

『龙欲飞腾，先阶尺木』，中医古籍历来被视作巨人的肩膀，成就了历代名医大家。我国医籍浩如烟海，其数量之多、影响之大、贡献之巨，堪称中国传统文化之瑰宝。但是，在历史长河中，大量古医籍或散落失传，或囊侵蛀蚀，或风黄霉变，或战火焚毁，或盗窃丢弃，存世医书已不是原貌，给准确理解和传承中医学术带来了很大困难。因此，历代医家莫不以阅读古籍原著为夙愿。

《中医古籍珍本集成》采用原版影印的形式以保存原貌，以校注批点的方式帮助阅读，以期完整保护中医文化遗产，力求真实反映中医古籍的初始面貌。在新闻出版总署、教育部、国家中医药管理局以及社会各界的关心、资助下，南京中医药大学医史文献学科精心组织，团结国内古籍整理专家，精诚合作，共同编纂这部重要的医学文献。

一、版本：本丛书的核心是中医古籍中的珍本，入编古籍版本的选取原则是在古籍善本、珍本标准的基础上，兼顾可读性。凡漫漶不清，缺损过度，影响阅读者，概不收取。

二、版权：鉴于古籍属于公共资源，是古人创造的知识财产，法理上没有权利主体，故不存在私有知识产权问题。对于古籍收藏单位提供的复印、扫描、摄影服务，除已经给付的费用外，在此再次表示衷心感谢。

三、风格：本丛书采用原文影印的方式出版，保留古籍原貌，是为继承；在影印图像的底本上加

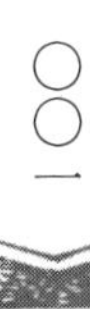

以简略校勘、训诂、点评，是为创新。

四、分类：按中医传统学科分类，丛书设十五卷，分别为：医经卷、伤寒金匮卷、温病卷、诊断卷、本草卷、方书卷、内科卷、外科卷、妇科卷、儿科卷、五官科卷、针灸卷、养生卷、医案医话医论卷、综合卷。

五、绪论：各卷分置『绪论』，介绍该学科概况、学术源流、古籍存量以及该卷选取书目及版本的理由，通论全卷概貌。

六、导读：每种古籍的整理研究者，对该古籍的背景、作者生平、学术背景、学术思想、学术经验和特色、历史贡献、临床价值和史料价值、版本源流和递嬗演变关系以及选择该版本的理由等进行论述，以钩玄提要，萃取精华，突出『法』、『术』，以达『审问』、『慎思』、『明辨』、『笃行』之效。

七、校勘：比照不同版本间的文字出入，加以标记，判别正误，提示取舍，在不改变底本原貌的前提下使读者正确理解古籍。

八、训诂：对古籍中疑难字词的音义进行简单训释，注音采用拼音加直音法；义训直接写出，不出书证，以节约篇幅。难认之草字、变形字，直接用现代汉字标注。

九、点评：点评形式多样，篇幅较长者，纳入导读内容；言简意赅者，出注说明。

十、序号：出注的校勘、训诂、点评，标注序号，放置于各卷末。

十一、补阙：整页缺失者，选取相近版本的相同内容补出，在导读中说明；重要句段或字词缺失者，在校注中予以说明。

我们希望通过对中医经典著作珍贵版本的整理研究，为现代读者提供原文资料和阅读引导，为传承

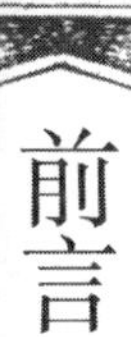

中医药珍贵遗产，弘扬中华传统文化，提高中医药从业者理论水平和临床技能，强化中医学子专业素质，挖掘中医药史料中的方药资源，研究中医前辈的学术思想，展示古代书法风采和雕版技术作出贡献，从而加强中医文献整理对现代科研、临床、教学的现实指导价值，促进中医药事业的快速发展。

总主编：周仲瑛　于文明

2010年2月

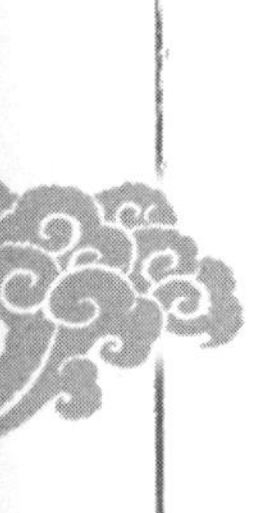

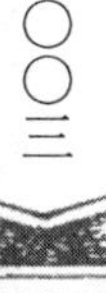

绪论

中医五官科独立成章的古籍可以追溯到唐代。孙思邈的《备急千金要方》中有『七窍病』两卷，国医大师干祖望认为这是『包含在综合性医学专著中的五官科专书』。其后千年，虽然五官科学有所发展，综合性医学著作的规模也越来越大，其中五官科内容也日益丰富，却很少见到五官科专著单独刊行。少数标注为宋代的著述，经考证却是伪托。直至清代，眼科、喉科专著才大批涌现。这些专著是研究中医学发展历史、指导临床的宝贵财富，有必要加以保护、整理、应用。

在中医学发展过程中，五官科很早就成为一门学科。624年，唐代太医署就设置了『耳目口齿科』，但当时只是一门教学科目，并不是临床专科。要成为临床专科，需要有专门的检查手段和治疗技术，还要有大量病人的需求才行。唐代以后的较长时期内，五官科都不是一个现代概念上的学科或专科，社会上也几乎没有专门从事五官科的医生。直到清代，温病学兴起，白喉、猩红热流行，同时代其他科学技术水平也有提高，这些促进了眼科学和喉科学迅速发展。随着当时病人的需求急剧增加，出现了许多专门从事眼科和喉科的医生，其中喉科也包括部分口腔科。此时相应的也出现了大量眼科和喉科专著。不过，直至清末，『耳科』『鼻科』的专科医生都极少，也未见专著。这就是《中医珍本集成·五官科卷》仅收录了眼科及喉科专著的原因。

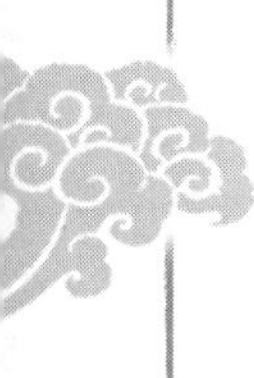

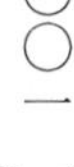

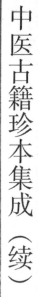

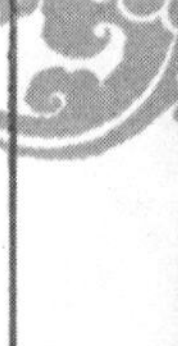

一、中医眼科学的历史成就和古籍概况

殷商时期的甲骨文中就已经出现了如『贞国亡疾目』『眊』等眼病卜辞和病名。春秋战国至秦汉时期的多种文献里也记载了不少治疗眼病的药物，如《山海经》『植楮……食之不眯』，『其鸟多当扈……食之不眴目』。《淮南子》有用梣木治疗眼病的记载，《神农本草经》中载有蒺藜、决明子等七十余种能治疗眼病的药物，至今仍广泛使用于中医眼科临床。

《黄帝内经》对眼的生理与病理等方面都作了较为科学的描述，并运用整体观认识到眼与全身紧密联系，为眼病的诊断与治疗提供了理论依据。书中还记载了目赤、目赤痛、目盲、目下肿、目黄、目妄见、目锐眦痛、视歧等二十种眼病，涵盖了眼目色泽、主观感觉、视觉功能等多方面的症状。

《史记·扁鹊仓公列传》中记载了秦汉时期的眼科临床状况：扁鹊『过洛阳，闻周人爱老人，即为耳目痹医』，扁鹊也是史籍中最早出现的眼科医生。《晋书·景帝纪》：景帝『目有瘤疾，使医割之房』，这是采用手术切除眼部肿瘤的最早记载。

两晋以来，《肘后备急方》《刘涓子鬼遗方》等书中还记载了不少治疗眼病的方药。此时还出现了眼科专书，《隋书·经籍志》中收载的《陶氏疗目方》三卷和《疗耳目方》十四卷，虽然两书均已失传，但却是史籍中记载的最早的眼科方书。

隋唐时期，中医眼科学的基础理论不断丰富，学术框架已粗具雏形。隋巢元方所撰的《诸病源候论》中专列『目病诸候』，对目赤痛、目胎赤、目风赤等三十八种眼科病症的病因病机进行了详细的阐释，为中医临床证候诊断奠定了坚实的理论基础。唐孙思邈的《备急千金要方》在『七窍病』篇中将

『目病』作为第一论，分证三条，列方七十一首，咒法二首，灸法二十八首；《千金翼方》中『眼病』篇下列方一百三十三首，灸法二首。两书不仅大量保留了隋唐之际治疗眼科疾病的有效方剂，还记载了孙思邈关于眼病发病的科学认识。书中他将容易诱发眼病的病因归结为『生食五辛、接热饮食、热餐面食、饮酒不已、房室无节、极目远视、数看日月、夜视星火、夜读细书、月下看书、抄写多年、雕镂细作、博弈不休、久处烟火、泣泪过多、刺头出血过多』十六条，反映了唐代中医眼科病因学已初成体系。书中首载的用羊肝丸治疗夜盲症、用磁朱丸治疗白内障等眼病的方法也颇具临床实效。

唐王焘所撰的《外台秘要》卷二十一专论眼科，书中按照眼科病症的特点，将眼科疾病分为十九类，每类下均列具方药，共一百五十首，这种方论结合，以类相从的方法，对后世眼科著作按证候分类论述眼病产生了深远的影响。书中还收录了境外眼科医学的优秀成果并加以吸收，如白内障针拨术等。

唐代还出现了两部眼科专著，即《龙树眼论》与《刘皓眼论准的歌》。虽然这两部医书已散佚，但尚能从后世医学文献中管窥其部分学术成就。《龙树眼论》对数十种眼病的治疗方法作了明确记载，书中还首次详细记载了金针拨内障的适应证与具体操作方法。《刘皓眼论准的歌》首创眼科五轮学说及眼科七十二证内外障分类，使中医眼科学理论日趋完善。

此外，唐代太医署医学教育分科中在医科下设有『耳目口齿科』，标志着眼科开始逐渐走向独立发展之路。

宋代太医局中专设眼科，从而使眼科从五官科中独立出来，作为一门医学专科迎来了学科发展的全新时期。《太平圣惠方》中分两卷论述眼科疾病，将四百九十余首方剂按证候分类，是对宋以前眼科成就的系统总结。《圣济总录》专列『眼目门』，对《太平圣惠方》眼科部分加以扩充，共十二卷，记载眼病

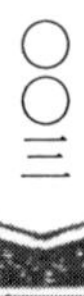

用方七百五十余首，极大地丰富了中医眼科的临床诊疗内容。大量眼科方剂也被收载于此时期的方书中，如《太平圣惠方》中的石决明丸、《圣济总录》中的菊花散等。

元危亦林所著的《世医得效方》有眼科一卷，书中对五轮八廓学说及眼科七十二证都进行了全面阐述。宋元医家编写的眼科专书《银海精微》，对八十二种眼科疾病的症状特点及治疗方法，进行了详细阐发，书中图文并茂，辨证细致入微，内服药物与外治法相结合，代表了宋金元时期中医眼科学较高的学术水平。此外，以『金元四大家』为代表的金元医学流派分别从各自学术特色出发论述眼病，如刘完素从火热论述眼病、李东垣从脾虚论述眼病等，成为金元时期中医眼科繁荣发展的推动因素。

明清时期是中医眼科学发展的鼎盛时期，当时学派林立，百家争鸣，相继出现了一大批高水平、对后世眼科学的发展产生了深远影响的眼科专著，如《审视瑶函》《目经大成》《银海指南》等。王肯堂所编《证治准绳》中『七窍门』将眼病归结为一百七十余证，将中医眼科从唐以来拘泥于眼科七十二证之说的研究迷途中引领出来，且对各证的病因病机论述详尽，对中医眼科的辨证论治起到了强化作用。

进入近代，虽然中医眼科从总体来看是由兴盛转入衰落，但的确经历了一段由感性认识上升到理性整理的反复认识过程，可以说仍有相当程度的发展：著作日益增多，方剂日趋丰富，治法更加多样。

清代至近代虽然刊行了一百六十多种眼科专著，甚至超过以往历代现存眼科医籍的总和，但大多数为内容简单、不具特色或为沿袭《银海精微》《审视瑶函》《银海指南》之作，较有创见的为数甚少，如黄岩著的《秘传眼科纂要》、王锡鑫著的《眼科切要》、胡鳌刻本《眼科神应方》、陈国笃著的《眼科六要》、月潭禅师编的《眼科秘书》、吕熊飞著的《眼科易秘》、康维恂著的《眼科菁华录》等。其中较为通俗实用者如《眼科切要》《眼科六要》。王锡鑫认为眼科为诸科之首，因人一身之要莫如双眼，故其行医数十年，尤精于眼科。王氏汇集有关眼科著作之精，用歌赋的形式论述了五十余种眼病的诊断方法，并记述了能治百余种眼病的一百多首方剂，剂型包括汤剂、丸剂、散剂、丹剂、膏剂、点眼药等，不仅使医者诊治有所依据，而且使病人亦可按症索方，但《眼科切要》中对眼病的病因病机论述甚少。《眼科六要》总结了作者几十年治疗眼病的经验，认为眼病虽有多种，但究其原因不出风、水、血、水虚、火败、神劳六种，若以病因论之，则此『六要』足以尽之，故以此冠为书名，从而使眼科治疗由博返约。书中论述了目肿、目痛、目痒、内障、雀目、倒睫、近视、远视等四十种常见眼病的病因、症状、治法，并列内服、点眼、洗眼诸药四十多方，对于各种眼病，强调应早期治疗。

在中医眼科药物和方剂方面，随着眼科的不断发展而逐渐充实和丰富起来，如内服的有煎剂、丸剂、散剂；外治的有熏剂、熏洗剂，发泡用的糊剂、洗眼剂、蒸剂、搽眼剂、涂眼剂、点眼剂等，充分体现了药物内外相兼治疗的应用。如《秘传眼科纂要》非常重视药物的临床应用，按脏腑及眼症分类叙述了一百一十九种内服药及三十八种外用药的制法与应用；近代眼科专家杨维周辑历代有关眼科医籍七十一本，编成《中医眼科历代方剂汇编》，为一部研究眼科方剂的重要参考书。

针灸是中医眼科传统的重要治疗手段之一，历代医家在这方面都作出了不少贡献，近代眼科医家路际平所著的《眼科临症笔记》记载眼科病症八十种，施行针药相兼治疗者达七十六种之多。

此外，由于西医眼科的传入和影响，也为中西医结合眼科奠定了基础。专著有徐庶遥著的《中国眼科学》、陈滋著的《中西眼科汇通》、陈滋的评批《银海精微》等。唐容川所著《中西汇通医经精义》中也包含了这方面的内容。其中特别值得一提的是，《中西眼科汇通》的作者陈滋毕业于杭州同仁医学堂，后留学日本。因其父以儒士通岐黄，家学渊源，故陈滋亦通中医。《中西眼科汇通》共十三章，前十二章

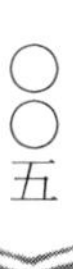

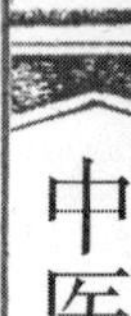

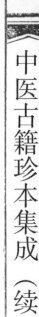

论述了眼睑病、泪器病、结膜病、角膜病、虹膜病、晶体病、玻璃体病、网膜及视神经病、眼压病、眼位之障碍、目力之障碍、外伤性眼病。末章载其他眼病及中医眼科处方。最后为附录，载有稀奇之眼病医案及眼科名词之讨论、中国眼科手术法之研究、中西眼科名词对照表等。

二、中医口齿咽喉科的历史成就和古籍概况

口齿咽喉科，相当于现代的中医口腔科。早在殷商时期的甲骨文中就已经记载了『疾口』『疾齿』『疾舌』『龋』等口齿、咽喉科疾病，尤其是关于龋齿的记载，早于古埃及、印度等国一千年以上。

春秋战国时期，文献中出现了关于养成良好口腔卫生习惯以预防口齿、咽喉疾病的记载，如《礼记》中载有『鸡初鸣，咸盥漱』及『热不灼齿，寒不冰齿』。《五十二病方》中不仅记载了用榆皮、姜桂等药物填充牙齿病变孔洞治疗『贲（蟦）食（蚀）食齿』『颐痛』等口齿、咽喉疾病的方法，还将手阳明大肠经别称为『齿脉』，在该经的循行路线上注意到其『入齿中』，该经病变可致『齿痛』，针刺此经可治疗『齿痛』等，从而建立了齿与经络的生理病理联系。

《黄帝内经》中对口齿、咽喉器官结构、生理功能及病理表现的论述极为丰富，《灵枢·忧恚无言》中记载：『口唇者，音声之扇也；舌者，音声之机也。』《灵枢·口问》中记载『口鼻者，气之门户也』，是对口齿、咽喉器官生理功能的精辟总结。如《灵枢·五阅五使》载：『口唇者，脾之官也；舌者，心之官也。』《素问·阴阳应象大论》记载：『心主舌，其在天为热……在窍为舌……脾主口，其在天为湿……在窍为口。』《灵枢·脉度》又谓：『脾气通于口，脾和则口能知五谷矣。』这些论述反映了古人运用整体观思想，对口齿、咽喉器官与脏腑的内在联系进行了深入而全面的总结。尤其在《素问·上古天真论》中有

『女子七岁肾气盛，齿更发长……三七肾气平均，故真牙生而长极』『丈夫八岁肾气实，发长齿更……三八肾气平均，筋骨劲强，故真牙生而长极……五八肾气衰，发堕齿槁……八八则齿发去』等记述，是对牙齿生长规律进行的科学描述，并关注到牙齿生长与肾脏的紧密联系。书中还对口疮、口糜、齿痈、龋齿等口齿、咽喉疾病的病因病机进行了深入研究，如《素问·至真要大论》中记载：『少阳之复，大热将至……火气内发，上为口糜。』《素问·气厥论》中记载：『膀胱移热于小肠，鬲肠不便，上为口糜。』

《难经》对口齿、咽喉器官的解剖形态描述更为精细，《难经·四十二难》：『口广二寸半，唇至齿长九分，齿以后至会厌深三寸半，大容五合。舌重十两，长七寸，广二寸半。』张仲景的《伤寒杂病论》在口齿、咽喉科疾病的治疗方面颇有建树，如《金匮要略·妇人杂病脉证并治》中载有『小儿疳虫蚀齿方：雄黄、葶苈，右二味，末之，取腊日猪脂熔，以槐枝绵裹头四五枝，点药烙之』。这一运用含砷药物治疗龋齿的方法，比1836年美国人斯普纳应用砷剂作为牙髓失活剂治疗龋齿早了一千八百多年。《金匮要略·百合狐惑阴阳毒脉证并治》中关于狐惑病的记载，更是世界上关于白塞综合征最早的认识，书中记载的治疗方法对于现代临床依然具有一定的指导意义。

秦汉以前的医家们通过长期实践，不断研究，使得口齿、咽喉学基本理论逐渐充实，学科体系开始粗具雏形。

晋隋唐之际，皇甫谧所著《针灸甲乙经》中对口齿、咽喉疾病运用针灸方法治疗已经较为进步；《搓庵小乘》中更是出现了世界上最早的关于兔唇修补术的记载；隋巢元方《诸病源候论》中专列『牙齿病诸候』『唇口病诸候』『咽喉心胸病诸候』，论述牙痈、齿间出血、齿漏、口舌疮、兔唇、舌肿强、喉

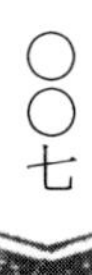

痹、喉痈等三十余种口齿、咽喉疾病，书中对其发病原因及证候表现的描述多能科学而详尽。唐孙思邈《备急千金要方》在『七窍病』中将口齿、咽喉疾病分列为『口病』『舌病』『唇病』『齿病』『喉病』，收方一百七十八首，针灸方十四首。孙思邈所著《千金翼方》亦对口齿、咽喉疾病分口、舌、唇、齿、喉等专篇论述，收方六十七首。两书极大地丰富了口齿、咽喉科疾病的治疗方法。唐代《新修本草》中还记载了用银汞合金充填治疗牙齿脱落的方法，『其法用白锡和银箔及水银合成之，凝硬如银，填补牙齿脱落』。此时的医学文献中还记载了不少保持口腔卫生以预防口齿、咽喉疾病的方法，如唐王焘的《外台秘要》载有升麻揩齿方：『升麻半两，白芷、藁本、细辛、沉香各三分，寒水石六分，研，右六味捣筛为散，每朝杨柳枝咬头软，点取药揩齿，香而光洁。』《养生方》中载有『朝夕啄齿齿不龋』『叩齿九通咽唾三过，常数行之，使齿坚，头不痛』等牙齿保健方法。《备急千金要方》中也载有牙齿保健方法：『每旦以一捻盐内口中，以暖水含，揩齿及叩齿百遍。』

此外，唐代太医署医学教育分科中在医科下设有『耳目口齿科』，使得口齿、咽喉科开始具备医学专科独立发展的良好条件。

时至宋代，其医学分科中单设口齿兼咽喉科，与耳目科分离；元代太医院又将口齿与咽喉两科分离；明清太医院延续其制，学科分化趋势显著，这标志着口齿、咽喉科医学不断走向成熟。

宋代官府所编的《太平圣惠方》《太平惠民和剂局方》《圣济总录》等医书在口齿、咽喉科理论及口齿、咽喉疾病防治方面的论述十分丰富，且不乏进步思想。如《太平圣惠方》明确提出咽为『胃之系』、喉为『肺之系』的观点，将咽喉与肺胃的密切联系总结得十分精当。再如《太平圣惠方》载『治牙齿非时脱落，令牢定铜末散』及《圣济总录》载『治牙齿摇落，复安令着，坚齿散方』，堪称我国最早的牙齿再植法。

此外，金张子和《儒门事亲》中记载了咽喉异物取出法：一小儿误吞一钱，在咽中不下，『以净白表纸，令卷实如箸，以刀纵横乱割其端，作鬅鬙（péng sēng）之状；又别取一箸，缚针钩于其端，令不可脱，先下咽中，轻提轻抑，一探之，觉钩入于钱窍；然后以纸卷纳之咽中，与钩尖相抵，觉钩尖入纸卷之端，不碍肌肉，提之而出』，颇具开创意义。《扁鹊心书》中记载了切开排脓治疗咽喉脓肿的手术方法，『一人患喉痹，六脉细，余为灸关元二百壮，六脉渐生。一医曰：此乃热证，复以火攻，是抱薪救火也。遂进凉药一剂，六脉复沉，咽中更肿。医计穷，用尖刀于肿处刺之，出血一升而愈。盖此证忌用凉药，痰见寒则凝，故用刀出其肺血，而肿亦随消也』。

明清时期的口齿咽喉科，同样也进入了鼎盛时期。明代医家薛己所撰的《口齿类要》，为我国现存最早的口齿、咽喉专著，书中记载了茧唇、口疮、齿痛、喉痹、喉痛、骨鲠等口齿、咽喉疾病，并对其临床表现、病因病机、治疗方法作了详细描述，多数病症下附有医案。书中将口疮的发病机制，总结为『口疮上焦实热，中焦虚寒，下焦阴火』，简明扼要，切中肯綮。陈实功所撰的《外科正宗》中，详细描述了用于刺血排脓治疗咽喉脓肿的喉针形态，『喉针长六寸，细柄扁头，锋尖，刺喉脓血者皆善』。书中还记载了食管异物取出的方法，『误吞针刺哽咽疼痛者，用乱麻筋一团，搓龙眼大，以线穿系，留线头在外，汤湿，急吞下咽，顷刻扯出，其针头必刺入麻中同出；如不中节，再吞再扯，以出为度』。

清代的口齿科并入咽喉科，而喉科作为一门独立的学科，迟至清代中期已相当成熟，陆续出版了一百余种喉科专著，其中不乏重要的喉科专著，如《喉科指掌》《喉科紫珍集》《重楼玉钥》等，反映了清代口齿、咽喉科学快速发展的景象。清代白喉、疫喉痧等传染病的流行也促使口齿、咽喉科不断进步以缓

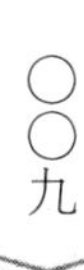
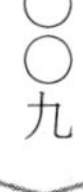

解疫情，三十多部有关白喉、疫喉痧的专著随之涌现。金德鉴所著的《烂喉丹痧辑要》对疫喉痧（猩红热）的发病特点及病理表现进行了细致的描述，『发于冬春之际，不分老幼，遍相传染，发则壮热烦渴，痧密肌红，宛如绵纹，咽喉疼痛肿烂』。清代口齿咽喉科学在口齿、咽喉疾病的认识和治疗方面都已经达到了一定的高度，为现代中医耳鼻喉科学的建立奠定了牢固的基础。

由于白喉及猩红热（中医称烂喉痧或痧喉）等喉科传染病的频发与流行，在长期的临床实践中，中医界学者和医家不断总结经验教训，及时调整治疗方法，使得喉科诊疗技术迅速得以提高，并涌现出了大量很有学术价值的喉科专著、疫喉专书。据不完全统计，现存近代喉科专著三百余种，其中白喉专书五十余种、烂喉痧专书二十余种。其学术成就为：

其一，将传染性喉证与一般喉证发斑病区别开来，并逐渐摸索出一套完整的治疗方案。张绍修的《时疫白喉捷要》（1868）是第一部白喉专著，详细论述了白喉主证及变证，并撰有『白喉治有十难』一文，精辟分析了白喉初期疑似症的鉴别诊断及初、中、后期用药法则。许佐廷的《喉科白腐要旨》（1875）认为白喉发病不外乎内、外二因，内因为素体肺肾阴虚，外因为感受燥气时邪，外火引动内火，而致阴亏火热之证，故初期治病切忌疏散温燥之品，治宜清肺养阴。李伦青的《白喉全生集》（1875），以寒热为纲，再分轻重虚实论治，共分九大证类，对寒热错杂证及误治坏证的治法颇有特色，并主张内服药与吹药并用。夏春农的《疫喉浅论》（1875），系在陈耕道《疫痧草》的基础上的进一步发挥，对烂喉痧的诸多变证，灵活施治，条理清晰，治法较前完备。

其二，对传染性喉证的治疗原则，展开了学术争鸣。有的认为白喉可表散，不可升散，葛根、牛蒡可用，升麻、柴胡不可用。有的认为烂喉痧以发表为第一要义，只宜辛凉疏散，不可妄下。有的认为痧属寒湿亦或有之，香薷、桂枝宜在可用之列，但需慎用，其中关于白喉忌表、宜表的争论最为激烈。耐修子的《白喉治法忌表抉微》（1891）为白喉忌表的代表性著作，『坚信「养阴忌表」四字治白喉者，历劫不磨之论』，绝对不可应用任何升散药物。张采田的《白喉证治通考》（1901）则认为表散不可与升表相提并论，治白喉当审证辨脉，当表则表，当清则清。

其三，在喉科疾病的预防和喉科器械方面，有所发展和创造。曹炳章的『喉痧与白喉之预防』一文，从医生预防、未病预防、临病预防三方面罗列了数十条预防方法。封一愚的《咽喉秘传》（1851），专门绘制了十种喉科器具图，并详细介绍了器械的制造方法，其中有捺舌式、撑口式、喉钳式、吹筒式等器具，与现代喉科器械非常接近。《喉科指掌》介绍了使用压舌板检查咽部的方法。《喉科秘钥》记载了利用光学原理检查咽喉的办法。

三、《中医古籍珍本集成》收载的五官科类专著

《中医古籍珍本集成·五官科卷》选择的十七种书，大多是近百余年来未曾刊行过的，具有相当高的文献价值和实用价值。为此，我们组织了部分学科专家，查阅了各大图书馆内的古籍文献，访求眼科、耳鼻咽喉科专家的藏书，从中挑选实用性强、保存完好的版本，作为校注底本和校本影印出版。一次性大规模出版这么多中医五官科古籍是史无前例的，这对专科的学术发展会产生较大影响。

（一）眼科著作（五部）

《秘传眼科龙木论》：这是一部辑录于唐宋时期眼科文献的著作，作者不详。有专家考证，认为『前七十二证为葆光道人之书，后《龙木集七十二问》为太玄真人书也』。全书按内、外障分类记叙七十二

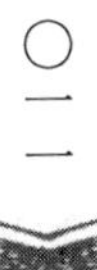

种眼病的病因、症状和治疗，并记载了古代金针拨内障以及钩、割、镰、洗等手术方法，对后世中医眼科学的发展产生了一定的影响。该书对眼科基本理论『五轮学说』进行了充分的发挥完善，七十二症分类方法奠定了中医眼病分类命名的基本原则，为后世眼科著作提供了编写体例。此外，作为中医眼科的第一部手术著作，详列了各种内外障手术、手术禁忌证和围手术期中医辨证治疗。

《原机启微集》：明倪维德著。该书在刘完素、张从正、李杲等医家学术思想的影响下，重视正气不足与火邪致病在眼病病因病机中的重要作用，主张分经辨证，临证善用祛风清热和升发阳气、升阳散火药物治疗眼病。

《审视瑶函》：明傅仁宇著。该书将眼科疾病分为一百零八证，并对其证治作了较详细的记述，书中收载验方三百余首，强调内服外治相结合。

《一草亭目科全书》：清邓苑撰。该书将眼病主要分为外障和内障两种。其主要内容如书中『目议』所说：『有七十二症之名，总不越内外二障而已。』各症之下，首为议论，次为治法。故该书实为以《龙木论》为基础的拓展性著述。书末所附小儿眼病治法，文字简练，内容切于实用。

《目经大成》：清黄庭镜著。该书重视对眼病病因的研究，将其归结为因风、因寒、因暑、因湿、因厥郁、因毒、因疟、胎产、痘疹、疳积、因他、无因而因十二大类，极大地丰富了中医眼科病因学的理论内涵。

（二）喉科著作（十二部）

《尤氏喉科》，又名《喉科秘本》：清尤乘撰。内容有喉症总论、咽喉门（七病）、口牙舌颈面腮门（十九病）、喉症治法及制药、用药法、喉症验方等。文字简明，切于实用。

《喉科指掌》：清张宗良撰。总论咽喉病的诊治大纲、选方及制药法，对74种喉科病症分门别类，进行了全面详细的论述。内容比较丰富，反映了当时喉科的发展水平。

《重楼玉钥》：清郑梅涧撰。该书对三十六种喉风证的临床表现、病因病机及治疗方法进行了系统论述，书中对白喉的论述颇具心得。郑氏所创的养阴清肺汤成为治疗白喉的代表方剂。书中还主张针药并用治疗喉科疾病，使得喉科治疗方法不断完善。

清陈耕道的《疫痧草》和夏春农的《疫喉浅论》对烂喉痧的临床表现和诸多变证进行了论述，灵活施治，条理清晰。后者系在《疫痧草》基础上的进一步发挥，治法较前完备。

《喉科紫珍集》：原题燕山窦氏著，清朱翔宇增补刊行。此书是较早介绍锁喉风等七十二种喉病的专著，包括证治图说，临证二十法（如咽喉病用刀、针、烙熏等外治法）和一些经验方剂。该书不论在形式、内容上，还是在观念主张上都有其独特的成就，因而在喉科发展史上占有一定地位，是一部研究喉科疾病的重要参考文献。

《咽喉脉证通论》：传为宋代异僧所作，清许梿校订。通论咽喉诸证的诊断要领和治疗大法，并记述了锁喉、重舌、气痛、乳蛾等十八种咽喉病证的诊治、用药及丸散验方。作者认为喉症多属火毒上升，立法以降气泻火为主。

《喉科秘钥》：清郑麐著。作者为新安医派『西园喉科』代表人物之一，精于岐黄。该书对喉科各症悉详论之，后经新安许佐廷增补《白缠喉风论》和医案四则，强调了白缠喉风（白喉）『惟用清润之剂，或可得生』的经验。

《喉痧正的》：清曹心怡撰。本书论述喉痧（即猩红热）一病的源流、病因、病症、脉象、治法、禁

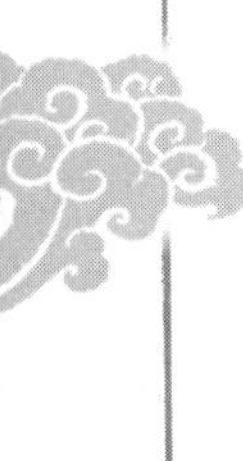

忌等甚详，对喉痧病的认识已相当深刻。并附若干治疗方剂。

《喉科心法》：清沈善谦撰。书中包括病原、诊法和辨证，咽喉、口舌多种病证的临床特征，善候、恶候及针灸图说等；还集录了作者喉症经验效方。在治疗原则方面，提出『轻、透、箍、降、镇、润、养、阴』八字秘诀，切合临床实用，有一定参考价值。

《囊秘喉书》：清杨龙九撰。本书论理精辟，所载方剂切实可行，语言通俗易懂，是一本较好的喉科专书。

《白喉辨证》清黄维翰撰。该书阐述了对白喉病的发病原理和诊治方法的认识，提出了白喉非『疫』的观点，叙述了如何从咽喉局部、全身表现、脉象等方面，因人、因时、因地辨证施治的方法。书中载录了多首现今仍广泛应用于临床的有效方剂。

由于版本难求，以上所选书目不尽全面，有待将来逐渐完善。

在近几十年来出版校注的中医五官科古籍中，普遍存在两个问题。一是有些非影印本的版本质量不能确定，出版的古籍是否能重现原貌也不能肯定；二是校注者注解水平参差不齐，有些地方极可能产生歧义。经验告诉我们，对古籍注解少了读者不易读懂，注解错了会误导读者。这次我们在版本选择和内容注解的过程中，请专业知识和临床经验丰富的专家执笔、把关，从而保证了书稿质量。即便如此，作为现代出版的古籍还是难免有注解讹误，好在这一套珍本集成的最大特点是采用既影印古籍原著，又加以注释的方法。由于影印原著保存了古籍原貌，读者遇到容易产生歧义的词句，可以避开校注者的思路，从不同角度去理解原著。

保护、整理和使用中医古籍是一项长期的任务，《中医古籍珍本集成·五官科卷》虽然出版了，这只是研究这些书籍的良好开端，我们希望以后能把这项工作做得更好。因此，对于书卷中各种谬误和不尽人意之处，恳请读者不吝指正。

王旭东　严道南

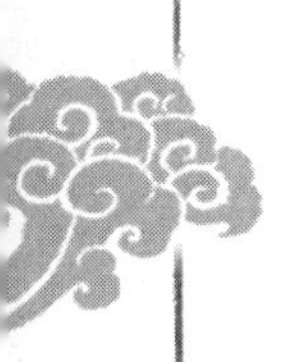

目录

目经大成……〇〇一
导读……〇〇三
魏序……〇一三
序……〇一九
李序……〇二三
兄序……〇二九
黄壁峰序……〇三七
自序……〇四五
凡例……〇五三
卷首……〇六五
卷之一上目录……〇七九

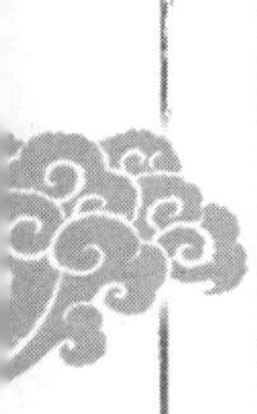

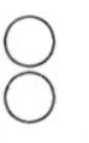

卷之一上 …… 〇八一

卷之一下目录 …… 一九一

卷之一下 …… 一九五

卷之二上漫题 …… 三二一

卷之二上目录 …… 三三三

卷之二上 …… 三三七

卷之二下目录 …… 四六三

卷之二下 …… 四六七

卷之三上漫题 …… 六二五

卷之三上目录 …… 六二七

卷之三上 …… 六三五

卷之三下小序 …… 七八七

卷之三下跋 …… 七八九

卷之三下目录 …… 七九三

卷之三下 …… 八〇一

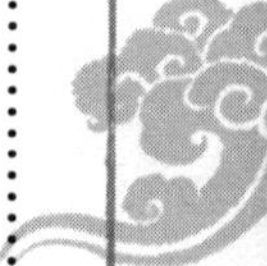

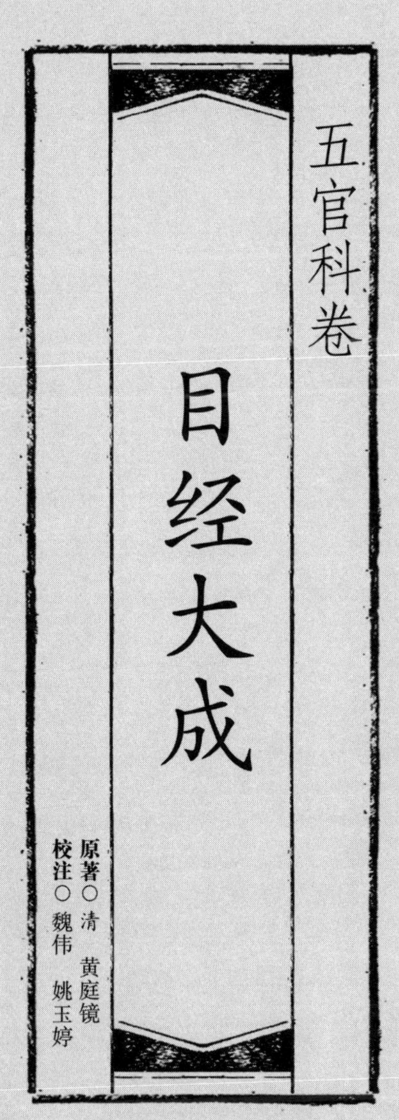

五官科卷

目经大成

原著○清　黄庭镜
校注○魏伟　姚玉婷

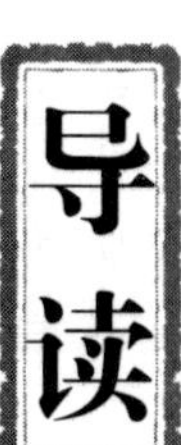

导读

《目经大成》为清代眼科名著之一，黄庭镜著，于乾隆六年（1741）草成此书，此后四易其稿，但未付梓。弟子邓学礼（赞夫）得悉此书后于嘉庆十年刊行，更名为《目科正宗》，刊行九年后被黄庭镜之孙得见，遂以家藏旧本相校后刊印，悉还原貌。

一、作者生平

黄庭镜（1704—？），字燕台，自号不尘子，清代闽中濉川（今福建建宁）人。自幼聪颖过人，深受其父喜爱。黄庭镜颇能领会其父教诲，及长，又博涉古学。但于科举考试中，黄氏文战不利。又逢其父过世，黄氏悲哀过度，视力几近失明。由于屡受精神刺激对科举仕途心灰意冷，放浪形骸，游山玩水。同时，黄氏广购医书，尤于眼科着力为甚。一面为人治病，一面自疗眼疾，其疗效颇佳，自身眼疾亦获痊愈。于是，弃儒业医，不复科举。

在临床实践中，黄氏感觉到单凭自学难以掌握治疗头风、内障等疾患的针砭技巧。就在这时，有人推荐江夏的培风山人专攻是术，而且疗效绝佳，治无弗瘥。当听到这一消息后，黄氏赶紧托人将培风山人请来。在从培风山人那里学得针拨内障的秘技之后，黄氏的医术更上一层楼。他游弋江湖，声名鹊起。但由于不计钱财，喜好交游，导致家产挥霍殆尽。在他三十四岁那年，经其兄婉言相劝，黄氏深感惭

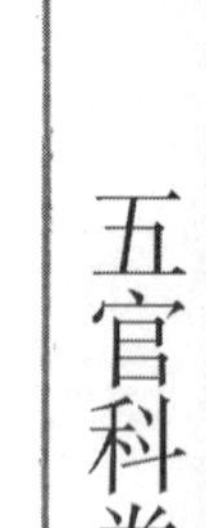

愧。为维继家业，他外出经商、行医，足迹遍布河南、江苏一带。五年后返家，言谈举止前后判若两人。就在黄氏外出的这段时间里，他撰写了《目经大成》这部眼科著作。乾隆六年（1741），此书初稿完成。又经过十余年的反复修订，稿凡四易，终成定稿。据此推测，《目经大成》的最后定稿约在十八世纪中叶。

二、主要内容与学术成就

《目经大全》于嘉庆二十二年（1817）问世，全书共二十三万余字，居历代眼科专著之魁。书共三卷，卷一定论，卷二考症，卷三类方。卷首之论二十余篇，并设『立案式』，其论症，按病因分为十二类，按病症分为八十九症。书末收载眼科方剂二百二十九首，阐明方义、细论化裁加减变化，更收外治方十九首，尚具有实用有效价值。

黄氏认为他的书不属于纂集，而属于『笔乘』，所谓『笔乘』，就是将所见所闻融会贯通后，撰写成书。所以《目经大成》一书很少引经据典，而是直抒胸怀，读之非常流畅，全然不同于中医古代眼科的其他书籍。其学术成就概括而言有以下几个方面。

（一）完善五轮八廓学说

五轮八廓学说是中医眼科学阐述眼与脏腑关系的独特的理论和辨证方法。黄庭镜对五轮八廓学说提出了许多有价值的创见，完善了五轮八廓学说。首先，他将五轮的『轮』字释为『方以日月，定名曰轮』，将八廓的『廓』解释为『张小使大，开扩五轮之旨，故曰廓』。在五轮学说方面，黄庭镜认为五轮具体组织结构划分粗泛笼统，于是以动物解剖为基础，以充实前人之说。如《目经大成》中提出：

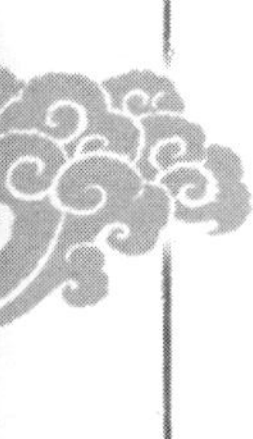

『肉轮两角为眦，外决于面者为锐眦，近鼻者为内眦，眦头有肉如珠』，明确将『内眦头有肉如珠』（即泪阜）提了出来。又如水轮曰瞳神，含糊不清。黄庭镜对此作了详细的阐述，指出『风轮下一圈收放者为金井，井内黑水曰神膏，有如卵白涂以墨汁，膏中有珠，澄澈而软，状类水晶棋子，曰「黄精」总名「瞳神」。』黄庭镜观察到房水及其中之晶状体，把晶状体叫做『黄精』，状若水晶棋子，并把能散之瞳孔名之曰『金井』。『井』、『孔』意近相合。黄庭镜还阐明了水轮与风轮的解剖关系，明确指出：『水轮贴风轮而生，质最脆嫩，中空而薄，能舒能敛，正看似在外，斜视则显然在内。凡鸟、兽、鳞、介之目皆如是。』『第剖之蠢而笨之猪眼，使渠详观，谅必茅塞顿开。』在八廓学说方面，黄庭镜将八廓中的每廓络属于一腑，内连一脏。同时又根据所属脏腑的生理功能，将八廓分别命名为行健廓、宣化廓、靖镇廓、虚灵廓、资生廓、育德廓、定光廓、成能廓。将八廓与脏腑联系起来，以明确其主病，便于临床应用。

（二）详辨病因，修正病名

《目经大成》卷一、卷二共载眼病病因十二个，病症八十一个以及『似因非症』八个。明确病因是诊疗眼病的关键环节。黄庭镜十分重视眼病病因的辨析，他将眼病病因分为因风、因寒、因暑、因湿、因厥郁、因毒、因疟、因胎症、因痘疹、因疳积、因他和无因而因等十二类。如此详析各类眼科病症的病因，这在历代眼科著作中是不多见的。如《目经大成》中指出痘疹之『毒上升者眼目必灾』，『肝胆乃谋决之官，邪正理不并立，而眼目又清虚之府，秽浊安可熏蒸。故痘疹放点即上目。』在此篇中黄庭镜还指出种痘不当亦是导致眼病的原因之一。除单列眼病的十二病因外，在论述眼科病症时，黄庭镜对

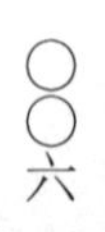

眼病病因亦多有论述。如《目经大成》中指出瞳神放大与五风障虽都有瞳孔散大的症状，但其病因并不相同。单纯瞳孔散大多因『人性急善怒，及癖酒、嗜腌炙浓味，皆能明激真气，暗生痰火，将胆肾十分精液销耗五六，致巽风雷火交相亢害，水轮因而不用』，亦有因『暴怒而散』和『为物所击，散大同暴怒之症』者。而五风障则是『头风痛攻，神散而阳光顿绝』，黄庭镜指出：『此为风变，不得混呼前名。』可见其审因辨证之详。黄庭镜还对一些前贤沿用日久但并不十分恰当的病名进行了修正。如黄液上冲一病，前贤眼科著作，如《审视瑶函》等皆称之为『黄膜上冲』，黄庭镜则将其更正为『黄液上冲』。《目经大成》指出：『盖液类浆水，比喻恰切，膜系皮属，凡薄而嫩、厚而韧、不动紧着者皆是，讵能上冲！看牛肚膜、猪膏膜可晓。』此病相当于西医所称的前房积脓，而将『膜』改为『液』更能体现本病的特点，于是后世医家直到现在仍沿用『黄液上冲』之病名。在《目经大成》中黄庭镜还对前代医家所称之『五色疳』更名为『五色疡』。黄庭镜指出：『夫疳为小儿甘食致病，奈何着于眼上？岂点眼药过多，目饱积成耶？不顾笑脱人颐！今换疡字何义？疡乃疮痍别名，去理未远，故直书曰五疡。』『疳』多指小儿营养不良之证，以之命名，易使人误解；而『疡』则多指体表之病，以之命名更为恰当。

（三）结合内科辨治眼病

清代医学理论的完善，促进了眼科理论的完善，在眼科治疗上已不局限在眼科领域而延伸至其他领域，特别是注重整体观和辨证施治理论完善的内科范畴。而黄庭镜的《目经大成》正是这一时期将内科理论与眼科理论相结合辨证论治眼病的典范。纵观《目经大成》一书的布局，其将五轮八廓、阴阳五行、脏腑经络、六淫七情等医学理论列于首，次论眼病之十二病因及八十一症，又次详列证候，阐释病

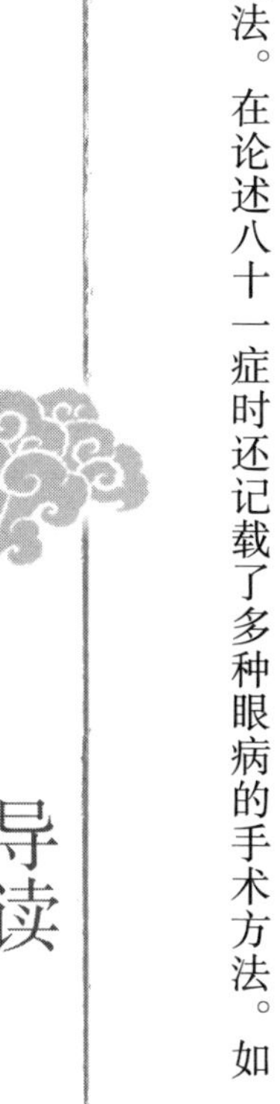
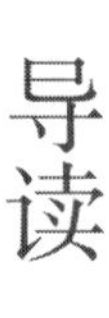

机，终则指明治法，或附案例以证己说。全书症因脉治，纲目井然。通篇都体现了注重整体观念、辨证论治眼病的特点。如卷一之『五轮』和『八廓』篇，五轮和八廓都有相应脏腑配属，某轮某廓有病，即责之于其相应脏腑。而在论述眼病的病因病机时，也多运用内科理论，如『星月翳蚀十二』篇，在论述星月翳蚀的病因病机时，黄庭镜指出：『盖人怒气及土郁伤肝，肝虚不胜病势，所以一逼便循空窍，双睛现症如斯。』在黄庭镜对眼病的治疗中，亦多用内科常用方。《目经大成》卷三即『仿景岳补、和、攻、散、寒、热、固、因八阵』而列方二百二十八首，景岳之八阵方皆为内科常用方剂，而黄庭镜所列之八阵方，也有相当一部分为内科常用方。如四君子汤、四物汤、十全大补汤、金匮肾气丸、生脉散、归脾汤、八正散、逍遥散、小柴胡汤、保和丸、犀角地黄汤、竹叶石膏汤、导赤散、龙胆泻肝汤、地黄饮子、人参败毒散、真武汤、小建中汤等。如逍遥散即为黄庭镜八阵方和阵中的代表方，逍遥散具有疏肝解郁、养血健脾功效，其主要病机是肝郁和血虚，而这也是多种眼科疾病的病理基础，故黄庭镜将其广泛用于治疗凝脂变、垂帘障、黄液上冲、浮萍障、目痛等诸多眼病。如黄庭镜在『凝脂变十一』篇中曰：『震廓凝脂，逍遥直解其郁。』由此可见，黄庭镜善于将内科理论与眼科理论相结合，把眼和体内脏腑紧密联系，从脏腑看眼疾，从眼疾看脏腑，整体辨证，整体治疗，形成了一套较全面而系统的辨证论治体系。

（四）详述手术，总结八法

黄庭镜精于多种眼科手术，《目经大成》卷首即列有『针割钩烙图式』和『针割钩烙用法』两幅简图，介绍各种眼科手术器械及其用法。在论述八十一症时还记载了多种眼病的手术方法。如《目经大

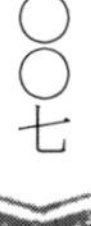

成》中对胬肉攀睛的手术方法记载就十分详细。『割法：用红矾一钱，水泡化，以新羊毫笔蘸水涂患处，其肉自然皱起，不起复涂。将锋利银针穿入筒中，两头于上下眼胞挡定，次用钩钩正，次眉刀或鞋刀从中轻浮搜至神珠攀底，复又从针处搜至眥头，近血轮离一粗布线位小心割下。』对于重症，『假通睛皆肉膜蔽满，下不见风轮影色，先于中央起手，割开黄豆大一孔，问渠见光亮，微有昏昏黑质，不妨渐次钩割』。术时要注意『看得风、水、血三轮亲切，不致稍犯，庶不误人』，而术后患者要『澄心节欲，去酒,禁椒炙。』另外，黄庭镜还指出胬肉『有尖头、齐头二种。齐头浮于风轮，易割易平复，全好，迹象都无；尖头深深蚀入神珠，大难下手，且分明割去，明日依然在上，非三五回不能净尽』。这与现代医学将胬肉分为进展期和静止期的分期法相似。若非稔熟于临床实践，实难有此真知灼见。黄庭镜在眼科手术方面最大的成就莫过于将金针拨障术的手术过程归纳为『八法』。金针拨障术主要用于治疗白内障眼疾，其记载最早见于唐代王焘的《外台秘要》，其后历代医著如《眼科龙木论》《银海精微》《证治准绳》《审视瑶函》《医宗金鉴》等对之都有记载。黄庭镜总结前人的成就并结合自己的临床经验，将金针拨障术的操作方法归纳为审机、点眼、射覆、探骊、扰海、卷帘、圆镜、完璧八个步骤，称为金针拨障术『八法』。『八法』所归纳的操作步骤，是合乎科学原理的，金针拨障术至此得到了一个臻于完善的总结。现代眼科的针拨白内障术，可以说是依此发展而来的。

黄庭镜将进针的部位定在『风轮与锐眦相半正中插入毫发无偏』的精确定位，正好是睫状体平坦部的中点。现代医学通过动物实验与临床实践，证明这个进针部位是安全区。因为这个部位血管极少，并且有较多的睫状肌，手术切开后切口两端的肌肉挛缩，可以压迫血管止血。此外，手术后两端肌肉分开后各自愈合，如病人因各种原因需要做第二次手术时，可以在任何一天，从原切口处进针，不易发生出血，且术后反应较轻。由于该切口在我国白内障手术等方面的广泛研究和应用，已对现代玻璃体视网膜手术的发展起到了不可估量的作用。

（五）针药并用，内外同治

黄庭镜善于用多种疗法综合治疗眼病。《目经大成》卷首即列『脏腑表里三阳三阴轮廓贯通』『开导前面针穴图』和『开导背面针穴图』等，并在『开导』篇对百会、风池、太阳、攒竹等穴位的所在部位，主病及刺灸方法作了记载，可见其对针灸疗法的重视。而在眼病八十一症的治疗中，黄庭镜也多处运用了针灸疗法。如『鱼睛不夜十』篇载：鱼睛不夜应『速于百会、太阳、两睑、上星要隘等穴，砭针出血。嗣后黄连解汤毒、一味大黄丸、三友丸寒之攻之，庶有可救』。再如『左右偏头风五』篇载偏头风治宜『先以艾葱熨头，炒米、炒盐熨太阳穴』。黄庭镜还十分重视外治法的运用，《目经大成》卷三在八阵方后列有外治药十九种，皆为眼科临床常用外治方。每方均详述其组成、制法、功效、主治及注意事项等。从以上分析可以看出，黄庭镜《目经大成》一书完善了五轮八廓学说，详辨病因，修正病名，结合内科辨治眼病；详述手术，总结『八法』，针药并用，内外同治，具有很高的学术成就，在中医眼科史上占有重要的地位和深远的影响。

三、版本流传

黄氏的《目经大成》定稿后，当时并没有立刻刊行，而是用以教授门徒。不成想，其门人盱江（今江西南城）、邓学礼（赞夫）得到此书后，将书名改为《目科正宗》（十六卷，另卷首一卷、卷末一

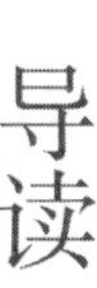

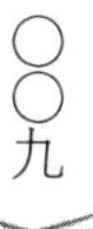

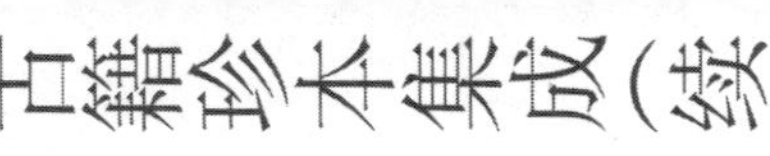

卷），并将书中凡例部分删除，于嘉庆十年（1805）冒名刊行。该剽窃之书今尚存世，有南城邓氏家刻本、跛足山人刻本等三种刻本。光绪七年《江西通志·艺文略》载邓书。十余年后，此事被黄氏之孙黄璧峰察觉。黄璧峰见邓氏之书不惟剽窃，而且舛谬殊甚，错误颇多，于是拿出家藏旧本再行校订，恢复原名，于嘉庆二十二年（1817）刊行。《目经大成》刊行后，流传甚广，版本众多。现有清嘉庆二十二年丁丑（1817）达道堂刻本、清嘉庆戊寅（1818）刻本、清嘉庆两仪堂刻本、清同治十年辛未（1871）文馨堂刻本、清宾城述古堂刻本、清宏道堂刻本等。

四、校注说明

（一）此次校注以清嘉庆二十二年达道堂刻本为底本。以中医古籍出版社 1987 年《目经大成》（简称『中医古籍本』）和人民卫生出版社 2006 年《目经大成》（简称『人为本』）为校本。他校本有《素问》《灵枢》《伤寒论》《审视瑶函》等。

（二）本书是据底本影印出版，原文不作任何改动。原书明显错误或者模糊不清处，在校注中加以提示，并出校本字词，供读者参考。

（三）生僻字词，稍加训释；注音用汉语拼音法；校勘、训诂统一编码。

（四）原书异体字、通假字、避讳字，或者前后用字不一者，一般不予训释，也不予律齐。个别有碍理解者，出校。版蚀湮灭之处，据校本出注。

（五）正文方剂中，诸本药序互异，无碍方义者，从底本，不出校。药量互异，悬殊小者，从底本，不出校；悬殊大者，出校并存。

嘉慶丁丑年鐫

閩樵川黃庭鏡章乘

目經大成

翻刻必究

前辛未年被川江鄧贊夫

竄刻改名目科正宗

達道堂

序

嘗謂臨民不愛錢能爲循吏①視疾不愛錢能爲良醫吏與醫境相遠而恫瘝在抱②福惠元元於以入德一也是故阿堵物③雖衛

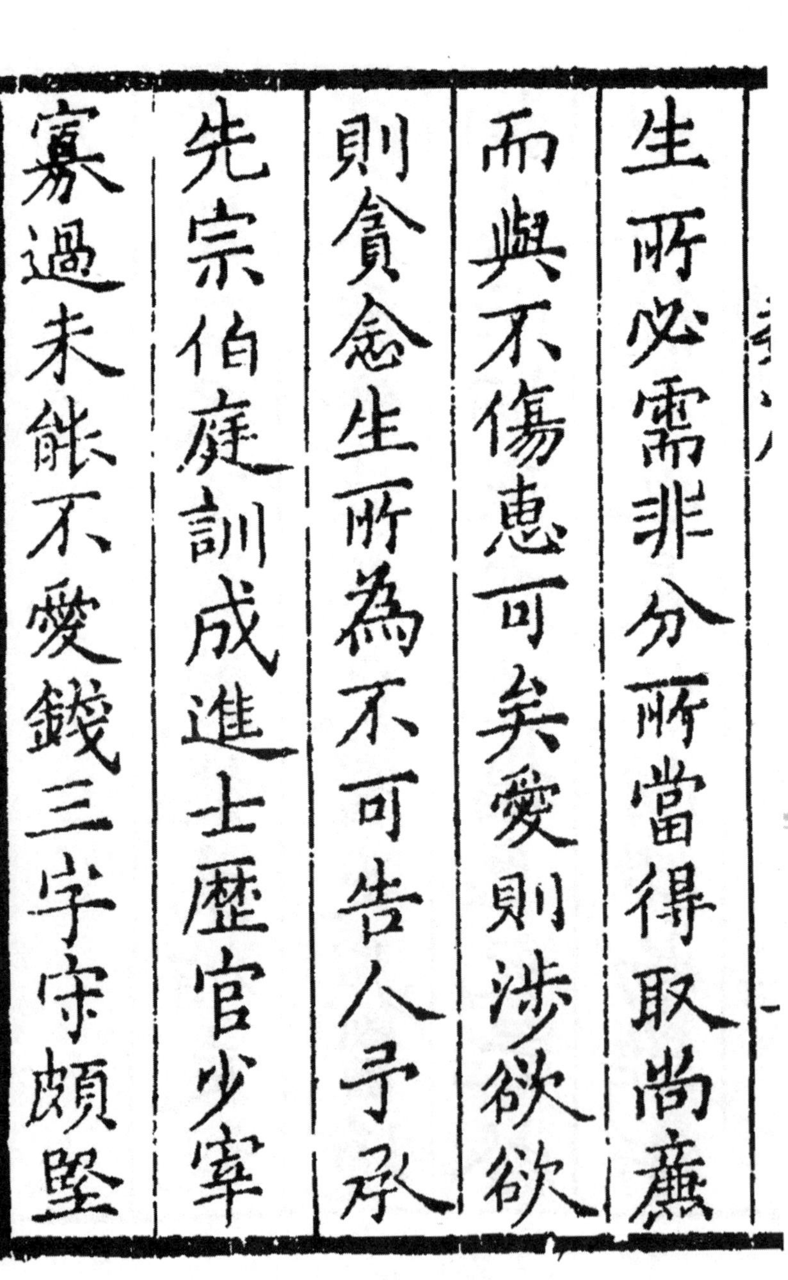

生所必需非分所當得取尚廉而與不傷惠可矣愛則涉欲欲則貪念生所為不可告人寻承先宗伯庭訓成進士歷官少宰寡過未能不愛錢三字守頗堅

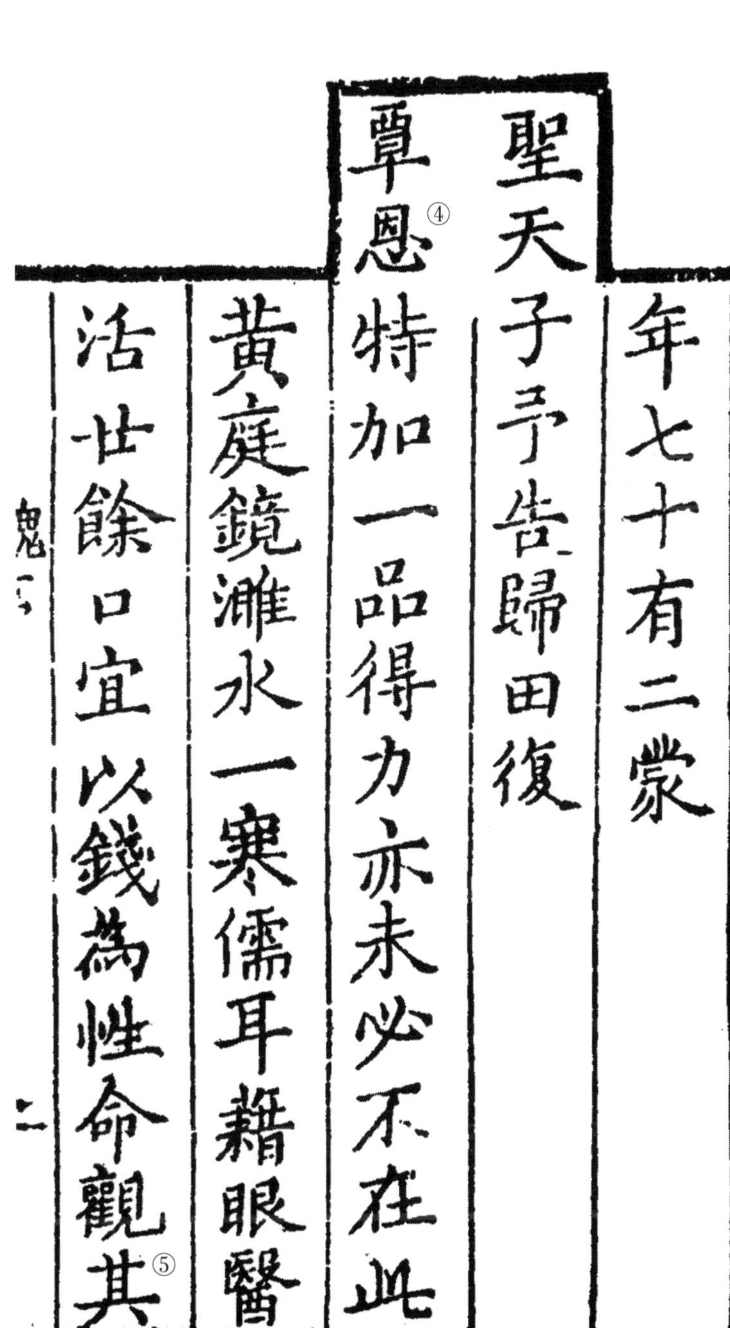
年七十有二蒙
聖天子予告歸田復
覃恩④特加一品得力亦未必不在此
黃庭鏡灘水一寒儒耳藉眼醫
活廿餘口宜以錢爲性命觀其⑤

魏序 二

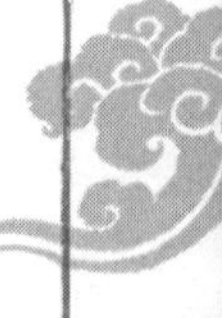

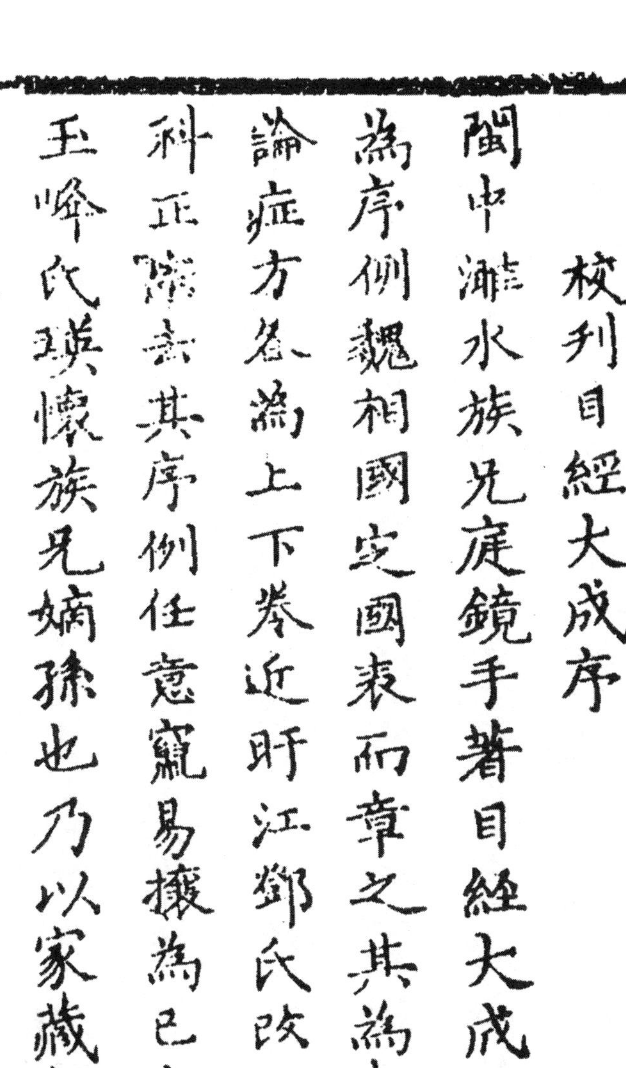

校刊目經大成序

閩中灘水族兄庭鏡手著目經大成而自為序例魏相國定國表而章之其為書分論症方各為上下卷近盱江鄧氏改名目科正宗去其序例任意竄易攘為己有而玉峰氏瑛懷族兄嫡孫也乃以家藏本校而刊之去偽存真悉還其舊嗟乎祖宗有

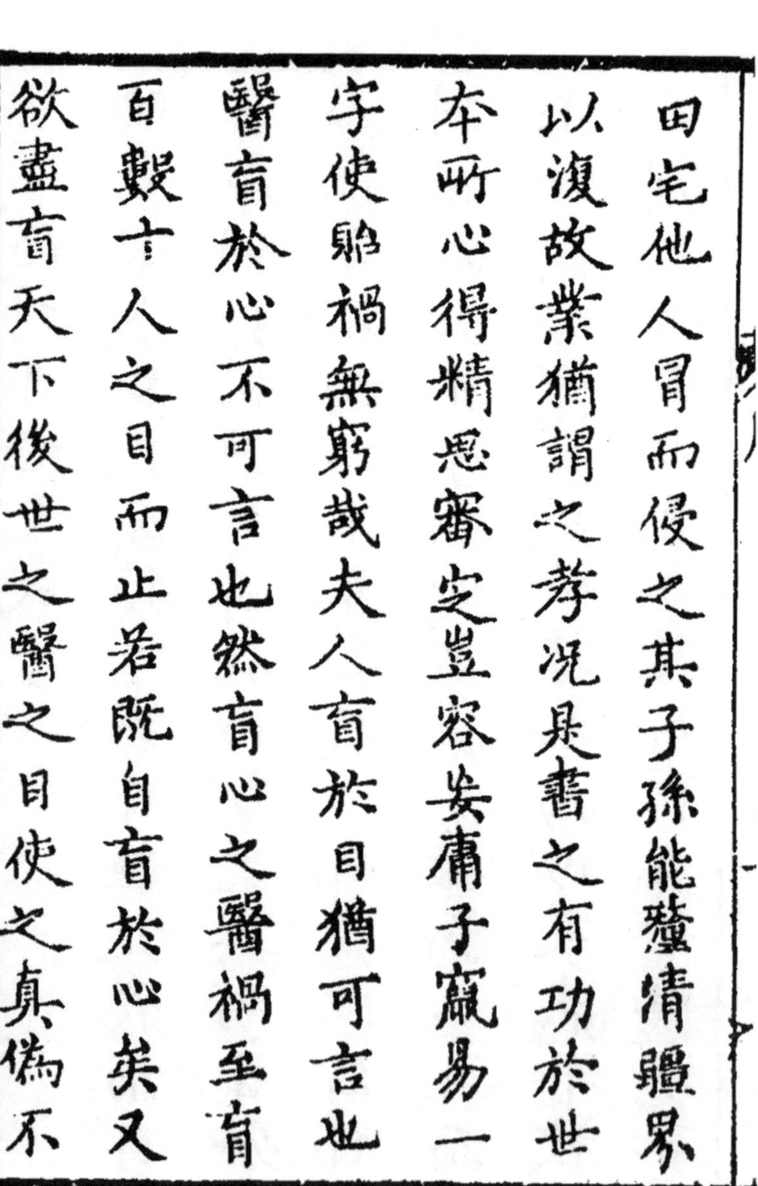

田宅他人冒而侵之其子孫能釐清疆界以復故業猶謂之孝况是書之有功於世本所心得精思審定豈容妄庸子竊易一字使貽禍無窮哉夫人盲於目猶可言也醫盲於心不可言也然盲心之醫禍至盲百數十人之目而止若既自盲於心矣又欲盡盲天下後世之醫之目使之真備不

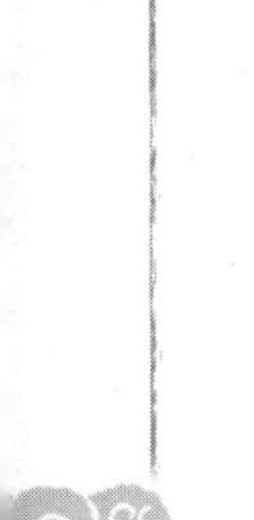

辨偽偽焉惟吾所出入而奉以為師相與盲其心焉此其禍不胥⑥天下後世之有目者而盡盲之不止則玉峰之汲汲是書為天下後世之有目者杜絕受禍之原固非第為其祖之書計也蓋用心可為至矣玉峰能世其醫且立心行已有祖風客信州所傳漸廣而是書之梓刊予尤嘉其志焉

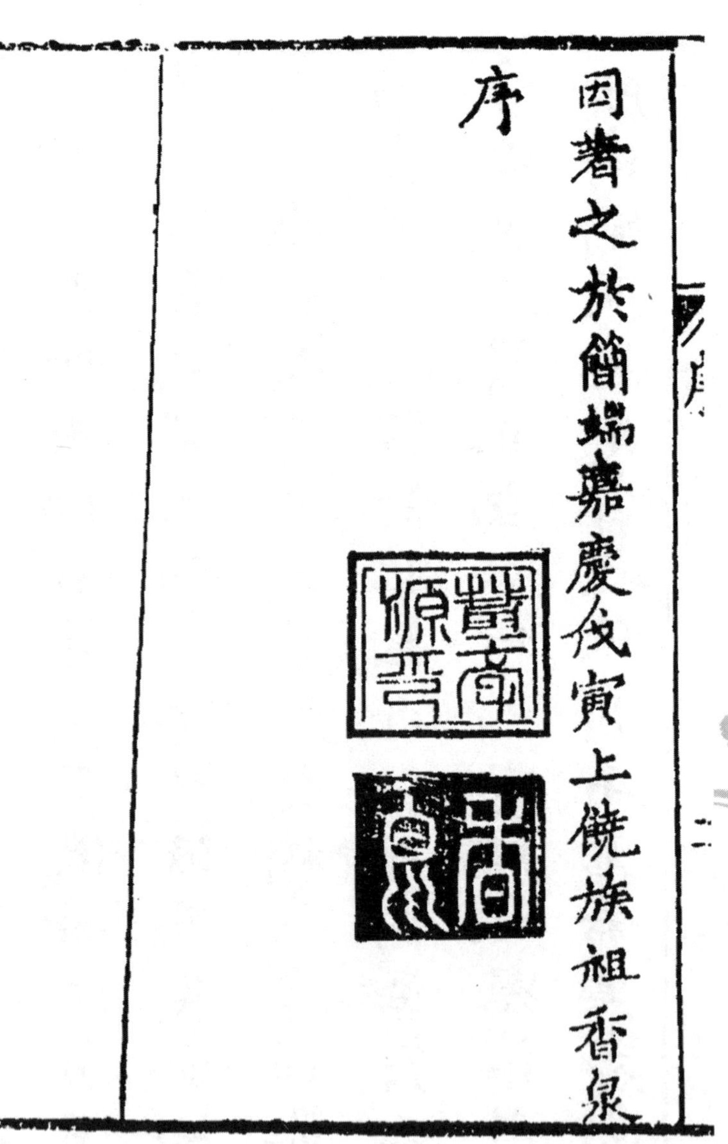
國著之於簡端嘉慶戊寅上饒族祖香泉

序

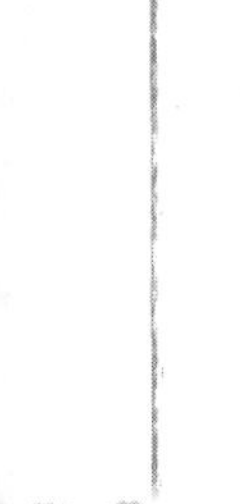

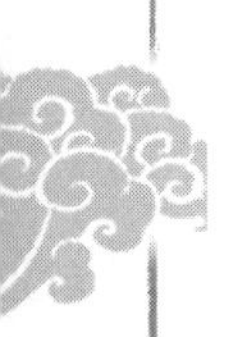

序

黃子不靡明同學弟⑦也天姿靈異博學多能其為詩古文詞不落言詮⑧自成一家向有停樣居存帙見者無擧當想見其為人惟帖括⑨一道不屑屑之人所以疵醇瑕並似不肩聽余嘗面責之曰求名不務此是猶南轅而北轍也數年

雛索而處與　黄、子曰棘瀾方意惴括雋
知悔以詩古文詞爲累不謂棄經史治岐
黄變好古之心而好術也亦已久、矣夫以　黄、子之
才吾豈素所推服使善其、所養將立德立
功匪異人任駑駘⑩如余莫得追其、後塵顧
不自愛惜甘心降志以混跡于眼科中也、嗟

夫厭從遨游名勝頗有遠名竊疑隱明契人來婦為異適余癥明几喪遇治而瘳因問果何神秘奏效乃爾黃子遂遂謝勿敏也發篋得目經三卷讀之喟然曰不慶子游心斯藝也一精至此乎余維不識醫學醫之源委洞徹若不止為專經而設抑且罕譬

快論驚心解頤又見所并悉其醫書者即非
破格以藩籬觀覽窮不異好古之李邕云是
集術宗爭存華先衛不朽視揣摩帖括卷
疣鏞下而湮沒不彰者相去何如其雖有
郭見而不為不自愛也嗟夫天與不靡之德化
成重雖之壽將躋躍于天下後世而盲者類以

不肯繼承不知學或等諸尋常方脈至欲
豈議于其間者其為盲也雖　黄子亦無術
以救之矣

同學兄李明謹題

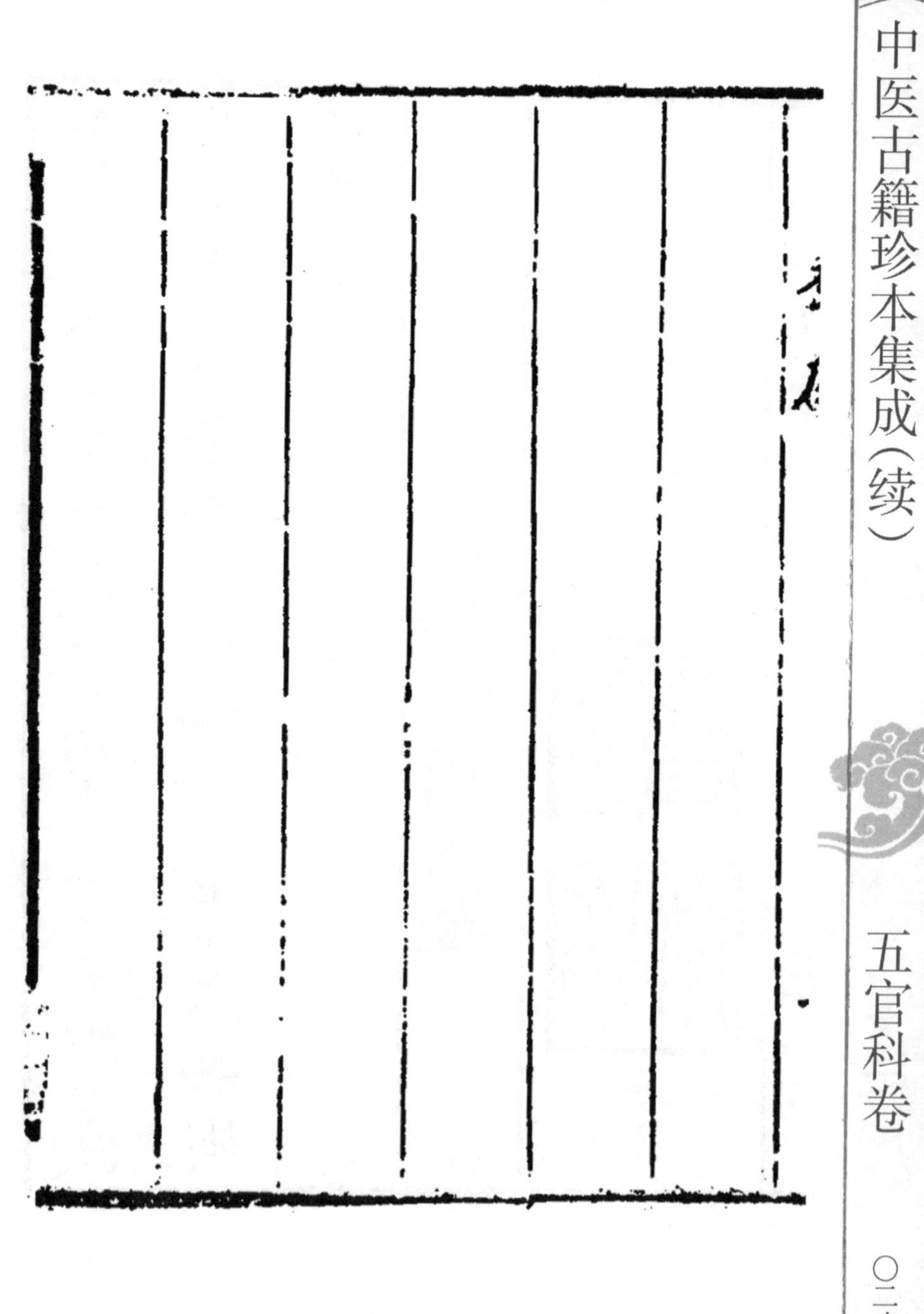

序

目經一書，余同母弟庭鏡所編著也。庭鏡甫成童，軒軒霞舉⑪，穎敏過人，老父特愛之，寢處與俱，遇事提訓，一一理會，皆長博涉。在學時，老父殢⑫於酒，凡應酬筆墨皆弟出，愛益至。居常語母大人曰：雞鳴一鞭

兄序　一

裘爲先着矣，然承予之志，終鏡也，否則墜厥業遠矣。裘叨附諸生，若父兄揭⑬謝塵土，棄既文戰不利，又當大事，哀毀過情，雙睛不利於用，乃放浪形骸，每花辰月夕，與二三知己，或扁舟，或名園，或溪橋山寺，隨在有觴⑭。其絲竹具、茶具、文具，嘯傲其間，幾不知有身則

世家人亦莫測所從已而博古為師刀圭丹⑮
灶⑯自作周旋病忽瘥遂以儒易醫不復問
劑科事矣近年游藝湖海算不較利戴德
者轉相爭引車馬往來無虛日雖一時聲
施藉甚而家私銷耗不少蓋交游廣則費
用不貲四體惰而百務莫給也況弟年

序　二

三十有四子八人且抱孙曾非惜福养财何
以为燕贻谋一旦徐及先子之诸弟西熟不自
安既而回缓急人所时有能使镜鉴内顾虞
有所成就眼前名利不与若争也明发绪怀
告母氏以服贾自豫而吴五载旋家风仪
言发前后判若两人有须出是书印可

細繹箇中妙理，在古人未言与言過處，側鋒諸鋩，隨叙隨斷，又有所見，皆偕題發揮。其抱負根柢既積，見地自高，較諸坊本，何啻霄壤。然憶疇昔怏怏而去者，蓋以爲今日地也。嗟夫！木槿[17]夕死朝榮，士固不長貧也。東方曼倩[18]不云乎：弟有才如此而流落

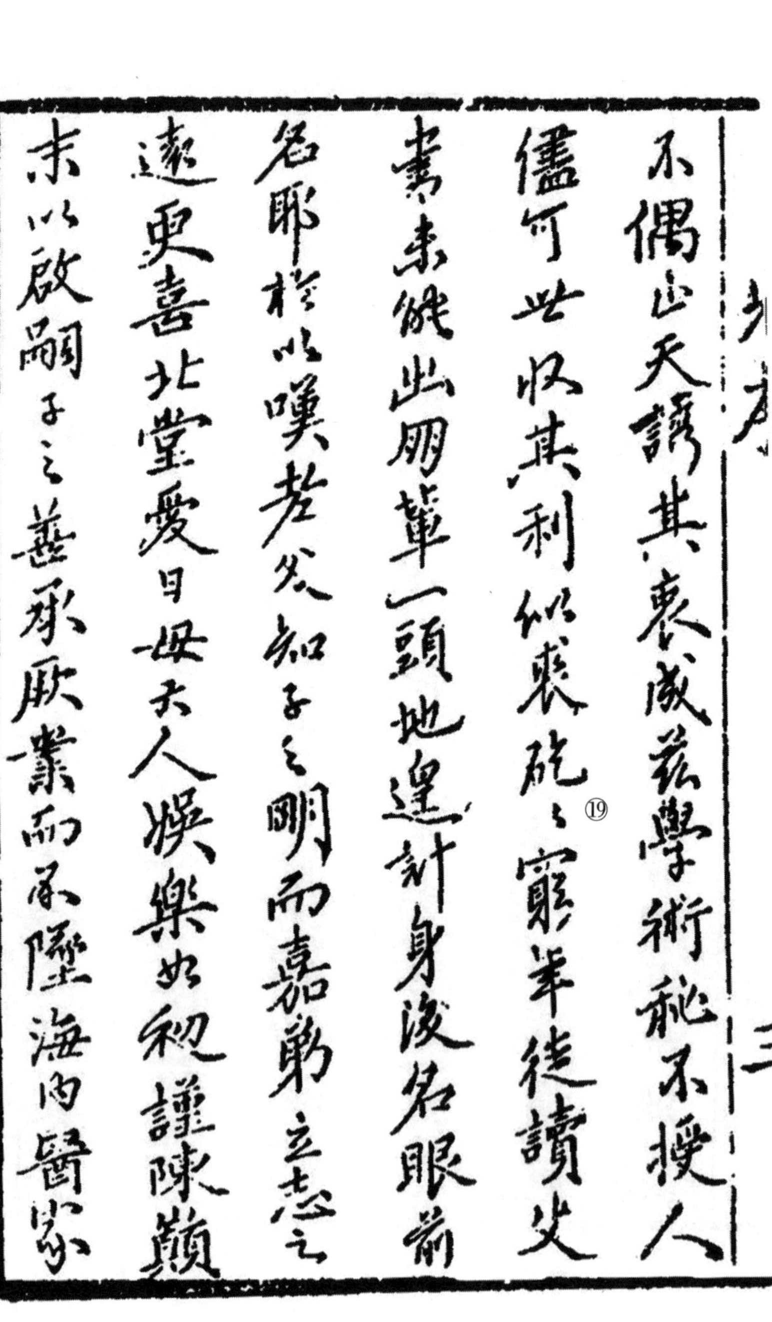

不偶也天誘其衷成茲學術祕不授人儘可世收其利以衷砭之⑲窮年徒讀父書未能出册葉一頭地追計身後名眼前名耶於以嘆老父知子之明而嘉弟之志之遠更喜北堂愛日母大人娛樂如初謹陳顛末以啟嗣子之甚承厥業而承歷海內醫家

知汲汲有識如庭鏡觀摩砥礪齊以奮然興矣

同懷兄冶子敬序

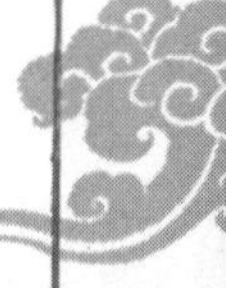

先大父燕臺公精眼科本其心得著
為筆乘顏曰目經大成藏諸家以
授先考在田公暨不肖琰亦遠付
剞劂[20]也時盱江鄧君贊文者叩
门請業大父樂育為懷不斳[21]授
受出所著子以録讀贊文於是

有其書矣遠大父謝世欲鐫板力未及厥後聞贊亥已為付梓窮謂大父姓氏由是益著深歸功贊亥豈復更有他慮耶歲甲戌 瑛 游信江郡侯贊山王公相召適晤贊亥索刻本閱之竟

署曰目科正宗鄧苑著輯吁胡爲冒其名以自見耶夫名者因實而著也實之不立名將焉附是書也即贇自序贇其先生所授目經云云亦知實有不容掩者奈何復冒其名以自見耶雖然吾

於贅矣何尤但細閱書內舛謬殊甚淄澠[22]並泛不獨有負先志抑且貽誤後人中夜輾轉思更梓備又苦力难支抑鬱者久之饒邑旗祖香泉先生家素豐而篤義舉棄儒業岐黄究心方書瑛

以目强進不勝擊節曰吾兄深造若此殆遠勝古人子符其薪傳技臻神妙亦固其所知予力難更梓爲之憮然者累日爰命表弟胡君鵬南四令郎文標共師事焉傾金勸爲梓出此其敝得予術

以共濟世欤抑以廣大父之傳而無致湮沒不彰欤嗟夫先生於先祖遺書一見就憐之如是若贊之者親炙门牆詎忘教澤讀其書想見其為人刻以埀世而沒其名是誠不可解也今幸雕工告峻鏤陳

顯亦惟冀吾祖吾父在天之靈閔
其不逮默爲佑啟庶家學淵源
不致或墜而叔祖同兩君贊襄之
力亦並垂不朽也夫

孫璧峯瑛懷氏薰沐謹序

族弟濼廻瀾氏謹書

序
四

理通太元者莫如醫而醫貴十全者尤在目
蓋目爲人身至寶匪明則無以作哲古立專
科有以也今人以外症易識往往枵㉓腹從事
邨學究閒及之狃㉔於小道賤役薄不經意故
書無佳本授受不得其人余時命不猶因先
子見背明欲喪學殖頓荒先儒謂虛度歲月
無恩澤及人直造化中贅物乃廣購方書凡

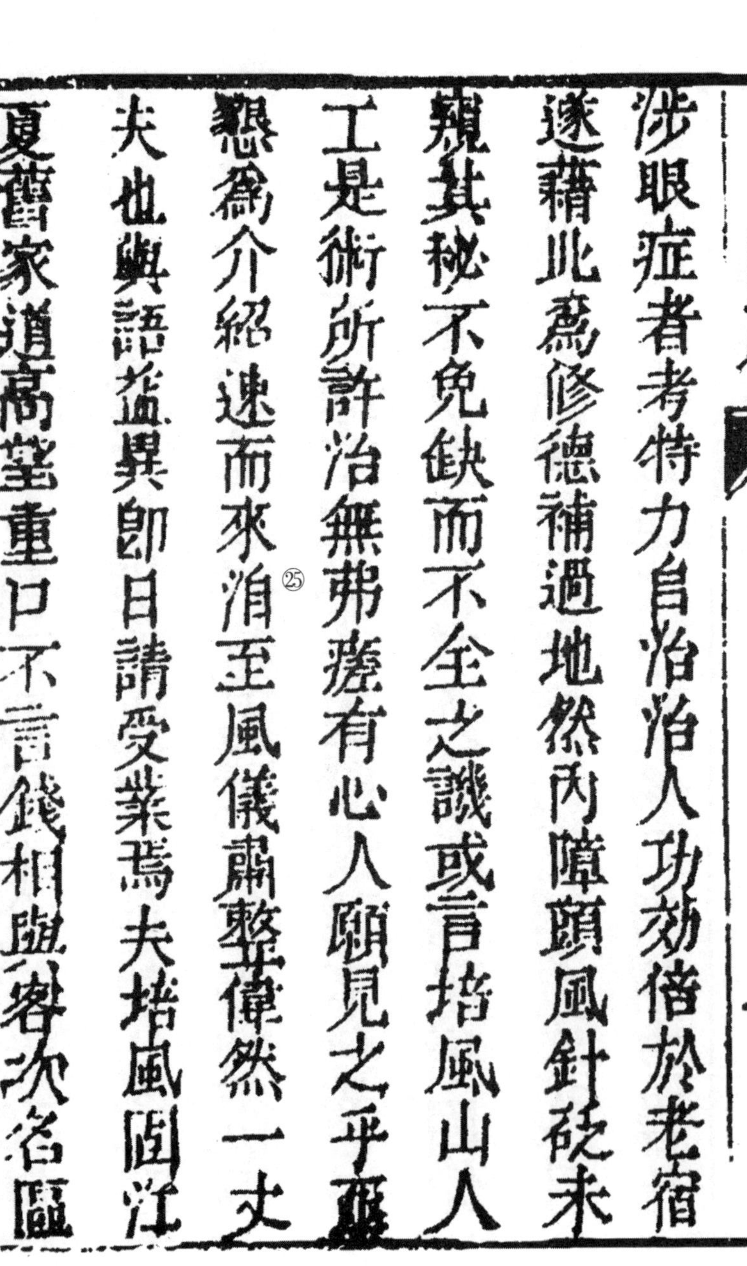
涉眼症者考特力自治治人功效倍於老宿
遂藉此爲修德補過地然內障頭風針砭未
窺其秘不免缺而不全之譏或言培風山人
工是術所許治無弗瘥有心人願見之乎亟
懇爲介紹速而來泊至風儀肅整偉然一丈
夫也與語益異即日請受業焉夫培風固江
夏舊家道高鑒重口不言錢相與署次名區

㉕

携雞擲酒狩獵堤假游藝而遊俠者流役謹事無敢忽山人度得其心法堅辭南歸爰治具郊餞時山葉翳紅江濤飛白獻欵起吟曰馬耳批風進八鬪星霜三易鬢垂銀命續之余曰卿君到處留青眼長恐江湖斷送人語冷而傷山人以爲卿言大笑策馬而去嗚呼以庭鏡之才未爲鶱下顧一事之微用心如

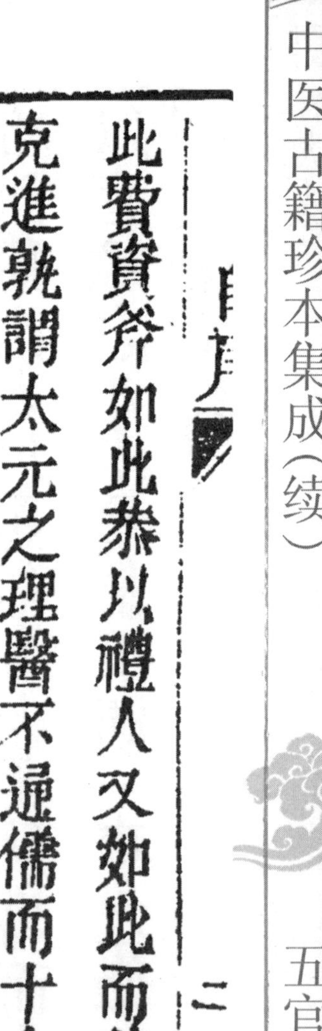

此費資斧如此恭以禮人又如此而其技殆克進乾謂太元之理醫不遜儒而十全之責目不當嚴於他病乎博古尚論實有不容已者歲辛酉春雨浴旬檢所筆乘症治分彙成卷署名目經大成燕石自藏無敢問世冢宰㉖魏大人一見悅服曰此有用之書願與天下共之爲序趣付梓冢宰鉅鄉大儒言論不苟

伏乞當代高賢雌黄損益以教不逮

濰川不塵子黄庭鏡自序

校注

①循吏：守法循理的官吏。《史记·太史公自序》：『奉法循理之吏，不伐功矜能，百姓无称，亦无过行。作《循吏列传》第五十九。』

②恫瘝（tōng guān）在抱：表示对民间疾苦的关怀。恫瘝，亦作『恫矜』，疾痛病苦。《书·康诰》：『恫瘝在身。』蔡沈集传：『恫，痛；瘝，病也。视民之不安，如疾痛在乃身。』

③阿（ē）堵物：阿堵，六朝人口语。犹言这、这个。《世说新语·规箴》：『王夷甫雅尚玄远，常嫉其妇贪浊，口未尝言钱字。妇欲试之，令婢以钱绕床不得行。夷甫晨起，见钱阂行，呼婢曰：「举却阿堵物。」』

④覃（tán）恩：广施恩泽。旧时多用以称帝王对臣民的封赏、赦免等。《旧唐书·赵宗儒传》：『今覃恩既毕，庶政惟新。』

⑤其：其后缺失文字，人为本作：『行事及所著书，宛合循吏风范，不谓寄迹技流深造能如是耶。因喜而为序，且于其行大书「八闽高士」以赠。虽然天官职秉铨衡，斯人有有为之才，不及身亲举用，周游湖海，而仅以良医闻，不亦滋愧已乎！』

⑥胥：通『须』，等待。《史记·扁鹊仓公引》：『胥与公往见之。』

⑦同學弟：旧时对同官的自谦的称呼。

⑧言筌（quán）：亦作『言诠』。谓在言辞上留下印象。筌，捕鱼的竹器。语出《庄子·外物》：『筌者所以在鱼，得鱼而忘筌……言者所以在意，得意而忘言。』

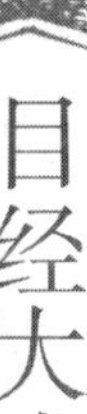

⑨帖（tiě）括：科举考试文体。唐代考试制度，明经科以『帖经』试士，后考生因帖经难记，就总括经文编成歌诀，便于记诵应试，称『帖括』。

⑩駑駘（nú tái）：驽、骀都是能力低下的马，比喻才能平庸。《楚辞·九辩》：『却骐骥而不乘兮，策驽骀而取路。』

⑪霞舉：风度轩昂貌。晋支遁《释迦文佛像赞》：『人钦其哲，孰识其冥，望之霞举，即亦云津。』

⑫殢（tì）：困扰、纠缠。柳永《玉蝴蝶》词『要索新词，殢人含笑玉尊前。』

⑬朅（qiè）：离去。《楚辞·九辩》：『车既驾兮朅而归。』

⑭觥觴（gōng shāng）：泛指酒器。觥指古代酒器，腹椭圆，上有提梁，底有圈足，兽头形盖，亦有整个酒器作兽形的，并附有小勺；觞指古代酒器，举觞称贺。

⑮刀圭：古时取药末的用具，形状像刀头的圭角，端尖锐，中低洼。一刀圭为方寸的十分之一。晋葛洪《抱朴子·金丹》：『服之三刀圭，三尸九虫皆即消坏，百病皆愈也。』

⑯丹灶：炼丹用的炉灶。南朝『梁』江淹《别赋》：『守丹灶而不顾，炼金鼎而方坚。』

⑰木槿：亦作『木堇』。落叶灌木或小乔木。夏秋开花，朝开暮落。《淮南子·时则训》：『木堇荣。』高诱注：『木堇，朝荣莫落，树高五六尺，其叶与安石榴相似也。』

⑱東方曼倩：即东方朔，西汉辞赋家，平原厌次人。武帝时为中大夫，性诙谐滑稽。在政治方面仕途也颇具天赋，但未得重用，其一生著述甚丰，后人汇为《东方太中集》。

⑲矻（kū）矻：勤劳不懈貌。《汉书·王褒传》：『器用利，则用力少而就效众。故工人之用钝器也，劳筋苦骨，终日矻矻。』颜师古注：『应劭曰：「劳极貌。」如淳曰：「健作貌。」如说是也。』

⑳剞劂（jī jué）：雕板；刻印。明周履靖《锦笺记》题录：『剞劂生涯日，诗书艺业长。』

㉑靳（jìn）：吝惜。《后汉书》：『悔不小靳，可至千万。』

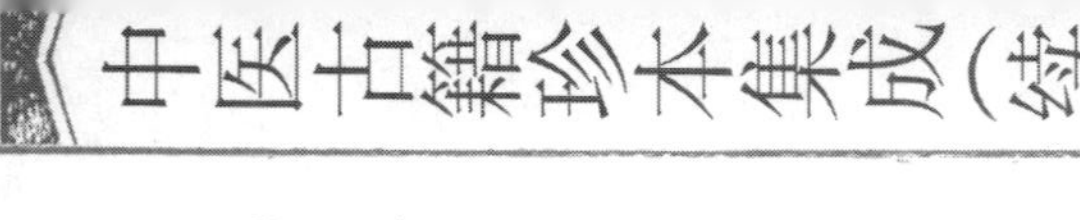

㉒淄渑（shéng）：淄水和渑水的并称。皆在今山东省。相传二水味各不同，混合之则难以辨别。比喻性质截然不同的两种事物。北周庾信《哀江南赋》：『浑然千里，淄渑一乱。』倪璠注：『喻当时贵贱混乱，尽被掳辱矣。』

㉓枵（xiāo）腹：空腹，饥饿。比喻空疏无学或空疏无学的人。清陈康祺《燕下乡脞录》卷十二：『汎览健忘，致成枵腹。』

㉔狃（niǔ）：习惯，满足。《左传·桓公十三年》：『莫敖狃于蒲骚之役，将自用也』。

㉕洎（jì）：到，及。张衡《东京赋》：『惠风广被，泽洎幽荒。』

㉖冢宰：官名。《周礼》列为六卿之首，为天官。百官之长，辅佐天子之宫。后世称宰相。《明史·职官志一》：『(吏部）尚书掌天下官吏选授、封勋、考课之政令，以甄别人才，赞天子治。盖古冢宰之职，视五部为特重。』

凡例

一眼科古無善本。名家亦絕少。發揮行世者。惟龍木論。七十二症。良方。銀海精微。諸俗刻。原機啟微。僅通幾太略易。審視瑤函。係抄襲成書。疵弊多端。至時師症方。形歌。尤鄙俚①。不足道也。若夫刀針等治。未嘗片藥。自贊。立開。何如神妙。以學難而教亦不易。惜斯道世無幾人。前書不自愧。損行且詆之。詎可發噱。茲集無法不備。無微不顯。敢謂經術湛深。頗得自家意思。

一本經三卷。上卷立論。中卷攻症。下卷類方。論未明。詳於症。症未明。釋於方。方書不盡。言辭且難記。立案作詩以括之。言不盡意。理有難明。旁通曲喻以曉之。在此在後。後先輝映。

一鈎割針烙。有時日人神禁忌。痘疹瘄疫有水碗符咒口氣。雖見方書。偏傳人世。以余觀之。直鬼道耳。人而篤信鎸愚。為鬼所笑。故凡涉荒誕邪僻以禍福惑人者。語雖愷切。斥而不錄。

前賢醫案。備有神識。不惟當標集首。即錄歟則於座側。足當舉一。然效顰之士。未得其清。先得其隱。守株失事。畧不懲儆。翻執此典故以為口實。所謂興一利。又生一弊也。不載。愚聞有案者。乃印症病情事體。故立於本方本症之下。觀者察之。

一藥用湯者。盪之也。治暴病用之。散者。散也。治急病用之。丸者。緩也。治緩病用之。一劑一料。作者由裁。近心病情合度。質為功用。間有不勝藥勢與藥力不充。無妨對症。脩刪。張氏謂古方今病。决不能相值。然則今症古論。又曷足以相從。元素之語。亦過於其。分兩丸散。三五錢。湯劑一兩。為中。正年壯症險者倍之。小兒與不耐毒者。減半。嘗見淺人治病。無長幼。無輕重。無論湯劑丸散。少以分計。多則錢許。是將病試藥。以藥醮病也。班氏曰。不服藥為中醫。殆為此輩而發耶。

一服藥節度　歷來有食前、食遠、食後之分。胡爲不列廿後？凡人飲食入胃，脾火變化，然後分布臟府。蓋胃爲人身分金之爐，脾乃薪炭也。若上膈之藥須令食後，中膈之藥須令食前，下膈之藥須令食遠，則治頭之湯以頭濡之，治足之湯以足濯②之，豈不更快？何必納入胃中而候渠傳送耶？至於眼病，繫居極上，其絲脈又在肉理之內，藥之渣滓如何能到？所到者不過性氣耳。必食後服之，胃中先爲若物所塡，直待前者化完，方及後來，是欲速而反緩，欲純而反雜也。汪訒庵明其道，而謂不敢擅改，然不能無疑。腐儒無勇決類如此。製藥勿委僮婢。藥料須揀道地。若以僞抵眞。鹵莽將就。徒費功力。如炮煨者以麪裹或濕紙重裹。入於灰火中煨令藥外有紋裂。內無白點方熟。附子南星豆蔻之類是也。炙者以蜜藥塗盡或薑汁酥油。用炭火炙令香熟。甘草黃芪厚朴龜板鱉甲之類是也。煅者以藥裝罐爐中炭火煅好燒紅或淬以醋酒童便。牡蠣石決明爐甘石磁石之類是也。飛者一切金石之品。任經細篩終乎麤硬。安可使入腸胃。須用清水和藥加研飛取其標落底者再研再飛。以手拈如粉爲度。硃砂磁石自然銅鐵英之類是也。焙者以綿紙包裹火烘乾，取天麥門冬、蘆根、石斛之類是也。炒者，以銅鍋、砂鍋炒候香熟得宜，毋致焦枯。煉者以銀器、銅器煉至稠粘則止，不可太過。

一湯液之升合銖兩，自有定式，亦當因時制宜，不必泥古。仲景為醫方宗匠，錄其方而銖兩不裁，蓋猛亟太過，恐我無彼見，病非昔比，不敢妄用治人。他方亦爾者，亦入以活法耳。李東垣謂古之三兩，即今之一兩；古之一升，即今之一大白盞。非惟縱解，實覺背謬。何為？即如桂枝湯，桂枝三兩，大棗十二枚；竹葉石膏湯，石膏半斤，竹葉一把。誠如垣言，桂枝但只一兩，大棗何用許多。石羔雖過倍桂枝、竹葉亦不消一把。難道先朝花果數月色色與東漢迥異耶。

一某症列某方。不過提其大綱。如龍燈就月引人上道。欲覩全豹必入陣精熟。精熟之至。尚須以意圓通。庶方爲我有可出而濟人。若泥定成法。自首亦只庸流。

一是集不曰纂輯編著。而曰筆乘。乘也者統所見所聞。始從聽或備載成書。猶晉乘家乘文乘之謂。其中集腋爲裘。得志所自。安能直註某句係某人之言。某段出某本之論。間有引古折證及獨出機杼。翻駁成說者特欲質諸慧眼。不得不標姓字以便參考。非敢懸金成鐵而又肯美厥名。

一從來方書節要者、不無缺漏。鋪衍者、未免雷同。茲集症因脉治。綱目井然。似乎詳略得中。且章法整而句調明達。懶醫不艱博涉。通儒亦可旁求。燃犀館披南帷燈擲管③。截評截讀。自有合轍逢原之妙。

一古今至言妙理。直從肺腑中流出。既無雕飾。託論出處。如瀼滌皆山也。不過郎目楓落吳江冷。亦祗意想。必欲講求故實。則六經皆杜撰矣。又凡文章不險不奇。題義越難越易。蓋文有文心。題有題竅。任枯窘無情。認定竅在某處。便從某處搆思。思遠機到。心化頓開。更用側筆。襯筆。反筆。作謎。警語。未經人道語。人不敢道語。切實刻入。自然驚人。警鄙士載輿川鑿不登巘巔盡脚率一望斷崖千尺。上下如削。稍前令人破膽悚魄無地。然卒奮其智勇一蹴成功。非越難越易。不險不奇。平徙以熟行。鋪敘博而織碎。所謂蹈④自與空疎。均非作手。甚而佶屈聱牙⑤。艱深費解。此文壇怪鬼惡。宜屏絕。治病亦然。作如是觀。是故本集寓儒於醫。不落鉛槧家谿徑。之人。法吾言而行吾志。則書有傳人。不憂覆瓿⑥。苦志附青雲。聲施後世。緊唯名山事業。非庭鏡所敢望。

以上凡例俱先祖自著賛去刊本一概削去又書以
凡屬先祖庭鏡名字亦盡抹削蓋欲掩其冒刻工其
刊本字句舛謬錯落難以枚舉今悉照先祖原稿刊
印閱者鑒諸瑛又識

校注

①鄙俚：粗野，庸俗。晋左思《魏都赋》：『非鄙俚之言所能具。』

②濯（zhuó）：洗涤。《孟子·离娄上》：『青丝濯缨，浊斯濯足矣。』

③搦（nuò）管：人卫本为『榒管』。指握笔，执笔为文。南朝［梁］简文帝《玄圃园讲颂序》：『搦管摛章，既便娟锦缛，清谈论辩，方参差玉照。』

④饾饤（dòu dìng）：堆叠食品。比喻文辞的罗列堆砌。明胡应麟《诗薮续编·国朝上》：『第诗文则饾饤多而镕炼乏，著述则剽袭胜而考究疏。』

⑤佶（jí）倔聱（áo）牙：即佶屈聱牙。形容文句艰涩生硬，读起来不顺口。唐韩愈《进学解》：『周诰殷盘，诘屈聱牙。』诘屈，亦作『诘诎』，本屈曲貌，引申为不顺。

⑥覆酱：亦作『覆酱瓿』，即盖酱坛。形容著作没有价值，只能用来盖盛酱的瓦罐。《汉书·杨雄传下》：『钜鹿侯芭常从雄居，受其《太玄》《法言》焉，刘歆亦尝观之，谓雄曰：「空自苦！今学者有禄利，然尚不能明《易》，又如《玄》何？吾恐后人用覆酱瓿也。」雄笑而不应。』

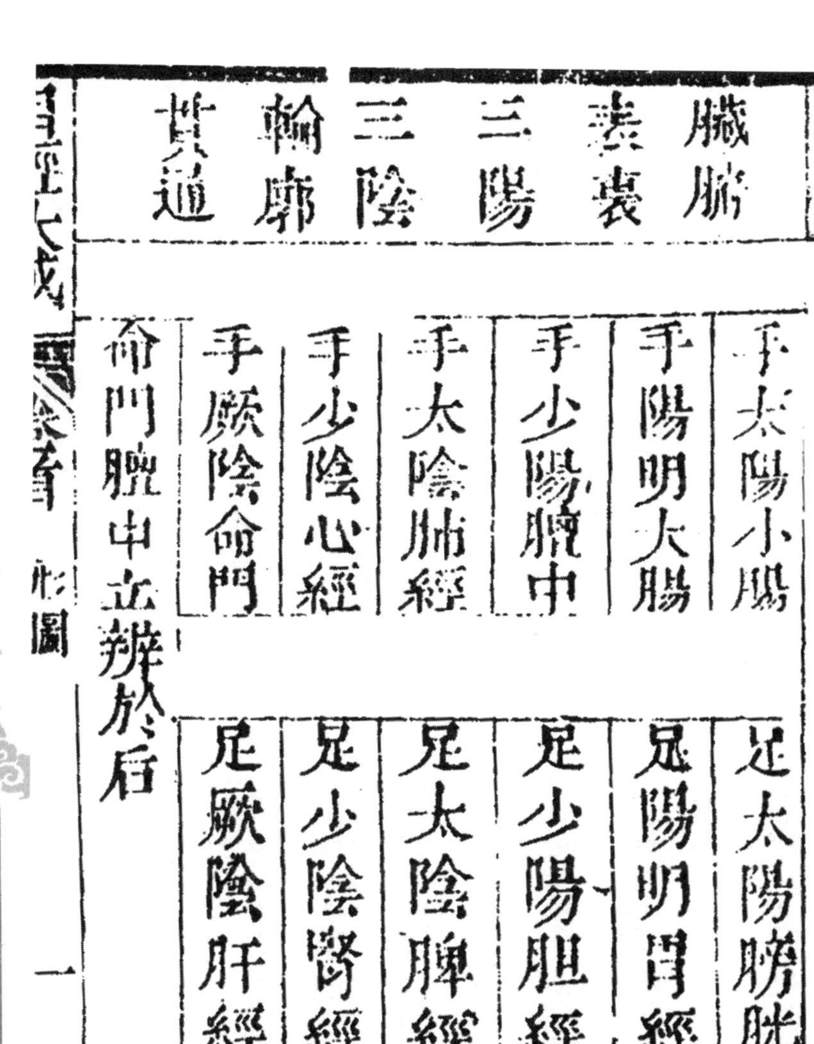
臟腑表裏三陽三陰輸廓貫通

手太陽小腸	手陽明大腸	手少陽膻中	手太陰肺經	手少陰心經	手厥陰命門
足太陽膀胱	足陽明胃經	足少陽胆經	足太陰脾經	足少陰腎經	足厥陰肝經

命門膻中立辨於后

目經大成　卷　形圖　一

五運之圖

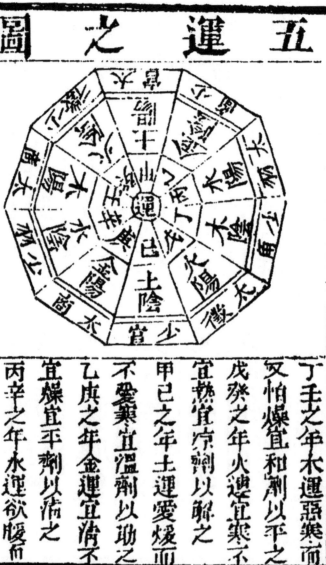

丁壬之年木運惡寒而反怕燥宜和劑以平之戊癸之年火運宜寒不宜熱宜涼劑以解之甲己之年土運愛煖而不愛寒宜溫劑以助之乙庚之年金運宜清不宜燥宜平劑以清之丙辛之年水運欲煖而寒則凝宜熱劑以溫之

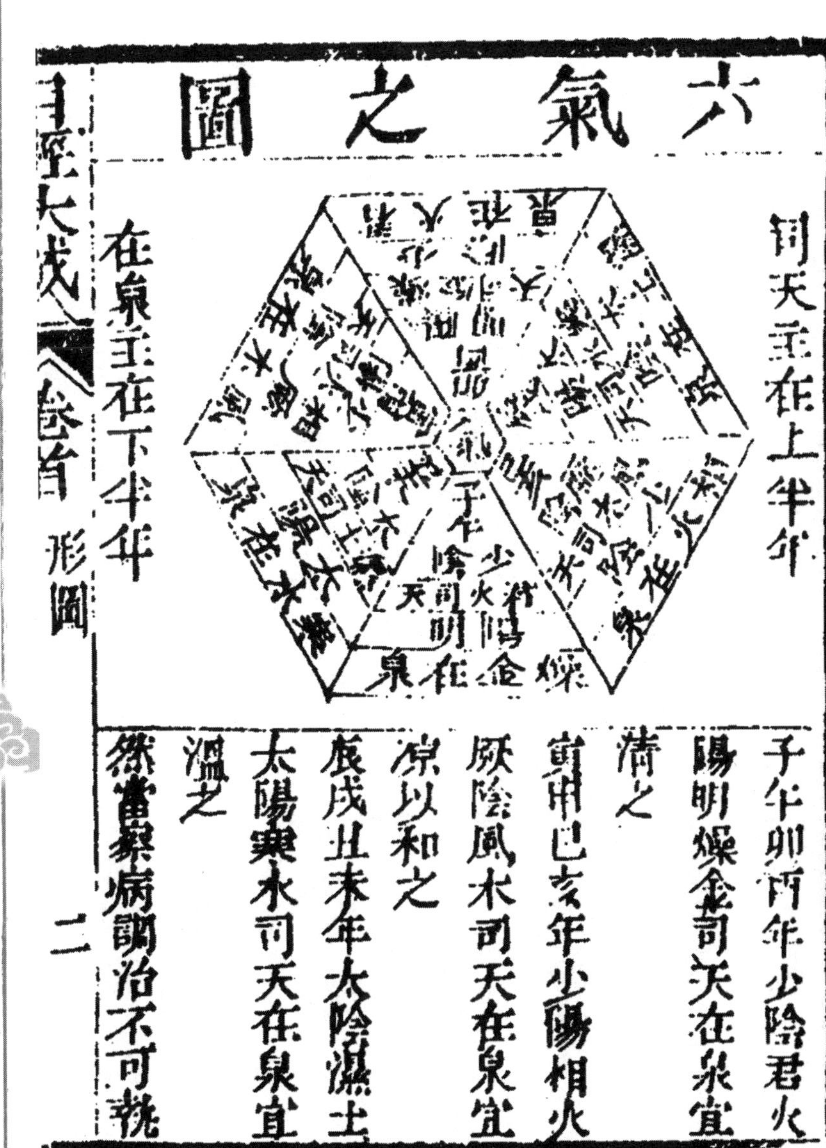

六氣之圖

子午卯酉年少陰君火陽明燥金司天在泉宜清之

寅申巳亥年少陽相火厥陰風木司天在泉宜涼以和之

辰戌丑未年太陰濕土太陽寒水司天在泉宜溫之

然當審病調治不可執

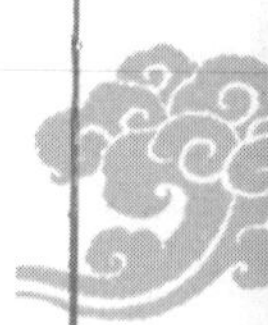

五輪主屬形圖

小角名銳眥屬小腸

上胞名上瞼爲肉輪屬土

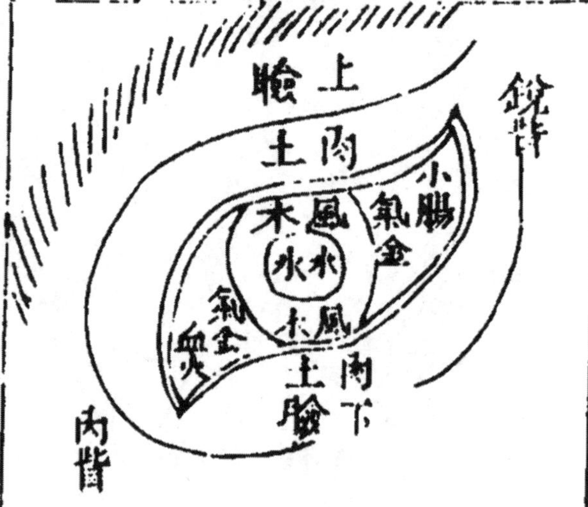

上瞼
肉土
小腸
氣金
風木
水水
風木
氣金
火
肉土
下瞼
銳眥
內眥

大角名內眥爲血輪屬心

下胞名下瞼爲肉輪屬胃

烏珠爲風輪屬肝

瞳神爲水輪屬腎

血輪屬火主治心

風輪屬木主治肝

水輪屬水主治腎

肉輪屬土主治脾

氣輪屬金主治肺

白珠爲氣輪屬肺

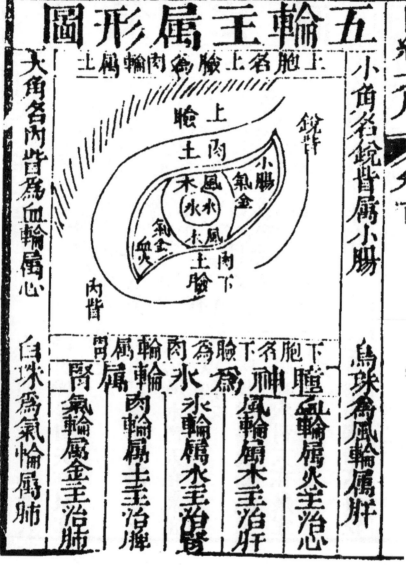

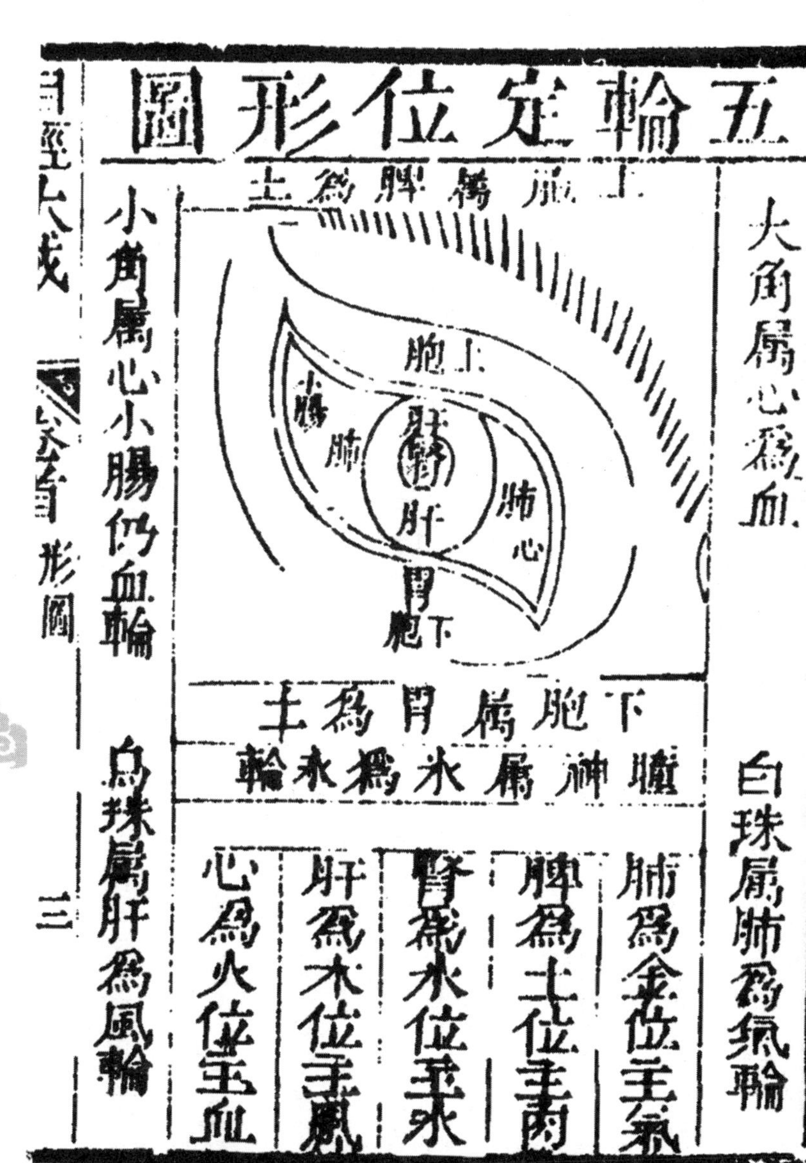
五輪定位形圖
目經大成 卷首 五輪定位形圖 三
上胞屬脾爲土
大角屬心爲血
小角屬心小腸仍血輪
上胞
肝
腎
肝
肺
心
胃
下胞
下胞屬胃爲土
瞳神屬水爲水輪
白珠屬肺爲氣輪
烏珠屬肝爲風輪
肺爲金位主氣
脾爲土位主肉
腎爲水位主水
肝爲木位主風
心爲火位主血

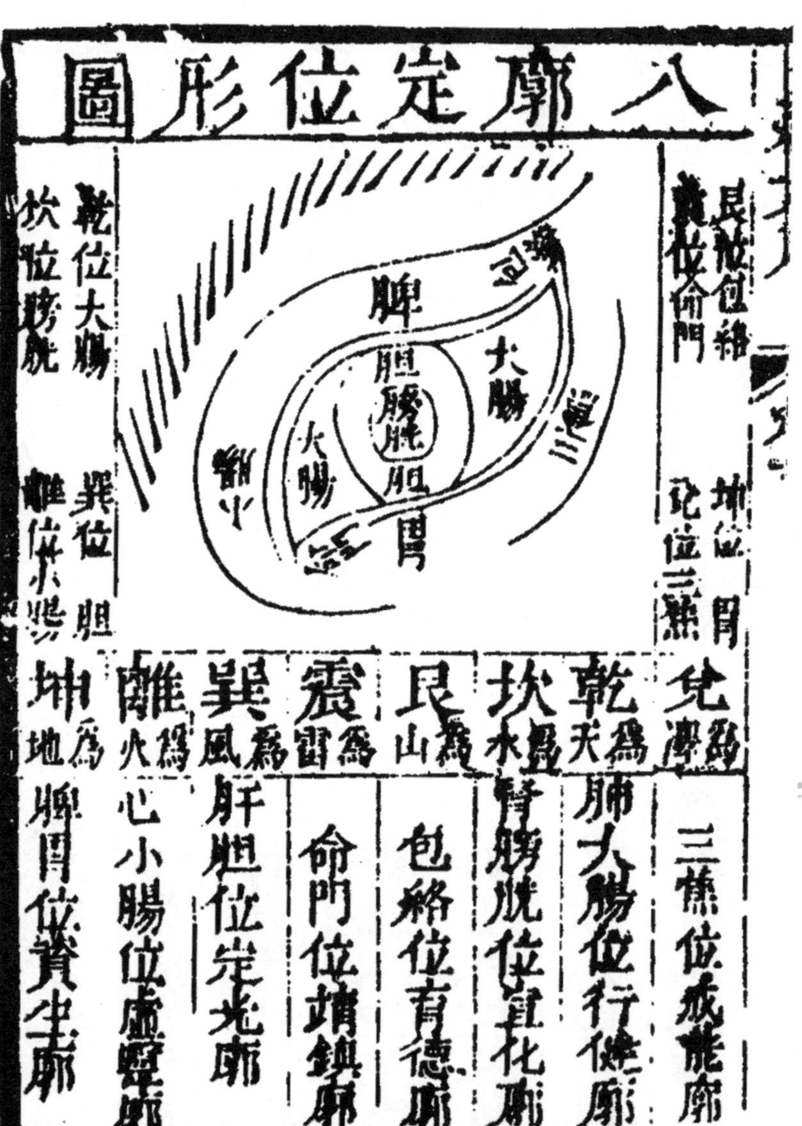
八廓定位形圖
艮位包絡
震位命門
坤位胃
兌位三焦
乾位大腸
坎位膀胱
巽位膽
離位小腸
脾
胆
膀胱
胃
大腸
小腸
兌澤爲三焦位成肅廓
乾天爲肺大腸位行健廓
坎水爲腎膀胱位宣化廓
艮山爲包絡位育德廓
震雷爲命門位靖鎮廓
巽風爲肝胆位定光廓
離火爲心小腸位虛靈廓
坤地爲脾胃位資生廓

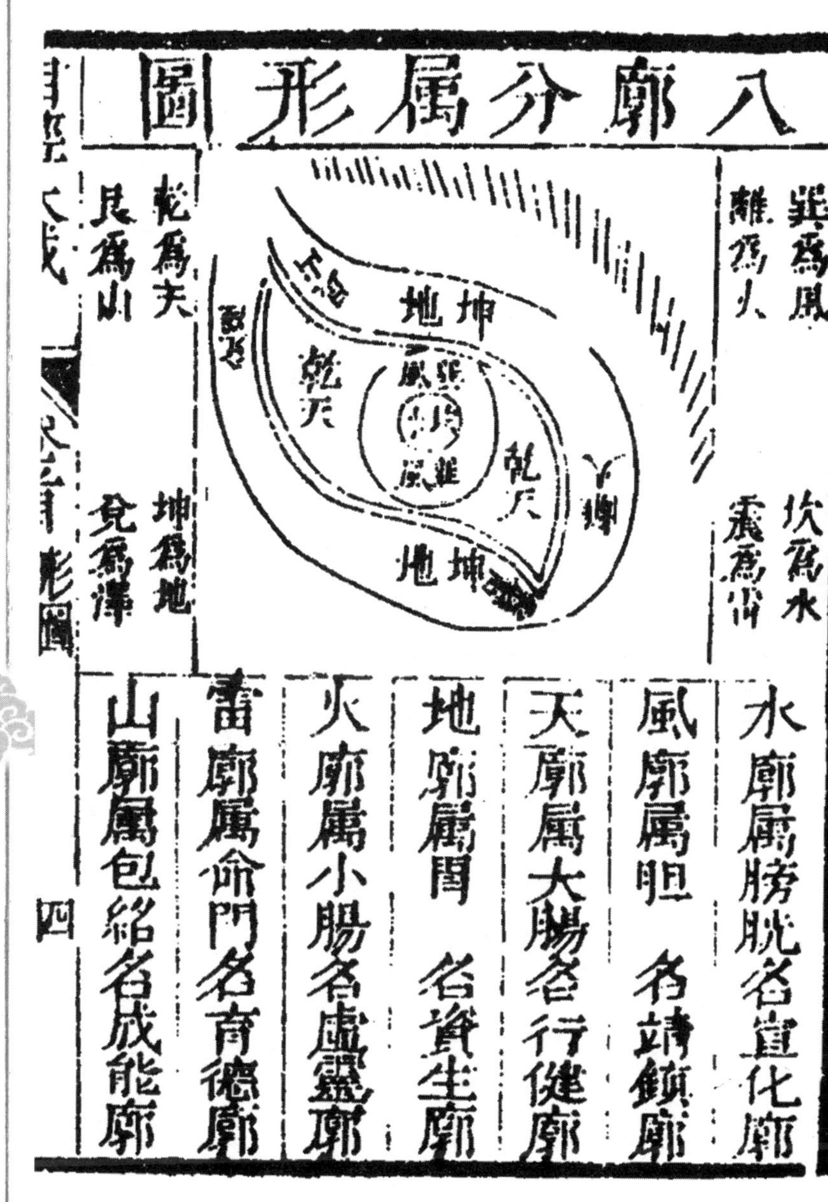

八廓分屬形圖

水廓屬膀胱名宣化廓
風廓屬胆名靖鎮廓
天廓屬大腸名行健廓
地廓屬胃名資生廓
火廓屬小腸名虛靈廓
雷廓屬命門名育德廓
山廓屬包絡名成能廓

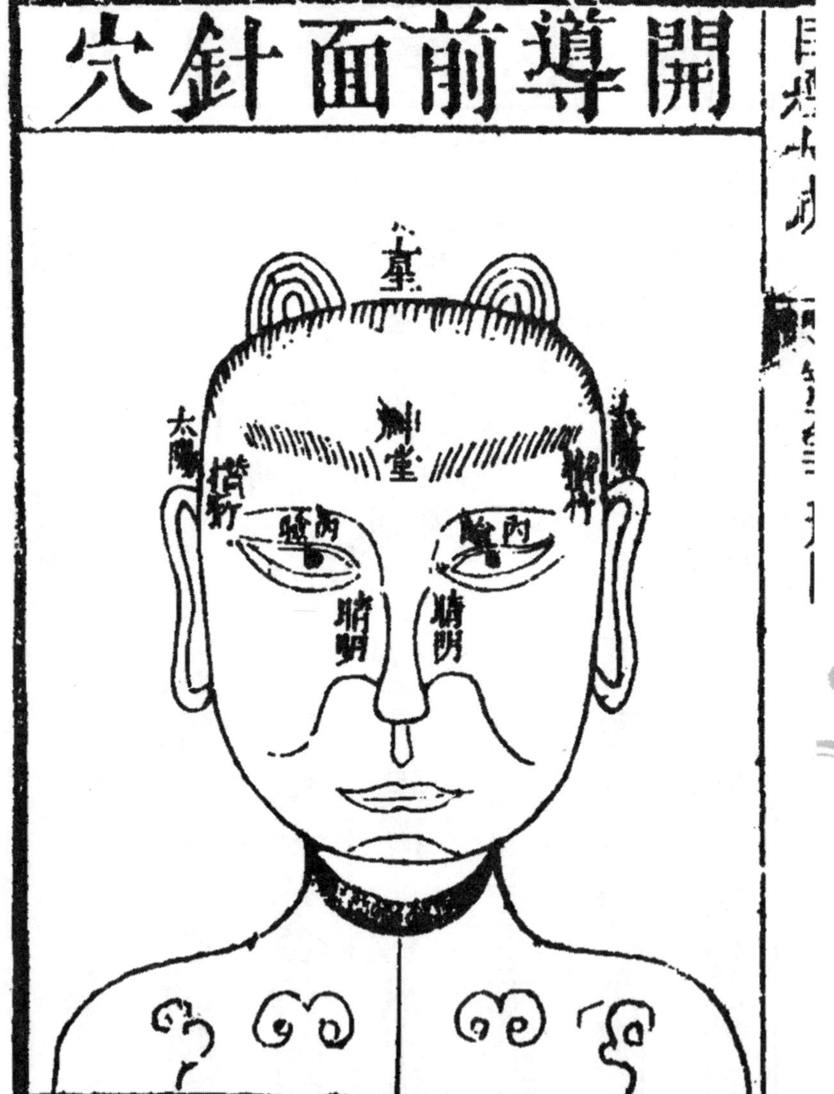
開導前面針穴
印堂
太陽
攢竹
內
內
睛明
睛明

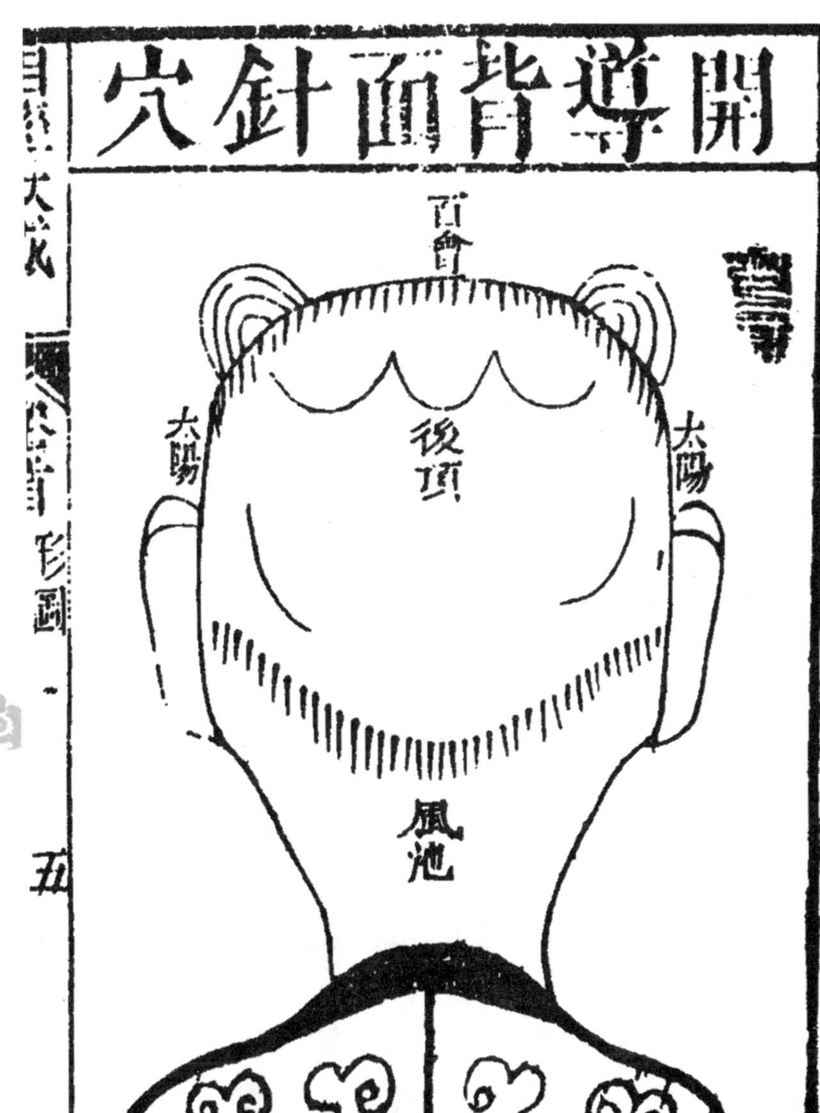

開導背面針穴
百會
太陽
太陽
後頂
風池

太極陰陽動靜致病

元	亨	太極（陰靜 陽動）	利	貞
春	夏		秋	冬
木 肝	火 心	土 脾	金 肺	水 腎
黑睛	大眥 小眥	上瞼 下瞼	白睛	瞳神

肝氣不和昏睛黑花頭痛多翳膜翳睛或陷冷淚

心氣不和昏熱腫痛兩眥赤爛生浮翳血灌瞳神

脾氣不和眼胞腫起弦爛努肉或瞼翻偷針拳毛

肺氣不和白睛腫起多淚肉滯血白膜侵睛淚多

腎氣不和瞳青綠視物若堆烟太陽如水花冷淚

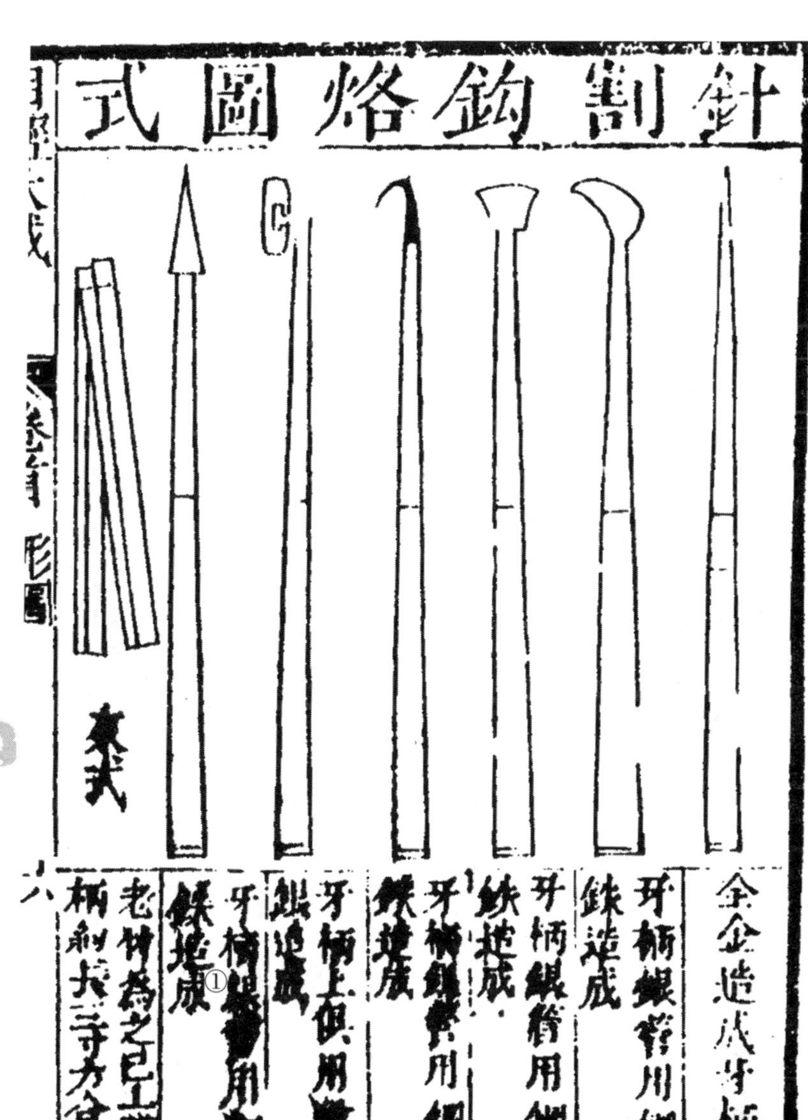
針割鈎烙圖式
金全造成牙柄
牙柄銀管用鋼
鍊造成
牙柄銀管用鋼
鍊造成
牙柄銀管用鋼
鍊造成
牙柄上俱用鐵
鍛造成
牙柄銀管用鐵
鍊造成①
夾式
老竹爲之已上牙
柄約長三寸爲用

針割鉤烙用法

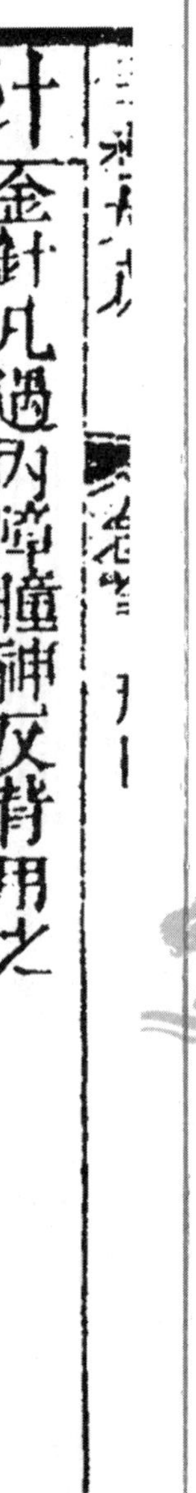

金針凡遇內障瞳神反背用之

刀遇努肉攀睛及蜆肉用之②

劆爲椒瘡粟瘡及瞼外生瘡俱用之

鉤割努肉攀睛帶刀用之

烙宜殘風眩風用之

三稜針爲急症開導放血用之

次惟拳毛倒睫用之　已上用法詳列于后各症論內

校注

①□□□□□□□□：底本此处模糊不清，人卫本作『柄银管用钢铁造成』。

②努肉：即『胬肉』。努，通『胬』。

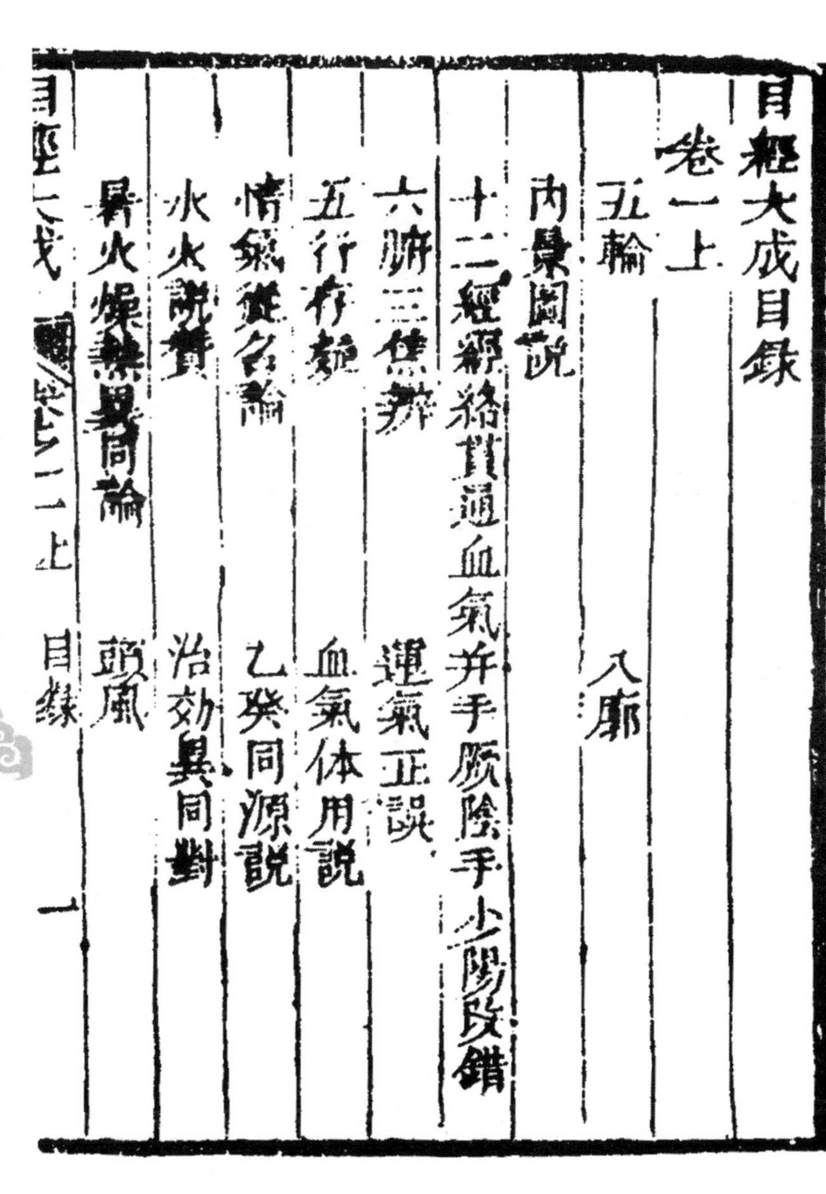

目經大成目錄

卷一上

五輪　八廓

內景圖說

十二經絡貫通血氣并手厥陰手少陽段錯

六腑三焦辨　運氣正說

五行存疑　血氣体用說

情緣並名論　乙癸同源說

水火說贊　治効異同對

暑火燥熱異同論　頭風

治病必求其本論　五臟苦欲補瀉辨
品藥製方治病辨　所服之藥用須適宜說
制藥用藥論　辨病治病疑難說
開導　鈎割針烙
五行邪正致病暨虛實傳併統論

校刊目經大成卷之一上

平昌慎齋魏定國醫定

廬汀不塵子黄庭鏡燕臺氏纂

上邑族弟香泉必智學源恭閲

男鉏非在田省晰原訂

孫玉峰瑛懷校刊

門人胡鵬南騰霄同校

受業族叔文標旋樹

五輪

不塵子曰：目之爲體，圓靈照燭，稽其元始，乃火蘊血，血化水，水凝[illegible]，[illegible]，[illegible]藏精，神氣爲魄形，精華具於毫忽，昭明方以日月，定名曰輪，五行之跡，著於輪中，左陰右陽，順逆旋轉，各因其上下。兩胞爲臉，屬土，內應乎脾，脾輪曰肉輪。夫脾體陰而用陽，動則消磨水穀，靜則收攝血氣，動靜決於臉。凡人勤勞，欲得食，倦逸則思睡，此其徵也。又土質敦厚，發育萬物，故四輪皆藉涵養，而開闔以時，肉輪兩角爲眥，外決於面者爲銳眥，近鼻者爲內眥，眥頭有肉如珠，屬火，內應乎心，心輪曰血輪。心之外有小心，亦屬火本經曰：心，君火也，人火也。通於內腎命門，相火也，天火也。通於銳背然相火代君行令，雖有兩心，其輪則一。白睛屬金，應乎肺，輪曰氣，氣之剛潔如環無端，金之剛勁兆輪獨堅，隨化之理，元妙如此。氣輪中之青睛則屬木，應肝，輪曰風，世稱神珠，至清至脆，不可磨混，此嘗如小兒之目為正，今人黃濁者，不飲食鬱氣，即情慾耗血，非本色也。又木者，生發長根，枝連理，故人身筋系主於肝，而相火亦寓焉。風輪下一圈，收放者為金井，井內黑水曰神膏，有如卵白塗以發，外膏中有珠，澄澈而輕，狀類水晶棋子，曰黃精，總名瞳神，均屬乎腎，腎為水火真源，神光與濟之所。四輪不能視物。惟此明察秋毫。輪曰水。時曰、肝木風輪乃青睛。肉輪黃土瞼脾紫。水輪腎水瞳神黑。肺本金輪白氣。苝兩眥血輪心火赤。五輪元自五行生。五行分演成八卦。輪廓兼并臟府明。要知臟腑五輪一歸乎氣。經曰、諸氣臆鬱①。皆屬於肺。是也。所以背倚肺位。至高。外主皮毛。六氣乘之。先發紅腫。痛癢為淚。繁炎節而起。且火居金上。氣滿則發動。金受火剋。氣輪為病。並又囿在木外。金能勝木。其病、輒及風輪。風輪指瞳神亦無所者。唇亡齒寒。輔車相依之理也。若夫情志自疾為禍。或倍於六氣。即傳併亦不常。大概心主血。血在目

爲神火。過於思慮，則撓擾命門，脈絡潛消，脈氣不隨，漸成
癸陷。所謂火生土也。再有破膠勞，必燥蝕。風火合病，細
脾土肉弱，其齒牙、口燥生命，亦能暴發腫痛與[illegible][illegible]斷
藏經曰：飲食自倍，腸胃乃傷。蓋一切飛潛動植，安得與
氣聚成實，但病屬有形，可施攻伐，未若飢苦內傷浸淫
至於皮氣殘風，終身治而無效。肝主風，見義敢爲，其人
必發怒，怒則肝火上騰，頭痛發熱，而翳膜頓生，畏光
多淚絕倒，外感但脈不浮，數時療時傷。肺主氣，抑鬱不
舒，不時悲哭，則形容憔悴，時時而不潤。金水相生，內
外神形，多有因是而枯瘦者。腎主水，水熱則溢，寒則冰

目經大成　卷之一上　五輪　三

動輒亂形靜能燭物此藏由房勞致戾育者萬千雖水木同位別因亦常相牽損只在神膏余兆絕無內外症人如猿氣少精爍精化氣分登毫耄夜能讀細書倘求老於從此無故視而惑亥者皆深病也統而言之經曰精液之體重濁靜而屬陰神氣之體輕清動而屬陽陰陽逆邪而目未病矣本病標現詳其始自何輪得何邪在氣在血其愈其錯了然方也則乘侮制化之理不思而得而逆順隔奪之治自爾不勉而中旋乾轉坤直令人目光照耀如日月矣爰合五行主屬象形會意曰五輪以便呼名云

八廓

不穀子曰：八廓備位八卦，脈絡左右經緯，貫通藏府，以應乎八卦之象，又張小使大開擴五輪之旨，故曰廓。如乾爲白珠，絡通大腸之府，藏屬於肺，肺者相傳之官，治節出焉；大腸者，傳導之官，變化出焉。肺與大腸相爲表裏，主分疏滲濁，上運清純，下輸糟粕，曰行健廓。坎爲神膏，絡通膀胱之府，藏屬於腎，腎者作強之官，技巧出焉；膀胱者，州都之官，津液藏焉。腎與膀胱相爲表裏，主陶冶精氣，氣行出溺，精分播精，曰貫化廓。艮爲青睛，絡通膽之府，藏屬於肝，肝者將軍之官，謀慮出焉；膽者中正之官決斷出焉肝膽相為表裏主鼓發生機怒不可遏者莫能犯曰鈍欽廟膽為內背絡通小腸之府藏精於心心者君主之官神明出焉小腸者受盛之官化物出焉心與小腸相為表裏主會通水火下濟上行品物咸章曰虛靈廟坤為下瞼絡通門之府藏屬於脾脾胃者倉廩之官五味出焉脾胃相為表裏主腐熟水穀保合太和司培元氣曰資生廟艮為上瞼絡通命門藏困脾屬脾命者亭毒之官性質委焉脾命相為表裏主絪縕化醇生而勿滅予而勿奪曰育德廟巽為金井繹引膀胱絡連肝膈髓海水之源肝膈木火之竅也肝膈與髓海

相爲表裏，主血脈，舒緩，舒則散，散發生內眥，曰治光廓。就爲鏡背，經走膻中，絡及背脈，腑中火之餘，腎脂髓之元也。膈中與腎脈相爲表裏，主宗氣，動息動應，無尤息，乃貞陽，曰成能廓，謂人氣輸行健，始天江，水游神膏宜化同，背從上抱山，在位資生，下順地，歸坤，清晴靖鎮，須雷動，內背藏蘊，任火道將盛，成能鏡，背潔，定光余非靜無風，其中藏於相配，一道古人成法，而八廓命名，及兼三焦，以髓海脈中，分配肝、腎、脂髓者，此不墮之例見蓋目竅專於肝，目光主於腎，各有二絡之分司也。抑且右目屬陽，陽道順行，右目病來速而去亦速；左目屬陰，陰

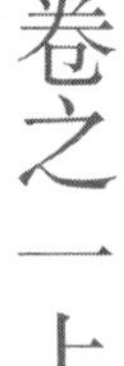

道逆行。在目病求違而去亦遠。夫三目功效。既法兩儀。而入廓體用。一諧四象。自然之妙。非强合也。人知身體小天地。則天地定位。山澤通氣。之道明。人知物理有制化。則雷風相薄。水火不相射之義得矣。勿謂八廓衍三焦。有名無實。而鄙夷其說。亦毋泥八廓卦義。構理微。而穿鑿其論。

内景圖說

臟腑內景各有區別。咽喉二竅同出一脘。喉在前主出，咽在後主吞。喉係堅空，接肺本，為氣息之路。咽係柔空，接胃本，為飲食之路。二竅並行，各不相犯。飲食必歷氣口而下。氣口有一會厭，每物將嚥，會厭即垂，氣口乃閉。言語呼數，則會厭開張，故當食發話，觸着喉脘，遂嗆而咳矣。喉下為肺，兩葉白瑩，虛如蜂窠，下無透竅，吸則滿，呼則虛。經謂之華蓋，取上覆而下，能灌注之義。肺下為心，尖長而圓，色赤，內孔數多寡不等，上通於舌，下無透竅。心下有包絡，即膻中也。象如仰盂，心處其中，寂然

不動脾胃肝膽兩腎膀光各有系系於脊變其臣僕如
外邪乘侮依于包絡心不能犯心死不治此下有膜
膈濁與脊脇週迴相著遮閉濁氣使不得上薰心肺膈膜
之下爲肝肝爲血海有獨葉者有二三葉者短葉中則
膽附焉膽有緣汁藏而不瀉上通於目下亦無竅書謂
肝竅通目實膽也此喉之一竅以成脈絡以奉生身者
如此咽下爲胃水穀等物止居其所總迎之關津也胃
在則脾附其上色光黃形類刀鐮動則磨胃食乃消也
胃之左右則小大腸環迴週疊充滿少腹大腸左側爲
膀光乃津液之府上無大竅止有下口全假氣化施行

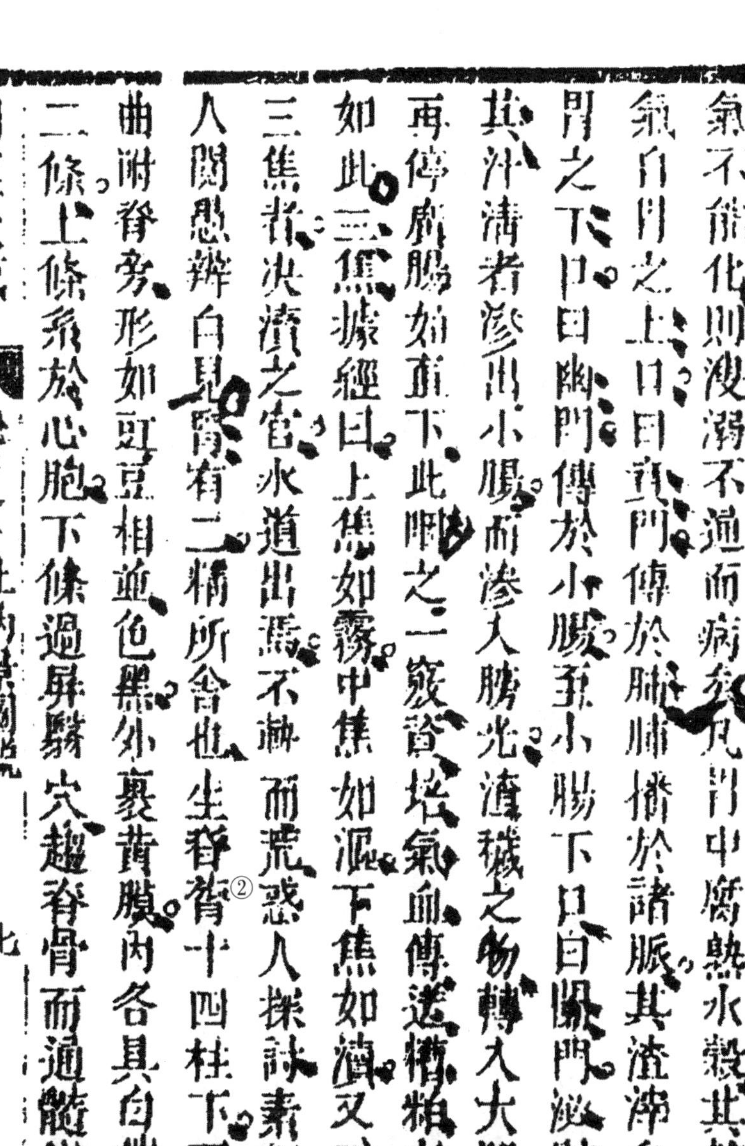
氣不能化則洩瀉不通而病矣凡胃中腐熟水穀其精氣自胃之上口曰賁門傳於肺肺播於諸脈其渣滓自胃之下口曰幽門傳於小腸至小腸下口曰闌門泌別其汁清者滲出小腸而滲入膀胱滓穢之物轉入大腸再傳廣腸始直下此胭之二竅皆傳氣血傳送糟粕者如此三焦據經曰上焦如霧中焦如漚下焦如瀆又曰三焦者決瀆之官水道出焉不撤而荒惑人採訣素心人間懇辨白見背有二精所舍也生脊背②十四柱下而曲附脊旁形如豇豆相並色黑外裹黃膜內各具白帶二條上條系於心胞下條過屏翳穴趨脊骨而通髓海

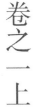

兩腎俱屬水。左爲陰水。右爲陽水。命門即在兩腎曲並中間。主持諸氣。陶養眞火。男女交媾。先有火會而後精聚。可見天地生物。火在水之先。弟生在先。藏亦在先耳。是故趙養葵全部醫書。以眞火爲宗旨。而加意於命門。蓋欲世之愛身者。毋日夜戕賊此火。治病者。毋苦與直洩此火。即使火似有餘。緣眞水之不足也。毫不敢去火。只補水以配火。火之不足。亦未必水定有餘也。更不須瀉水。就於水中補火。明此水火樞要。其臟腑內景可類推矣。經曰。紀於水火。餘氣可知。

十二經經絡貫通血氣并手厥陰手少陽改錯

手少陰經經絡心，足少陰經經絡腎，手太陰經經絡肺，足太陰經經絡脾，手少陽經經絡膻中，足少陽經經絡胆，手厥陰經經絡命門，多氣少血；足厥陰經經絡肝，手太陽經經絡小腸，足太陽經經絡膀光，多血少氣；手陽明經經絡大腸，足陽明經經絡胃，多血多氣。詩曰：手足少陰心腎是，肺脾全在太陰住，臍中及胆居少陽，六經少血而多氣。多血多氣陽明經，手益大腸足於胃。厥陰專屬命門肝，太陽小腸膀光係，四經除命與腎同，多氣少血君須記。愚按：經者，指藏府血氣流行經常不息而言。經絡者該人身筋脈而言。直者爲經。橫者爲絡。始自臟府。末應百骸。陰生於藏。陽生於府。少陰盡於心腎。太陰盡於脾肺。兩陰交盡。是曰厥陰。命門與肝寓焉。少陽明於膻中胆。太陽明於小腸膀光。兩陽合明。是曰陽明。大腸與胃係焉。此古聖賢分佈藏府經絡。後人莫敢更張。獨手足二字不能無疑。切謂手之三陰。從藏走至手。足之三陰。從足走入腹。則上下不交。切謂手之三陽從手走至頭。足之三陽。從頭走至足。則經絡失本。或曰三陰三陽。藏府之別名也。手足其姓爾。知其名。不必究其別名。焉問姓。至哉斯言。如必欲從古。務加經絡二字。庶

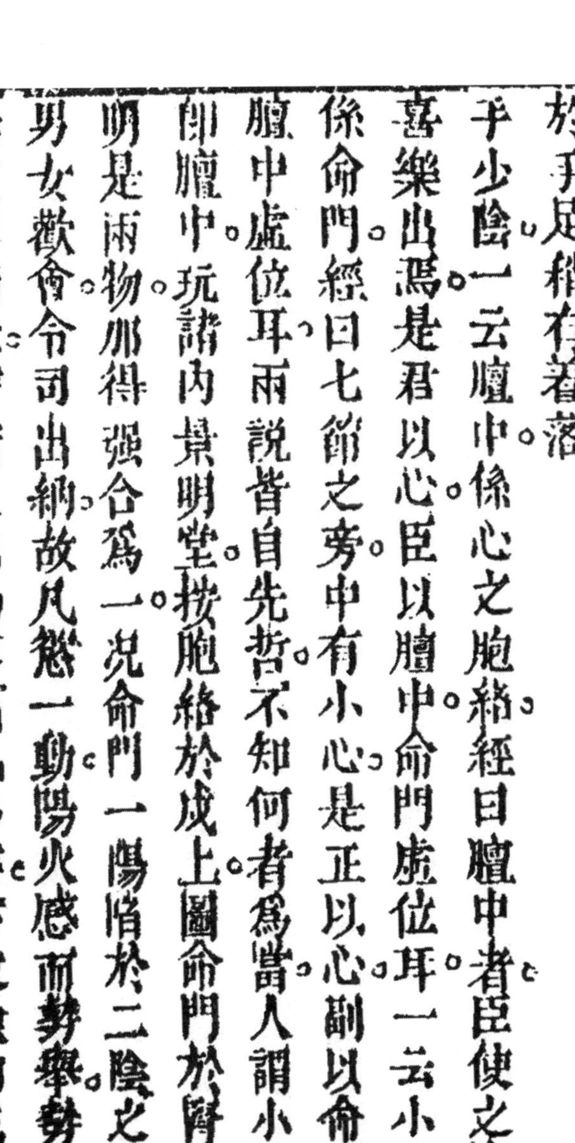
於手足稍有着落。

手少陰。一云膻中。係心之胞絡。經曰膻中者臣使之官。喜樂出焉。是君以心。臣以膻中。命門處位耳。一云小心係命門。經曰七節之旁。中有小心。是正以心。副以命門。膻中處位耳。兩說皆自先哲。不知何者爲當。人謂小心即膻中。玩諸內景明堂。按胞絡於成上。圖命門於脊中。明是兩物。那得强合爲一。況命門一陽陷於二陰之間。男女歡會。令司出納。故凡慾一動。陽火感而勢舉。勢與[illegible]交則精泄。譬諸天地陽蒸爲氣。氣爲雲。雲被陰抑成雨。蓋此類也。膻中固心臣使。底事確無証據。又且命門陰中之陽。元氣之精、生發之原也。不獨專守相職，齊龍鬱山走馬之燈。拜者舞者行者走者，皆此一點真火以致之。此火一滅，萬象無有。膻中但胞之物，而能處明，若是乎？此手厥陰屬命門，言下了然矣。若夫十二經之中惟三焦無形無位，即有如霧如漚如瀆之體，不過莫須有之體；即有運精運神運氣之用，亦不過想當然之用。怎見得爲手少陽，而可以手厥陰爲藏府耶？拔膻中既與藏府一路，則膻中代三焦爲少陽，命門代膻中居厥陰。焦字易腑字，豈不精核。乃舍此不論，而以命門附絡二三，其說此古人言未盡善。庭鏡敢得而私議焉，以俟定十二經經絡。斷以膻中爲手少陽，以命門爲手厥陰云。

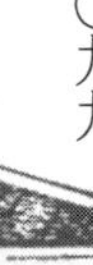

六府三焦辨

自古臟腑表裏相配者，腎合膀胱，壬癸水也；心合小腸，丙丁火也；肝合膽，甲乙木也；肺合大腸，庚辛金也；脾合胃，戊己土也。陰陽五行，所地所天，一五一十，自然之序也。奈何臟言五而腑獨言六者何居？曰：維三焦。按三焦，難經云為決瀆之官。其實無氣無形，夫形氣都無，則子虛烏有已矣，而乃與衆府並列，切於至理有礙。所以後世紛紛無所遵據，有分前後三焦者，有分手足三焦者，有言為腎旁之脂，有言護諸陽之火，非惟畫蛇添足，竟是指鹿作馬。雪溉醫約謂三焦確有一府，名曰孤府，其詩曰三焦所以際上極下，象同六合，而無所不包，盖即藏府之外，軀體之內，包羅諸藏，一腔之大府也，所以中瀆是孤之名，而亦有大府之形。難經謂其有名無形，誠一失也，是蓋譬諸探囊計物，而忘其囊之爲物耳。校前數説尤覺可笑，若即其辭而明辨之，彼既知三焦爲府，則膽胆胃膀光大小腸相繫，何府有偶，此獨爲孤。藏府之外，軀體之內，則軀膜膏脂而已，那得有大府之形而包羅諸藏，其際上極下，無所不包，有形有名，如囊如袋。除肚皮更無別物，孤府却是甚麽。且自家又有云腸胃諸物，以其皆有盛貯，因名爲府，三焦盛貯何物，焉見得為孤府。張浮駕誕貴故痴人。甚如此夫。噫嘻。理有一定。事豈偶然。傳訛日久。闕疑可也。苟有成見。辨而正之。亦無害。如內經三焦六府之義。似明實晦。宜大家各抒所見。惜皆無當。至道令人愈博愈惑。不得不妄駁其謬。非敢故議前人而取罪當世也。讀者幸相審且相諒云。

運氣正誤

太極肇分，而行陰陽，陰陽變化，而行干支。天干配合，則爲五運；地支對冲，則爲六氣。五運者，木火土金水也；六氣者，風火暑濕燥寒也。天道始於甲，地道始於子，天地相并，故曰甲子。天德終於癸，地德終於亥，道德以成，故曰癸亥。其中曆數相因，有主運焉，有客運焉，有主氣焉，有客氣焉。主運主氣，萬世不易；客運客氣，每歲迭遷。請申其說：甲乙東方木也，丙丁南方火也，戊己中央土也，庚辛西方金也，壬癸北方水也。木爲初之運，火爲二，土爲三，金爲四，水爲五。詩曰：大寒木運始行初，清明前三火運居，芒種後三土運到，立秋後六金運施，立秋後九水運伏，過而復始，萬年如此。此主運也。甲與己合而化土，乙與庚合而化金，丙與辛合而化水，丁與壬合而化木，戊與癸合而化火。甲己之歲土運統之，乙庚之歲金運統之，丙辛之歲水運統之，丁壬之歲木運統之，戊癸之歲火運統之。詩曰：甲己化土乙庚金，丙辛爲水木丁壬，戊癸火鄉名五運，五運生生歲苘尋。此客運也。假如甲己年，甲爲土運，正月建丙寅，火生土，初之運即土也，土生金，二之運即金也，金生水，三之運即水也，水生木，四之運即木也，木生火，五之運即火也。每一運主旺七十二曰。此天干在上為陽③，所以主乎運也。寅卯屬春木也，巳午屬火夏也，辰戌丑未屬四季土也，申酉屬秋金也，亥子屬水冬也。初之氣為風，二為火，三為暑，四為濕，五為燥，終為寒。時行大寒厥陰氣之初，春分二氣少陰居，小滿少陽為三氣，大暑太陰四氣位，秋分陽明氣位五，小雪太陽六氣都。此主氣也。子午對為少陰君火④、丑對未為太陰濕土，寅對申為少陽相火，卯對酉為陽明燥金，辰對戌為太陽寒水，巳對亥為厥陰風木。子午之歲⑤君火主之，丑未之歲濕土主之，寅申之歲相火主之，卯酉之歲燥金主之，辰戌之歲寒水主之，巳亥之歲風木

[illegible]

主之前日子午燥金在泉⑥。君火對待先稱上。丑未濕水地中行。濕土司天寒水濟濕。寅申相火孕生機。下有風木相火⑦。卯酉辰戌巳亥年司天在泉應支據此皆然也。假如子午年，少陰君火司天，陽明燥金司地。上者右行，太陰濕土為天之左間，厥陰風木為天之右間，所以面南而俯其位也。下者左行，太陽寒水為地之左間，少陽相火為地之右間，所以面北而命其位也。氣在下，一氣在上，二氣在右，二氣在左。地之左間為初之氣，天之右間為二之氣，司天為三之氣，天之左間為四之氣，地之右間為五之氣，司地為終之氣。每一氣主旺六十目。此地在下爲陰所以主乎氣也人禀陰陽之精而囿於兩間。所以臟府應乎氣運氣運相得則和不相得則逆客運加於主運之上主氣臨於客氣之下天時所以不齊民病所由生也從其氣運調其主客無使傷沴何疾弗克雖然前說乃魏晉後數學人僞中猶推卜星輿等書人以是受病有之醫以是克病愚竊以爲未然且夫天地之間物理有常有變運氣所主者常也異於所主者皆變也常則如本位變則無所不至而各有所占故其候有從逆淫鬱勝復太過不及如厥陰風木用事惠風和暢萬木榮茂此之謂從天氣明潔燥而無風此之謂逆。太虛沉霾慌水不冰。此之謂怪。大風折木。雲物混擾。此之謂鬱。山澤焦枯。草木黃落。謂之勝。大暑燔爍。蚊蝗爲災。謂之復。山崩地震。昏埃時作。謂之太過。陰森無時。谿雲黃佈。謂之不及。往往數里之隔。一日之內。氣候不齊。而所應全異。隨其所應。求病因之法。當雜合以治。勿聞運氣。況運氣各主一時。當其時則爲主。爲司天。非其時而有其氣。則爲客。客氣既行。主氣伏而不見。爲在泉。蓋宜體會天時。天時勝。則舍人之病。而從天之時。人病勝。則舍天之時。而從人之病。用熱遠熱。用寒遠寒。經曰。必先歲氣。毋伐天和。是也。卽春夏養陰。秋冬養陽。

先義。譬不知年之所加，氣之盛衰，不可以為工。匪遲年月干支配合對沖，天下皆同，四時不變之候。邈謂迦達運氣，彼人有病，演禽檢歷，而決其死生，何異以管窺天，以蠡測海矣。其不勝定運氣而運氣然，契元中者，差可以識太極陰陽變化無窮之妙。

五行存疑

五行者，水火木金土也。何云乎行？五者之氣，行乎兩間，所以神變化而妙萬物者也。古人以五行配乎支，配八卦，配四方、四時，暨身體、藏府、聲色、臭味，無不相配。言之數數，再見不鮮，但相生相剋處，據醫理多有不符。誰曰無疑，顧可存而不問焉？是故趙養葵曰：世人皆曰水剋火，而予獨曰水養火；世人皆曰金生水，而予獨曰水生金；世人皆曰土剋水，而予獨於水中補土；世人皆曰木剋土，而予獨升木以培土。蓋水剋火者，後天有形之水火也；水養火者，先天無形之水火也。海中之金，不著沉土潤以砂石，不假煅煉。入聲肺金所傳，清濁輕重，出自丹田。且肺金之氣，夜卧則歸藏於腎水之中。腎中有火，金畏熱而不敢歸；腎中無火，金畏寒亦不敢歸。故氣從臍下逆奔而上者，此腎虛不能納氣歸元也。土有坤有艮，坤土是離火所生，艮土則生於坎水。坎水燥然勝脾濕者，濕之不能補土以制之所也。若寒濕凝滯，必補命門相火，俾火能生土，土強則有以防水。陽能化陰，陰化機溺分通矣。木雖土生，豈有相尅之理？惟土鬱於上，則其根下尅，當以動之，風以散之，雨以潤之，日以暄之，自然生機勃發。逮既說乎兌矣，于是艮以止之，坤以藏之，以爲水春發生之木、焉可以其尅土、而動欲伐之也、况五行生尅、獨木無背戕賊其類、堤斷井之能、不知歷幾多甲子、歎一月二月之木病、遂謂其尅土而遽伐之耶。不歷子曰、世人只謂水生木、不知土亦生木。世人只謂土生金、不知火亦生金。世人只謂火生土、不知土自爲生也。人只謂金生水、不知水由土生。夫木之發也、氣也。春升之氣也、陽氣也、元氣也、陰氣也、同出而異名也。雖得水則生、假無土以栽培、是水自旺而木自凋也。觀歸將迸溢二方、則滋水不者疏土之爲快者可見矣。金在鑛中、非火不能鎔出、出則又非火不成器、不尅、木不長火、所以洛書火七居西，金九居南，浮之者之溢，厚其形質也。以故發心諸物，強半都是賊藥，不曾金土相生而兼理脾胃也。至衰補火，欲其燥而育物耳。生字斷識不去，戀想自古及今，同此天地，何有損益？使其間滄桑洪變，不過移東就西，並不從生化得來。或有以陶器取譬，去理益遠。夫生者自無而有，化者自有而無。化生者無而復有，器固火化，實土坯也。謂之火生石似矣，土云乎哉。至若甲己化土，戊癸化火，暗生土。朱元晦曰：混沌初開，何嘗有土？自天一生水，而水之凝成處，乃爲土。堅者爲石，最堅者爲金，湧起者爲山，故山具水浪之形，然則水

銀丹砂石炭石燕緑礬硫磺等軟堅巢熱五色五味同
出山土却是何物凝成又曰天在地外天外無水地下
是水載故地浮在水上與天相接夫與云天在地外則
載地者天也洪範一氣也岐伯曰地居天中大氣舉之
彌堯夫因其說曰天依形地附氣其氣最緊故能扛得
地住何以言水地浮水上不崩必沉正能接天且地須
水載而載水者却是甚麼若曰仍是地則水而地地而
水將千萬重而未有底止也不經臆說作何田父樵子
豆棚閒話一資噱嘔⑧脉金生水氣化有之若大江東去
不舍晝夜特地氣上騰耳看高山之上瀑布飛流倏壞

之中清泉湓出汝漢淮泗由此派而下浅李白詩曰黄河之水天上來奔流到海不復回會謂何物金神而能生生者是乎抑且水火隨處有生機端不全仗金木如方諸聚金致取水呵氣取水鑽鐵取火擊石取火圓鏡取火水中有火火中有水有水有火水火金中木火土中水火亦有陽有陰火有陰有陽陽火者天日之火也六氣爲暑病卽傷者中熱可以涼水沃之可以苦寒解之陰火者燈燭之火也須以膏油養之不得雜一滴水氣得水卽滅矣水中火者龍雷之火也無質有形得雨而熾得陽而熄人身相火亦猶是也平日不能節欲致陽

衰陰盛。龍火無藏身之位。時遊於上而不歸。是有上腭煩熱咳嗽等症。當治之以溫腎之藥投之。一槩爲有本土也。火者乃爐灶中無焰炭也。得木則然。無徐滅。實以濕灰。經宿不燼。故脾胃中火。多以燥濕爲職。是故也。木中之火。緣有活水滋潤。皆不外現。若乾柴生火。燎原不可遏抑。力窮乃止。人身肝火內熾。鬱悶煩燥。須以辛涼發達之品。使遂其性。否則寒藥投之。恐愈鬱熱藥投之。恐愈熾矣。金中之火。凡山中舊有金銀之礦。或五金瘞埋處。日从夜常耀爛。此金鬱土中。不得泄其精氣。時有堅光發越於外。人身皮毛空竅中。覺如針刺蚊咬。及項背亦火炙者此肺金氣虛火乘之而現也又或珠藏川媚玉韞山輝寶氣使然觀人氣色則未儀聲聰可貴其意陰水者雨露霧是也在人為汗為淚為涕為陽水者溝瀆是也在人為便為溺木中之水木中之脂液是也在人為精穴中之水冶中之鎔金是也在人為血土中之水井泉是也在人為唾金中之水水銀是也在人為精又五行生中有剋剋中有生生不敢生剋不敢剋亦有至理未經闡發姑舉一以該其餘生肝者腎也有日乾涸不能得水而反得火木既失水若易枯槁再受火刑則薪盡並發必致焚裂之禍剋水者土也不制其泛

火不能近何以生物然水得土為隄防則淵源有自故水設補腎以滋之尤當培土以濟之心為肝子心不旺生火何患不見肺邪盛而肝畏尅乎已身不保安能庇人要知欲其生防其尅則生不掣肘忽其尅助其生則尅且制腎水雖陰陽土多畏而不敢尅益肺金之氣土補金土生水勢益跋扈心知縱恣不可奈權已下移燥欲威風乘勢變生叵測其他有因君火生土土復能生相火故五行獨一惟火有二究覺似是而非有曰木乃生生之原天地無木成何世界有曰肺金位高百脈皆朝於肺有曰心火一身之主主不明則十二官危有曰

⑨□為萬物之母補腎不如補脾脾曰水穀為化之源⑩

脈為尺。人之有尺，猶樹之有根⑪。□無能為害，似乎甚

頭太偏⑫則有曰惟□□金虛母⑬生矣。金為乾為天

土為坤，為地。乾父坤母，萬物資生。萬物資其生，自身惡

得胃，豈女媧屬眾母氏，而盤古於外融乎？即藏五藏

而言，金居肺，居身極上，凝氣攝血，以養百骸，不信系由

脾土。脾土運化水穀，樂殼何為性命？何乃□食心火且

金生於土，土生於火，火未化生，曉覺無脾肺，竟無天地

衛開。脈遺，倘令人噎飯，有曰戊土生寅，死申，巳土生申

死貧不關坤原載物，然從無驅戊巳入世，何土寅申迭

目經大成　卷之一上　五行材□　□

爲生死竅蠱機彀。乖道之則爲道之賊矣。嗟夫。一五行耳。一臟府耳。顛倒持論如此。而猶不得其情。此所以神變化而妙萬物者也。若夫天數五。地數五。五位相得而各有合。因而干支錯配。五行八卦。流行對待。以成律歷星卜風鑑地輿之書。後人牽爲津梁。豈五行之外。別有一木火土金水乎。然則不塵蕤棼之說。非惟有乖經旨亦自家著作。仍多不符。是尚望後人之敬聽者哉。存而不問。又誰曰不然。

血氣體用說

太極之道動而生陽靜而生陰見氣血人身之兩儀也血爲榮氣爲衛榮行脈中衛行脈外是氣血陰陽之體用也以體言飛騰[14]蓊鬱者雲也故氣象雲泝浴澤沛者水也故血象水以用言輕清上覆無形而致形者爲天故氣擬天重濁下載無物而育物者爲地故血擬地天降地升雲騰水流萬物適其性而發榮陽平陰秘氣行血隨百骸得其調而大治反此則臟府違和能止空竅作疾是故血雖靜欲使其行不行則凝凝則經絡不通氣雖動欲使其聚不聚則散散則經絡不收不通不收

邪則病附而右。爲陰所從本出也。經曰足陽明胃之脈常多血多氣。又曰常生氣生血。手少陽小腸之脈斜絡於目背足太陽膀胱之脈起於目內眥。二經多血少氣。生多熱益少。則固能爲禍。且腸胃如市。無物不藏。遇風則暴露腸胃如墟。無物不化。遇寒則阻。一阻一暴。邪則乘時而出。爲陽病發。未生也。再飲食不節。無時勞慾。凝者愈凝。散者愈散。本末俱生。遂混而成。結結則無所去還。故爲病。爲瘡。爲餘泪。爲翳障。畢具其於兩目之中。而變化莫測焉。於以知血氣之體。猶太極氣血之用。猶陰陽以其盛也。斷之毀之。而乃與荆蔓爭衡。以其衰也。培

之渥之而乃與松栢並壽矣是為說

情氣從召論

天以陰陽五行而成四時。其生長收藏者，則有厥陰風木、少陽相火、少陰君火、陽明燥金、太陰濕土、太陽寒水，是謂六氣。六氣之發也，發而皆中節，則萬物俱生；六氣之止也，止而皆不宜時，則萬物俱死。故曰生於六，死於六。人身藏府百骸而總萃焉。其老病死苦者，則爲喜傷陽，怒傷肝，憂傷心，思傷脾，悲傷肺，恐傷腎，驚傷膽，是謂七情。七情之來也，藏以待之；其去也速，則九竅俱生。七情之感也，溺而受之；其陷也慘，則九竅俱死。故曰生於七，死於七。目竅其一也，極秋毫之細，極山川之大，與雲

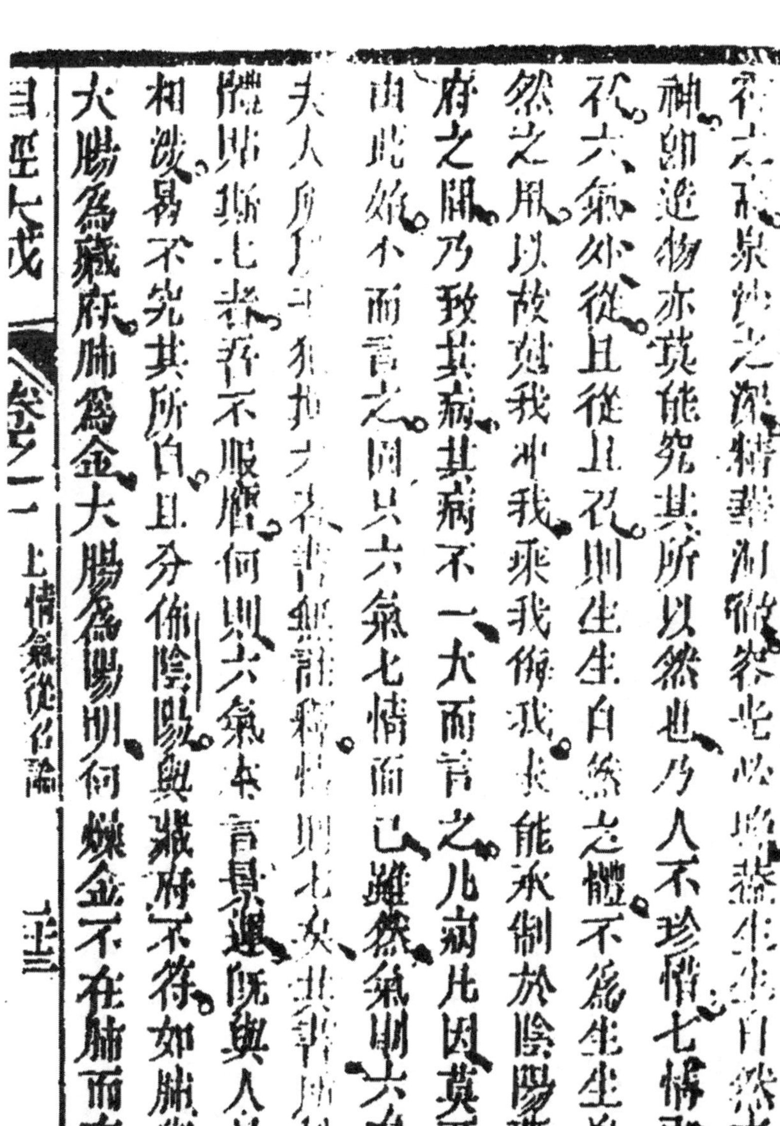

吾太和。泉抱之深。精專淵微。若光明以燭。發生生自然之神。卽造物亦莫能究其所以然也。乃人不珍惜。七情內役。六氣外侵。且侵且役。則生生自然之體。不爲生生自然之用。以故戕我者我。乘我侮我者。能承制於陰陽臟府之間。乃致其病。其病不一。大而言之。凡病凡因莫不由此始。小而言之。固只六氣七情而已。雖然。氣則六矣。夫人所得之病。猶之本。非酒色耗精。則七情。其害用日體。則斯七者。猶不服膺。何則。六氣本言其邪。既與人身相涉。曷不究其所自。且分你陰陽。與臟府不符。如肺與大腸爲臟府。肺爲金。大腸爲陽明。何燥金不在肺而在

目經大成　卷之一上　情氣從名論　五三

大腸相火者，命門也，肝也，何乃又屬少陽？且命門與厥兩陰交盡，何火爲少陽而木爲厥陰耶？七情拂人天性，其原皆根於心，然後各從其屬，何可憂之事則傷心，而有所思者獨傷脾乎？且喜居泰道，亦云傷陽，則天下除土偶木偶以外，無一非皆傷之人矣。吾日持此數說質諸老宿，卒無有折衷者，其言自可寢爾。但恐有濟於物，不得不強作解事，使人於六氣七情得其體貼，卽所干犯而已矣。豈故好爲穿鑿，貽笑於大方家也哉？其略曰：勞役躁暴之人，所動者陽，故風木從之；憂鬱過慮之人，所奪者神，故君火從之；酒肉困疲之人，所停者痰，故濕土從之。好勇鬬狠之人，所激者氣，怒，金從之。妄想作強之人，所偷者精血，故水火從之。沉靜遺之人，所淫者陰，故樂木從之。夫如是，而註釋則六氣偏勝，為四象，總可以不問矣。恐而閉絕，主傷乎心。怒而嫚罵，主傷乎肝。懼而極，以主傷乎脾。悲哭而失聲，主傷乎肺。恐而戰慄，主傷乎腎。驚而震跳，主傷乎膽。欲而難遂，主傷乎命門。夫如是而憂，則七情歸其臟，移其府，或皆氣。又知天氣即人情，陰陽即藏府，則知情氣元不可人觸人自召而從之耳。七情就召，六氣相從，故曰生於六，死於六；生於七，死於七。君子曰：夫夫也，不揣摩⑮隱[illegible]

目經大成 卷之一上 情氣從召論 五十四

識古人臆鏡有罪焉而且盡信書則不如無書廼吾義

耽何妨自我作古臆鏡少逃其責

乙癸同源說

古稱乙癸同源，肝腎同治，其說維何？蓋火分君相，君火居乎上而主靜，相火處乎下而主動。君火惟一，心主是也；相火有二，乃腎乃肝。腎應北方壬癸，於卦爲坎，於象爲龍，龍潛海底，龍起而火隨之。肝應東方甲乙，於卦爲震，於象爲雷，雷藏澤中，雷起而火隨之。澤也，海也，無非水也，無非下也。故曰：乙癸同源。東方者，天地之春也，勾萌甲折，氣滿乾坤，在人爲怒，怒則氣上而居七情之升；在天爲風，風則氣鼓而爲百病之長。怒而補之，將逆而鬱結；風而補之，將暴而縱折矣。北方者，天地之冬也，非

木黄落六宇蕭條在人爲恐恐則氣下而居心肺之際
在天爲寒寒則氣慄而應腎氣之甚恐而瀉之將慄而
顫栗寒而瀉之將欽而戰慄矣所謂東方之木非虛勿
補補腎也所以補肝北方之水無實毋瀉瀉肝乃所以
瀉腎也中有至理也故曰肝腎同治雖然木既常實水
既常虛耳又言補肝瀉腎者何哉蓋邪不可亢亢則害
正瀉之猶補之也正宜長固固則禦邪補之猶瀉之也
若夫血不足者滋之水之屬也滋水之源木賴以榮氣
有餘者泄之木之屬也伐木之幹水用而充則又是肝
腎同源氣少火生氣氣有餘便是火壯火食氣氣不足

便是寫瀉木所以抑氣。補水所以制火。氣即火。火即氣。
則又是乙癸同源。無是爲説。

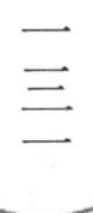

水火說贅

天地生化之機水火而已矣宜平不宜偏宜合不宜分火性炎上有以下之水性就下有以上之交洽於中無致盈虧名之曰交交則為既濟不交則為未濟交者生之象不交者死之徵也夫亢旱不生物火偏勝也汎濫物亦不生水偏勝也風露和均雨暘時若承平之瑞也承平歟以民物雍熙國運日以興隆人身之水火即氣血也即陰陽也孤陰則陽無以生獨陽則陰無以化氣化則為火血化則為水氣血爭化並行不悖陰陽各得其所然後水生木而肝榮木生火而心王火生土而脾

健土生金而肺燥金生水而腎始轉轉相生百骸九竅力司厥職水長收藏與時衛行矣或謂凡物孕於陰而誕於陽孕者蘊積其中血凝有餘誕者發泄於外氣應不足不足有餘亦是偏偏則不偏故氣血俱要但益氣宜倍於補血非特抑水以升火蓋天包乎地陽統乎陰不如此不得其調勻也所以陰症用熱藥熱則助其氣陽症用寒藥寒則滋其血此偏所使之形火一炎上者亂以降水一就下者濕以升此分而使之合若升之不上降之不下蒸之不熱聚之不聚是同未濟未濟則病日趨愈下而命將絕焉故曰交者生之象不交者死之徵

也。不覩之釜⑯甑⑰爨乎？水居其上，火處其下，水火一交，其氣沸騰，五穀隨熟，人乃得而食之。是人所賴以滋增者，不在五穀，而在水火也。然則人身也，天地也；天地也，水火也。生之化之，既濟未濟，不言默喻矣。

贊曰：天一之精，地六之靈，其色元若，其性和平，其德務滋，有涸靡盈，防之如城，守之如瓶，既淸既靜，乃能神明。

太極未分，命爲無極；太極既分，數成以七，澤被生民。無聲無色，消則陰霾，長則安赫，允執厥中，是爲至德。

治効異同對

或問古之上工先精學業次達人事見機而作因地通變所謂症同而治異者有諸曰夫人病有男婦嬰姥鰥寡老弱胎前產後及因時感虛實輕重與夫平時之性氣近日之苦樂曾否服藥已未成症不能備狀不可勝紀安可一概而施哉曰今之時有易於富貴難於貧賤有貧更易於富貴更難於賤所謂治同而效異者何為曰紈綺之膏多恣樂性驕博奕飲酒雲雨不節一有所怍暴怒叫跳再或好獵好地好訟不舍晝夜致五內之火俱動且湯液委之僮婦煎制切恐失宜責以近功

速應難矣。至若起居。饋從心所欲。登上一呼。階下百諾。則此似爲影彩消。操家命哲形勢萩栗⑱往往不繼遵。計藥料。一暴十寒、調燮大費工程、至君風霽從慣、此須外邪驟之、便去、即藥霽羌疏隨與甘溫、重劑一補而愈。或曰人生斯世、行樂及時、縱情縱慾、賢不肖皆不免、而難戒、但他病肢體疲癃、諸緣放下。不戒猶戒也、自病虛實皆火、精力時與年爭強、所可守者其身、而不可問者其心、戒猶未戒也、必不得已而去。不知何者爲先。曰慾與色、下而斷、蓋慾似風狂、於象爲雷。辭曰雷自木發。依樹引之、且雷風相薄、非木不助其威。是以聖人作易凡涉乎房欲者。示警尤嚴焉。色爲情祖。一名腎賊。人身藏府皆火。賴此一點眞水以滋之。豈可恣慾。丹溪曰。人心君火一動。相火卽起。雖不交而精亦暗流。彼陰虛火動。不自將息。反假房事以洩其火。轉洩火未熄而焰愈熾。焰愈熾則勢益衆。交益頻。洩益多。殊有不竭之精不喪之元者乎。賭博犯法傷財。而游民浪子視若性命。庭鏡實不能解。謂其貪得使然。顧擲金若土。全不珍惜。謂其遺懷而致斯。夙氣焦思。神常失守。甚而典貲幷盡。廉恥不顧。其不爲梁上君子幾希。夫目爲肝竅。外候未有外病而內無恙者。不去乎此三事。則輕症變重。重症變爲不治可是業者。當直言無隱。不則善爲辭以讓之。或先挑其所以取怒萃情之故。逆機投言。進徐徐以理勸其可止。自然氣平心冷。用藥任錯綜變化。靡不合道。雖症有不同。而治効則一。庶本科無不起之病云。

暑火燥熱異同論

暑熱同氣也，昔分爲。燥火異體也，今合爲一。李明之因靜而得之爲傷暑，動而得之爲中熱。蓋謂閒逸人偶憩凉亭高樹，爲水木陰寒所抑，天氣不伸而傷暑；辛苦人負重勞作，耕田遠役，火暑逼逐而熱中。王安道以靜得者即是陰寒，非暑也。郤行而曰暑與熱同氣而異名，大概謂日中火烈，行人趲程，未能便食，口體如燒，卒然昏蹶，不省人事，爲中暍，名中熱亦可也。若封家無長幼，寒暄皆不能耐，而入夏即池亭水閣安其身，沉李浮瓜爽其口，晝則環冰排扇，夜臥以竹簟藤床，炎蒸不來，清風滿座內有伏陰外受涼氣汗不出則陰愈入而陽愈不發一時皆霍寒熱交作嘔吐腹痛乃夏月感寒不可執暑令之說而用治暑之劑也三說行而為優安道次之愚意大暑流行無所不至縱涼以冰扇水石終不到凜冽地位且外寒所遏若火不伸則寒為標熱為本只先以輕清散其表繼以涼平清其裏終以辛甘溫遂其初無不愈者若便名陰症名感寒一用辛熱之物亦已過矣神靜陰生形役陽亢生陰者藏府天成之火具火也亢陽者物欲過極擾亂逆鬱藏府之火搖起名曰五志之火邪火也天成之火生生不已五志之火乃能為

病火分邪正燥一於虛經曰諸澁枯涸皴揭乾勁皆屬於燥河間曰風熱火同陽也燥濕寒同陰也蓋燥金雖屬秋陰而異於寒濕反同其風熱東垣曰飢飽勞役損傷藏氣及食辛熱厚味助火耗血致眞陰虧少便難燥結然亦有風熱陰陽臨症當分別主治如火盛風生風能勝濕風燥也風勝生熱耗其津液熱燥也陽實陰虛丙火熬乾癸水陽燥也風勁淸肅燥氣入裏出於皮膚陰燥也若夫內外發熱昇火燥皆有之望問不得其情須徵以診切客感風寒發熱脈浮緊頭痛身痛明外其熱在外汗之而已內傷飲食發熱脈滑數胸滿噫氣明

知其熱在內消導則安。熱發脈無神力四肢倦怠有汗不惡寒此勞損表裏無症補養自退陽虛發熱不任風寒自汗脈浮濡或大而無力陰虛發熱脈數而微芤或濇小多作於午後潮熱者手足心熱肌肉不甚熱熱不伸越也煩熱者即虛煩躁熱也癆熱者其熱在骨骨蒸熱是也總而言之熱有虛有實虛者燥實者火也熱自中有發中自外來發由內出雖欲合之焉得而合之暑熱之中人發於旋為火是暑即火火即暑也火威之炎烈冷物近之必熱是燥即火火即燥也雖欲分之焉得而分之嗟夫暑火燥熱體氣與同如此卄分今合固也圓機者默默相商確也。故諺有之曰：彼之視今，猶今視昔。此合彼分，是二見一。

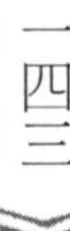

頭風

頭風即首風也。經曰首風之狀，頭面多汗惡風，當先風一日則頭痛，甚至其風日少愈。一風氣循風府而上，則腦痛，曰腦風。經曰頭風者，本風寒入於腦髓也。頭痛數歲不愈，當犯大寒，其人素有痰火，風寒客之，則熱鬱而昏悶。似痛非痛，曰頭旋，有目花黑暗，視定猶動，且身轉耳聾，如立舟車之上，起則欲倒，甚而嘔吐，飲食罕御。此脉衰為風所撼，鼓動其氣，痰火隨氣上逆，偶因吐衄崩漏而致此，肺虚不能收攝血氣，使諸血失道，或酒色過度，腎虚不能納氣，逆奔而上，或虚極乘寒得之，曰頭眩。

若頭風痛不可忍，有如劈如破者，但名頭痛；深而久而愈，名頭風，亦可。痛風必害眼者，經曰：春氣在頭，風氣通於肝，肝竅開於目故也。要當首辨六經，次厥痛、偏痛、真痛，次血虛、氣虛、濕熱、痰濕不等。如太陽頭痛者，惡風寒，脈浮緊，痛在巔頂兩額角。少陽頭痛者，寒熱往來，脈弦，痛連耳根。陽明頭痛者，發熱自汗，脈浮大，痛在巨陽穴，連目眥齒齦。太陰頭痛者，必有痰，體重，或腹痛，脈沉遲，頭重。少陰頭痛者，是寒氣逆，為寒厥，脈沉小。厥陰頭痛者，吐痰沫，厥冷，脈浮緩，痛引目系。此六經頭痛，多挾外邪也。血虛頭痛者，自魚尾上攻，脈浮而無力。氣虛頭痛者。耳鳴九竅不利，脈沉濡濕熱頭痛者，心煩惡熱頭重而天陰轉甚，寒濕頭痛者，氣上而不下，或時泄，近濕熱之物，則稍鬆。偏頭痛者，邪正相持，勢不中立，邪氣運行正氣則壅遏而痛，在左主風，主血虛，在右主氣，主痰熱亦間有虛寒者。厥頭痛者，所犯大寒，至骨髓，以腦爲主。腦逆故頭痛，脈沉遲，真頭痛者，痛甚連腦，戸手足寒至節，脈遲極而止，旦發夕死，夕發旦死。此七種頭痛，多由內生也。外此，若眉稜骨痛甚，既而上攻頭角，下注目睛者，有屬心肝壅熱，有屬風痰上逆，有濕氣內鬱，有風寒外挾，纔見光明則眶痛者，此肝虛痛，而眼不可開，晝静從亂此脾円停燄上木不和頭痛旋去旋來倏在此一點在彼一片此下慮上實遊風流火丹溪曰頭痛多主於痰甚者火有可吐有可下者此未窺全豹不可輕從執事者必先觀其所挾究其所因定以經絡參合脈理然後施以某陣某方庶可差救其疾中工知頭風於目不利絕不考其所自粗工只就目論症連頭風都不識得甚至有妄亂激成頭風者爲之太息是故本集於風之一字言外之致[illegible]爲頭風雖另列症內終乎分辨不清因不厭瑣細謹編如右惟誌其暈頭痛云云

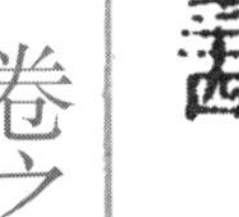

治病必求其本論

家師嘗謂內經至治病必求其本之句。余於言下頓悟。乃矍然而起。喟然而嘆曰。有是哉。軒岐之大人法也。一貫之傳。寧必口授者之爲有得耶。藝蕘之言。敢謂盡陳於前席曰。夫目本陰陽五行相生相配而神明。少有偏頗。六淫之客氣乘之。其所以爲疾者。固非見症醫症之所能治也。經又有曰。資其化源。則求本之義著。則明矣。故夫脾土虛者。溫煖以益火。肝木虛者。濡潤以壯水。肺金虛者。甘緩以培土。心火虛者。酸收以滋木。腎水虛者。辛潤以保金。此顧母之本也。木欲實。金當平之。火欲實水當平之。土欲實。木當平之。金欲實。火當平之。水欲實。土當平之。此對待之本也。金爲火尅。瀉心在保肺之先。木受金殘。平肺在補肝之先。土當木賊。損肝在扶脾之先。水被土乘。清脾在滋腎之先。火承水制。折腎在養心之先。此闡邪之本也。金太過則木不勝而金亦虛。火來復母之仇。木太過則土不勝而木亦虛。金來復母之仇。水太過則火不勝而水亦虛。土來復母之仇。火太過則金不勝而火亦虛。水來復母之仇。土太過則水不勝而土亦虛。木來復母之仇。皆亢而承制。法當平其所復。扶其不勝。經曰。無翼其勝。無贊其復。此防患之本也。木極而似金。蓋木高舉則招風，風勝則折，非金伐也，宜息青而兼碧赤。火極而似水，蓋火熾熱則汗流，汗過則溺，非水伏也，宜降心而兼清脾。土極而似木，蓋土濕則崩，燥則裂，非木疏也，宜理肌而兼調氣。金極而似火，蓋金銷則爍物，擊則生火，非火煉也，宜瀉白而兼利水。水極而似土，蓋水凝則冰，冰堅則任重可載，非土填也，宜煖腎而兼平肝。此釋疑之本也。至於熱極則生寒，寒極則生熱，譬諸天時，烟風凛冽，繁霜大雪，天必晴；南風煩悶，礎潤苔霉，天必雨。夏至一陰生，冬至一陽生，物極必反，理之自然，此變病之本也。大寒正盛，熱之不熱，倏忽往來

㉑[illegible]將止，是無火也；大熱互盛，寒之不寒，[illegible]㉒夜見晝止，時節而動，是無水也。無水者壯其主，無火者益其源。經曰：諸寒之而熱者取之陰，諸熱之而寒者取諸陽，即此義也。此求屬之本也。大熱發熱㉓，口舌燥渴，非陽症乎？倘視其面色赤，此戴陽也。切脈沉小而無力，或浮大不倫，此係陰盛於下，逼陽於上，假陽之症，試以假寒之藥，從其性而折之，頃刻平矣。披裘向火，手足厥冷，非陰症乎？倘視其色滯，切脈徵大而數，重按益有力，此寒在皮膚，熱在骨髓，假寒之症，以辛涼之品溫而行之，一汗而愈，此識症之本也。若乃六淫客氣雖有定例，第入

感深感淺，斯以定論。僅謂風兼寒兼濕，當從溫散；兼熱當辛涼。獨寒、偏熱兼濕，當燥滲。中暑從清解，加益氣。燥外受當溫散；內生溫補，兼熱當從清利。燥本枯槁之象，內傷者雖半當清濕，不可過涼。益涼屬秋令，既戕戊土，後淡乙肝，縱得燥去，而土木焦槁耳。火之原，元在水中，與真精相為運用。火之邪，游行水外，與元氣勢不兩立。故有火者，必元氣傷者半，陰水虧者半，正治益熾，從治乃息。惟驟受外感，鬱而成熱，暫行涼平，此慎藥之本也。夫目不求五行制化、陰陽六氣之本，見紅退紅，見腫消腫，寒不應則熱之，熱不應則寒之，是疾不廢，而本遠矣。

廢也。雖廢乎證，其實廢乎藥也。況且世人之病多真虛假實。本科之症多上熱下寒，始而涼劑進之，一時非不爽快，醫者病者無不以爲道在是矣。積久則食減，又且爲食不化而消耗之，再以熱愈甚，煩燥愈加，痰嗽愈多，猶謂藥力欠到，衆涼增進，而濕泄腹脹之疾作矣。改用寬胸快氣，至此不收，將待何時？是故咳嗽吐血，時時發熱，未必成痨，服四物知柏之類不已，則痨成矣。胸腹膨滿，悒悒不快，未必成脹，服山查麯麥不已，則脹成矣。面浮虛腫，小便秘濇，未必成水，氣滯膈塞，飲食難入，未必成噎，入五四苓滲利不已，則水成，青皮枳殼消耗不已，

則瞎成矣筋骨攣癱渙散無用未必成痺睛久赤痛澀
燥艱開未必成障擯風化痰不已則痺成發表攻裏不
已則障成矣成則不可復藥乃曰病犯條款雖性命之
重無可如何是尚論眼目乎哉所以治病必求其本良
有以也總而言之死以生為本欲救其死勿傷其生邪
以正為本欲攻其邪必顧其正陰以陽為本陽存則生
陽盡則死靜以動為本有動則活無動則止血以氣為
本氣來則行氣去則凝症以脈為本脈吉則吉脈凶則
凶先者後之本從此來者須從此去內者外之本宜明
者順潛蘊者逆上下迭為本病在上者散之不得必引

而通之使邪從下出病在下者代之不得必提歸陽道使邪從氣化緩急虛實互爲本病屬於實宜治以急蓋實者邪勝尚不即逐爲禍彌延故治實有巧法而無遲法病屬於虛宜治以緩蓋虛者精奪惟一於補計無速功故治虛無巧法亦無速法若夫醫家之本在學力學力不到不識現在安能經方致遠尤忌者不矜慎而自是病家之本在隆師遇士無禮不可以得賢持望同人轉日尤忌者好兼聽而無斷是故列子曰聖人不察已然而察其所以然淮南子曰所以貴扁鵲者知病之所由生所以貴聖人者知亂之所由起此知本之言也君

不見栽花木乎根本被鋤生機已損末欲萎而不培植水土而又修以刀剪未有不槁而萎者鄙見如此不識有合於大道否家師心初薄之至是亦惺然而起喟然而嘆曰大哉論乎陶然久軒岐之宗矣命筆之書以俟精醫學印正焉

五臟苦欲補瀉解

五臟各有天性，遂其性則欲，違其性則苦。本臟所苦爲瀉。本臟所欲爲補。蓋指水潤下作鹹，火炎上作苦，木曲直作酸，金從革作辛，土稼穡作甘，五味而言。如肝苦急，急食甘以緩之。肝欲散，急食辛以散之，以辛補之，以酸瀉之。心苦緩，急食酸以收之。心欲軟，急食鹹以軟之，以酸補之，以甘瀉之。脾苦濕，急食苦以燥之。脾欲緩，急食甘以緩之，以甘補之，以苦瀉之。肺苦氣上逆，急食苦以泄之。肺欲收，急食酸以收之，以酸補之，以辛瀉之。腎苦燥，急食辛以潤之。腎欲堅，急食苦以堅之，以苦補之，以醎瀉之。雖然苦者直行而泄過苦則傷氣。須醎以佐。辛者橫行而散過辛則傷皮毛須苦以佐酸者束而收斂。過酸則傷筋須辛以佐醎者止而軟堅。過醎則傷血須甘以佐甘之一味可上可下土位居中而兼五行也。過甘則傷胃須酸以佐淡爲無味五藏無歸專入太陽微利小便過利仍傷須統五味而消息之知此數者其於苦欲補瀉盡得其平而心肝脾肺腎各盡其性矣

品藥製方治病解

藥物皆藥也。利而行之。無有等儕。方書之所以作也。是故陰中陽。陰中陰。陽中陰。陽中陽。品藥之性也。君爲主。臣爲輔。佐爲助。使爲用。製方之旨也。逆則攻。從逆側緩。以時權得中。治病之法也。辛甘味薄。爲陽。辛甘則發散。味薄則通。陰中陽也。酸苦味厚爲陰。酸苦則收降。味厚則泄。陰中陰也。味鹹氣薄爲陰。味鹹則滋利。氣薄則和解。陽中陰也。味淡氣厚爲陽。味淡則滲洩。氣厚則溫熱。陽中陽也。必熱必寒。必同必散。君之主也。不宣不明。授不行。臣之輔也。或攻或和。或發或補。佐之功也。能升能降能升，能合能開。使之用也。㉔猛暴須柔，破傷須行。衝堅須攻，除濕須泄。逆則兼之。熱病用寒藥，而導寒攻熱者必熱。陽明病發熱，大便鞭者，大承氣湯，酒製大黃熱服之類也。寒病用熱藥，而導熱去寒者必寒。少陰病下利，服附子乾薑不止，白通湯加人尿、豬膽汁之類也。塞病用通藥，而導通除塞者必塞。胸滿煩驚，小便不利，柴胡加龍骨牡蠣湯之類也。通病用塞藥，而導塞止通者必通。太陽中風下利，心下痞鞕，十棗湯之類也。從迺御也。驚者平之。勞者溫之。散者收之。損者益之。經以勝也。治遠以大，治近以小，治主以緩，治客以急。權衡中也。易曰：同聲相應，同氣相求，水流濕，火就燥，本乎天者親上，本乎地者親下，物各從其類也。爲其從類，乃依類品藥，緣藥製方，按方治病，蕩蕩乎平，與物皆春，功其成也。或曰：藥陰則無陽，藥陽則無陰，眼藥雜背，無用君臣佐使。眼病純一，不必逆從經權。此齊東野人謂之贅而惑於大道者也。

點服之藥用須適宜說

眼科之藥外治曰點內治曰服有點而不服有服而不點有點服竝行此何以故蓋病分內外治有輕重內症已成外象都無不必點惟以服藥爲主假初起輕發不過微邪邪退之後又爲餘邪點固可消服藥夾攻亦可若內病方殷外症又險必須標本合理故點服俱行夫藥所以補偏救弊非不得已二者都可不必今人喜點惡服或癖服毀點盡皆見之偏也總之本重於標點維從輕所謂止其流者莫若濬其源伐其枝者莫若斷其根揚湯止沸不如釜底抽薪標重於本服維從輕所謂

物穢當洗，鏡垢須磨，汗液鹽鹵着刀劍，必銹。不經磨礪，焉能利用？一執己之所見，則標本遂亂。標本亂而病能愈者，未之有也。諺云：伐標仍審本，顧本勿忘標。主內失外謂之癡，治內失外謂之愚，內外兼理是爲良醫。

制藥用藥論

制藥如理刑出入寒熱之間生死所係用藥如將兵整練生熟之際成敗攸分銖黍之差雲泥逈隔可不慎歟今之庸醫但見目病即作火治或雜之謬引非熱不發非寒不止之說爲據詎知本科有許多陰虛陽衰假寒假熱當用甘溫滋養之屬曷可獨言是火而槩施寒劑也夫寒藥傷胃損血恐標未退而本先虧本虧愈不能驅邪外散久之必加甚彼仍不省察再投再煎病變不可爲矣然亦不宜執設是火證投以熱品此澆油滅火其焰尤烈或性癖辛溫稍涉清涼便憎而怖其使俯去

市醫遠甚。若乃藥之生熟，生者性悍而味薄，其行也急，宜劑用之，所以專其攻伐；熟者性醇而味厚，其行也緩，補劑用之，所以齊其資助。市醫貨力不繼，輒採鮮卉應急，非思藥有道地。本草不錄，則名號不正，而道地奚自辨？合式非王道耳。尚藥氣偏勝，而藏氣能無偏絕乎？抑有以生藥爲嫌，專尚烹炒，稱奇要妙。藥有氣味，水火太過則氣味已易，而精英悉去，所存者特死魄耳，其才力既不及，而爲政可冀有成乎？且藥酸鹹無升，甘溫無降，苦寒無浮，辛熱無沉，性也。升者納以鹹寒，則降而直達下元；沉者和以姜酒，則浮而上至巔頂，是性雖在藥，而

正逆難逆從真難從不大誤一只斷證候之逆治總反
。從君涉大海莫知津涯幾微之間生殺係焉既是假證
之候不多見而假實之證極有假熱之候寒極似熱
之候不可嗽一劑入口五內遂裂人非木石寧不寒心
然又有反從而逆正假病醫悟真病者疑惑之變之
但瞎前醫輕不與一氣哀哉故謹錄其脈病治病之於
雖者以告後人亡以爲已任者當必引爲戒心。

辨病治病疑難說

辨病之難不難於真正而難於疑似治病之難不難於正逆而難於反從蓋積在中實也甚則默默不欲語肢體不欲動或眩暈昏花泄瀉不時皆大實有羸狀也正如食而過飽反倦怠嗜卧也脾胃損傷虛也甚則脹滿而食不得入氣不得舒便不得利皆至虛有盛候也正如飢而過時反不思食也脾胃虛寒真陰證也陰盛之極往往格陽向紅目赤口舌破爛手揚足擲語言錯亂有似乎陽也正如嚴冬慘肅而水澤堅冰堅爲陽剛之象也邪熱未解真陽證也陽盛之極往往發厥厥則口

鼻無氣手足逆冷有似乎陰也。其如盛夏炎灼，林木流
津，津為陰柔之象也。所以前人有云：實見羸狀，虛得盛
候，誤在補瀉；陰症似陽，陽症似陰，辨於溫涼，可不辨乎。
其脉亦易明，如真寒者，厥冷嘔吐，腹痛泄瀉，小便清頻，
即有熱發，必欲得衣，脉沉小或遲而濡，目得熱氣則少
瘥。真熱者，煩躁喘渴，聲音壯厲，大便秘結，小水赤澀，發
熱掀衣，脉滑數或大而有力，目痛畏光。與熱假寒者，身
雖冷，却惡衣，便熱且難，心煩喜飲，上下氣出鼻熾，脉遲
有力或沉而鼓激。假熱者，雖面赤身燥，熱衣被不撤，而
神靜語雖譫妄，聲息則微，或虛狂起倒，禁之則止，或蚊

跡花斑而淺紅細碎。或喜冷水。而所飲不多。或大便不解而小水多利。脈雖數而濡。或浮大無根及芤弦斷續。真虛者色悴形瘦。精衰氣怯。自汗不收。二便不禁。脈弱無神。真實者內結藏府。外閉經絡。氣壅不行。血留爲禍。脈形俱盛。假虛者狀似羸而脈病爭强。假實者病雖盛。而正氣大虛。治真虛者補。真實者攻。真寒者溫。真熱者凉。是謂正治。假寒者清其內熱。內清則浮陰退舍。假熱者溫其真陽。中溫則虛火歸原。假虛者正氣既無損。當直去其邪。邪去則身安。假實者邪氣雖盛。當兼補正。正存則不致大患。且補中自有攻意。世未有正氣復而邪不退者亦未有正虛而命不傾者萬不得已亦宜從輕從緩寓戰於守斯可矣是謂反從要之能勝攻者固實證實者多熱藥雖寒無慮不能勝攻者便是虛虛者多寒藥非溫熱恐呼吸變生轉應無及是故疑似之症神色不足憑當參以脈理脈又不足憑當察其稟受喜溫喜涼與夫痰汗便溲惡寒惡熱暨病之久新藥之嘗否然後下以湯劑雖不中不遠矣若乃塞因塞用通因通用熱因熱用寒因寒用用熱遠熱用寒遠寒者如脾虛作脹治以參朮脾得補而脹自消腎虛氣逆上治以五味子腎得補而氣歸元逆滿自平塞因塞用也傷寒挾

熱下利或中有燥糞用調胃承氣下之乃安滑下不禁用芍藥湯通之而愈通因通用也藥本寒也而反佐之以熱藥本熱也而反佐之以寒俾無拒格之患經所謂必先其主而伏其所因其始則異其終則同熱因熱寒因寒用也寒病宜投熱藥熱病宜投寒藥僅使中病勿過用焉過用轉恐爲藥傷矣經所云久而增氣物化之常氣增而久夭之由也用熱遠熱用寒遠寒也比上諸法亦從治之大凡讀而充之惟在明且者觸類而已故曰病無常形醫無常方藥無常品順逆進退存乎其時君臣佐使存乎其用聖神工巧存乎其人後自明自專從

使治人也。故夫四郊多壘，非耀德觀兵，不能靖難熙之。治本壹一統，非刑齊禮教，何以致仁讓之風，而日用藥如將兵，制藥如理刑。豈虛語哉？粗工全不理會，居常生熟失宜，寒熱互錯，不致生者死而成者敗也，鮮矣。噫嘻。

開導

開導之理同乎戰請以戰喻今刻陣圖八陣百會後頂攢竹睛明上星內瞼左右風池左右太陽也內瞼乃攢堅破壘之先鋒其任居一太陽風池攻其左右翼也任次之上星絕其糧道也後頂斷其歸路也糧絕路斷勢必北壯士正可効其命力百會搗敵之巢穴也凱旋難速乘險而征也睛明攢竹特擊其遊騎耳斬寇立功端不外此八者所謂不入虎穴焉得虎子者也倘人形實病淺攻其內則邪自退倘六陽熾盛頭痛目傷或瞖脹瘀肉藥力不及不能開導以宣泄其蘊蓄吾知其焦槁

不在期月。而在時日之間也。或謂開導如過鼠穴。八寨勢森。我緊齊而賊擒矣。殺戮盜因。獺延無出路。必有擊觸之變。所謂與其閉門截捉。不若開路逐之之為善也。噫。夫由余之說是矣。開導之法。由或之說是慎開導之用。語似異而意則一也。醫昧於輕重緩急。以辟止疏當行不行。而以暴易暴。可止不止。方諸謀士則蔣幹。往復陳吳。安得不潰全軍於赤壁。穴法詳於左

百會一名巔上。在前頂後一寸五分。直耳尖上對是穴。頭風急痛。用艾炷毫針刺。及骨燃着火。盡痛不止再灸三五壯。

上星一名神堂。在鼻直上入髮際一寸，頭痛腦痛，仍用前法針灸，更宜三稜針出血，以瀉諸陽熱氣。

風池在腦後髮際大筋外廉陷中，偏正頭痛，頸項如拔，毫針刺三分，灸三壯。

太陽一名瞳子髎，在目外去眥五分許，目暴赤腫痛，及頭風頭疼，氣脈即現，按之有翕翕動作，宜疾刺一二下出血，不必再灸。

後頂一名交衝，在百會後一寸五分，灸仍先刺後灸，主治頸項强急，額顱疼痛，偏風目眩。

內瞼即肉輪，腫極血瘀，疼痛難忍，宜三稜針向上臉重砭出血下胞仍輕刺一二下不妨。

攢竹一名夜光兩眉頭盡處是穴赤腫不退無妨略砭出血目瞤動火針亦可少施。

睛明一名淚孔在內眥頭外一分宛中日痒而眵迎風淚出毫針刺艾爐再換禁灸。

砭針皆用石鋒今代以三稜鋼故刺亦曰砭毫針一名火針灸乃艾丸子灼肉之謂。术經統名鍼道世人罕得心傳余粗知一二然當險惡之症服藥漸退不用斯法居多卯猶未知也且經曰察其所痛以知其應當於病處而施之無不愈者。誠遍身經絡按圖指病。萬千其名而針法不講雖有三分五分之數如頭面諸穴皮骨相占那能刺入許多眼前人道荒謬不合如此特正之其分寸非黃鍾累黍之尺可得須本病人中指中節爲則度之若遇筆頭虎頭二公又當億中不可以矩形相繩

鈎割針烙

原夫鈎割針烙之術。傚黃帝九針所作。開自漢元化華先生得來一云龍樹山人。未知孰是。出險拯危。功效最速。本科專此。實泄利鬱滯。剪除橫逆之一法也。如鈎先須認定何處皮肉。筋膜浮淺。可鈎不可鈎。即手法亦隨病之輕重行之。如割在土金位。患攀睛雞冠蜆肉、魚子石榴、等症者。可。大眥頭一塊紅肉。乃心之英華。悞犯則血脫而盲。或元氣薄。及燥急濕盛。因而惹風。必爲潰爛瀨、爲枯陷。風輪肉蝕。鈎得便割得。其絲血厚薇。畧畧別去。外邊礙瘀與堅起者。貼睛淺障。耐心磨濯[illegible]消。稍[illegible]

急取。快恐怕膏流、珠碎，針則針，內障發，反得剩痰梗怪
開導砭灸之針，詳於本症，未論不復贅。列注㉕。於烙，只能
治殘風炫爛重而久不愈者。輕者亦不須，若障膚血分
劆，如再長，務火烙以斷之，始平。且辨其能止血，不致亡
陰。倘在黑白之間，切勿行。總四者之法，功効雖速，必不
得已而用，全在心細膽大，手準力完，庶幾無害於事。事
後當按症用藥。若欲補瀉，各隨臟腑所宜，否則氣滯血
凝，劆肉成瘡，縱有今日之喜，不久終爲痼疾。夫然後起
龍樹元化盡皆帝九針之術，無能爲也。噫，審諸

五行邪正致病暨虚實傳變辨。

目科之事。惟目症治最繁。一以貫之。五行生尅內外感傷而已。第傷於內者必達於外。感於外者必傳於內。一傳再傳。一達再達。則陰陽錯亂。五行雜見。外感者幾爲內傷。內傷者幾爲外感。生者尋於尅。尅者尋於生。尋於斯者。猶不能辨其精微。彼纔涉方書。妄望其全。此無異伐彼有過。認至於虛實賊微傳併自合之病者哉。夫所謂虛實賊微傳併自合者。蓋天地生人。稟賦大異。情好各殊。子輿子曰。人心之不同。如其面焉。惟其不同。以故喜怒憂思慮傷乎心。積爲伏梁。形寒飲冷傷乎肺。積爲息氣。恚怒氣逆上而不下傷乎肝。積爲肥氣。飲食勞倦傷乎脾。積爲痞氣。久坐濕地强力入水傷乎腎。積爲奔豚。種種人欲難以筆罄。此無病而致其病也。所謂飛蛾撲火。自焚其身豈非以絲象以齒故也。況且陰陽戾氣無時無之。此中人最易相犯。今既已犯耳自然各從其屬而加甚。乃發爲中風傷暑中痰傷寒中濕之五邪。五邪之來。又當有別。蓋從前而來者爲實邪。從後來者爲虛邪。從所不勝來者爲賊邪。從所勝來者爲微邪。自病爲正邪。如心火因肝木之邪所致。火生於木是從後來火中有木。木能尅土。無土則水王而制火。故曰虛邪。因脾土之邪所致。土生於火，是從前來。火中有土，水不能至。而火無惧懼矣，故曰實邪。因腎水之邪所致，水能尅火，是從所不勝來。既不能勝，勢必爲禍，故曰賊邪。因肺金之邪所致。火能刑金，是從所勝來。勝應不能爲害，然有反尅之理，故曰微邪。心火自災，無他邪相干，故曰正邪。假令心病由中風得之，爲虛邪。色當赤，何以言之？肝主色，入心爲赤，入脾爲黃，入肺爲白，入腎爲黑，自入爲青。肝邪入心，故知色赤也。其病身熱，脅下滿痛，其脈浮大而弦。中暑得之爲實邪，當喜苦味。脾主味，入心爲苦，入肺爲辛，入腎爲鹹，入肝爲酸，自入爲甘。其病身熱體重嗜語四肢不收其脈浮大而緩傷寒得之爲微邪當譫言妄語肺主聲入心爲言入肝爲呼入脾爲歌入腎爲呻自入爲哭其病身熱洒洒惡寒甚則喘咳其脈浮大而濇中濕得之爲賊邪當汗出不止腎主液入心爲汗入肝爲淚入脾爲痰入肺爲涕自入爲唾一曰自入爲精其病身熱小腹痛足脛寒而逆其脈沉緩而大小暑得之爲正邪當惡焦臭心主臭入腎爲腐入肝爲臊入脾爲香入肺爲腥自入爲焦其病身熱而煩或心痛其脈浮大而散此經與彼經齊病曰合一經二經病二經罷而一經加甚曰併傳即五邪往來自分正邪別名自我

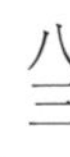

因他氣融胎鑿，病雖變幻萬端，亦有以宰制之法。此上工所以知將來，而治未病也。是故古人立言垂訓，製方療病，有病源即有病症，有病名。後人顧名思義，按症投藥，若合符節，何莫非造化樞紐。但其理深不易窮，博而難約，無以豁淺人之胸次。故各家醫集具在，蛛網塵封，從未有翻閱到底者。既妄以意逆志，始以論說，繼以詩詞，以圖像，以詮釋，有不能言語形容者，必旁求曲喻，務使傷感淺深，病症內外，悉寓於短章尺幅之中，一覽了然，不遺餘蘊，不生厭凟而後已。蘇子曰：惟求疾愈，何必困醫，意在是也。若夫心病者愈在季夏，季夏不愈，甚於冬冬不變持於春起於夏又病在心戊己愈戊己不愈加於壬癸壬癸不變持於甲乙起於丙丁者此經所謂邪氣之客於身也以勝相加至其所生而愈至所不勝而甚至所生而持自得其位而起亦五行生剋之理乃症治後一着事專於斯者又不可不知此也已上諸說舉心爲例餘可類推非先至而後臣也其藏如此其府可知非重藏而薄府也篇中虛實二字須毋執着尤不可輕易放過經曰必先度其形之肥瘠以調其氣之虛實此以形體別虛實也又曰邪氣盛則實形氣奪則虛此以邪正別虛實也以飲食言曰穀盛氣盛穀虛氣虛

以血脈言曰脈實血實脈虛血虛注云邪之所湊其氣必虛留而不行其病則實分疏到此無隱不彰矣進而論之實者邪實虛者正虛邪虛正實邪實正虛何則夫人真元不虧邪何能入即入亦不甚深略用清和之品其病立退凡用大熱大寒之劑者皆正氣兼虛而邪氣暴實也若虛實只從前後來論則百病但有傳變而無自受邪若虛實只作血氣衰旺看則百病但有內傷而無外感耳且虛必議補邪虛正實早用恐養奸貽患實必須瀉邪實正虛驟進恐害攻損氣諺曰實實損不足虛虛益有餘盲人騎瞎馬夜半臨深池其機如此師就

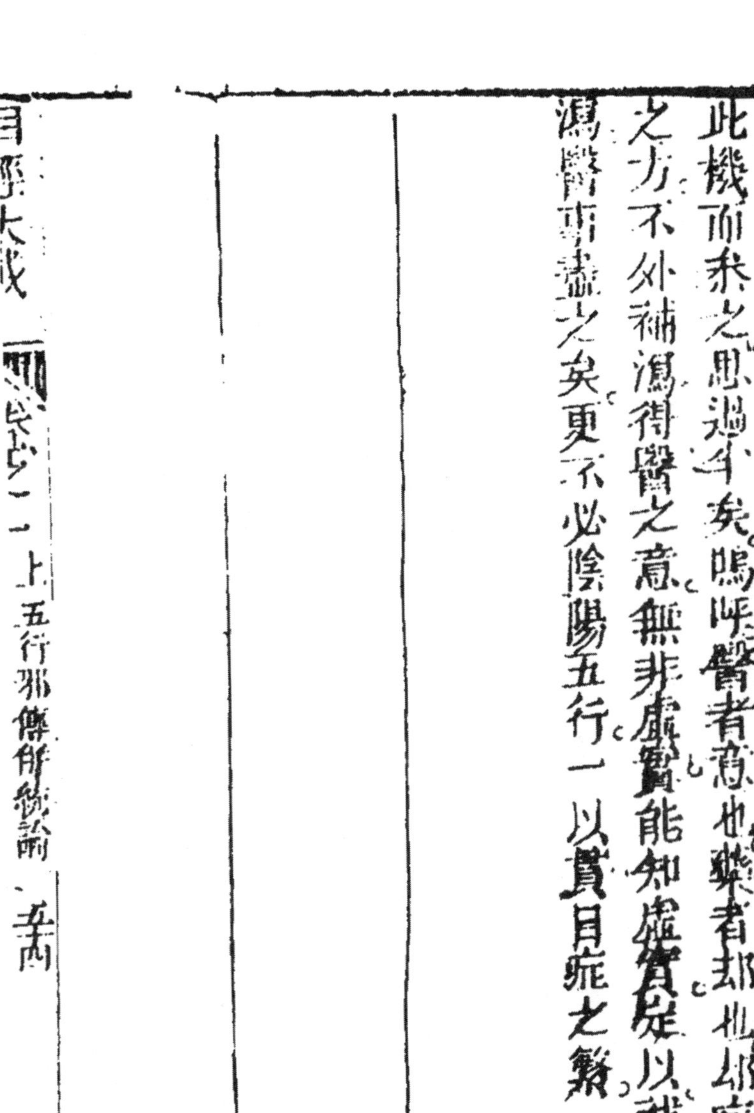

此機而發之思過半矣。嗚呼。醫者意也。藥者却也。却病之方不外補瀉。得醫之意。無非虛實。能知虛實。是以補瀉醫事盡之矣。更不必陰陽五行。一以貫目病之繁

校注

①膹鬱：积满；郁结。《医宗金鉴·运气要诀·运气为病歌》：『诸气膹郁痿肺金。』注：『膹郁，谓气逆胸满，膹郁不舒也。』

②脊膂：脊骨。《佛本行集经·魔怖菩萨品中》：『脊膂宽博润而平，犹如象王头顶额。』

③□□：底本此处模糊不清，人卫本作『爲陽』。

④□□□□□□□：底本此处模糊不清，人卫本作『子對午爲少阴君火』。

⑤□：底本此处模糊不清，人卫本作『歳』。

⑥□□□□□：底本此处模糊不清，人卫本作『燥金在泉壤』。

⑦□□□：底本此处模糊不清，人卫本作『相摩荡』。

⑧噱噦（jué wà）：大笑。噱，同『噱』。清东轩主人《述异记》序：『辄求异闻以资噱噦。』

⑨□□：底本此处模糊不清，人卫本作『土爲』。

⑩□□：底本此处模糊不清，人卫本作『源於』。

⑪□：底本此处模糊不清，人卫本作『雖』。

⑫□：底本此处模糊不清，人卫本作『再』。

⑬□□□□□：底本此处模糊不清，人卫本作『与金隨母寄』。

⑭颺：『扬』的异体字。

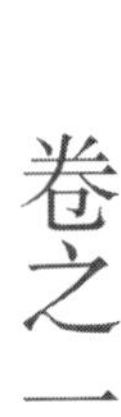

⑮謭陋：简陋，粗略。清和邦额《夜谭随录·梁生》：『但寒士聘仪謭陋，勉奉百金为寿，肯见许否？』

⑯釜甑(zèng)：古代炊煮器名。《孟子·滕文公上》：『许子以釜甑爨，以铁耕乎？曰：然。』朱熹集注：『釜，所以煮；甑，所以炊。』

⑰爨(cuàn)：爨爨，鼎欲沸貌。

⑱菽(shū)粟(sù)：豆和小米。泛指粮食。《墨子·尚贤中》：『是以菽粟多而民足乎食。』

⑲□：底本此处模糊不清，人卫本作『二』。

⑳趱(zǎn)程：赶路。《西游记》第八回：『光蕊便吩咐家僮收拾行李，即拜辞母亲，趱程前进。』

㉑□□：底本此处模糊不清，人卫本作『時發』。

㉒□□□□：底本此处模糊不清，人卫本作『晝见夜伏』。

㉓□：底本此处模糊不清，人卫本作『燥』。

㉔殛(jí)：杀戮。《左传》：『有渝此盟，明神殛之。』

㉕臚列：罗列；列举。明陈恂《馀庵杂录》卷下：『毅宗即位，首诛魏忠贤、客氏，崔呈秀等朝疏，请胪列媚党诸姦状。』

目經大成目錄

卷二下

證治簡釋　　目不專重診脈論
診不專主寸關尺議　　脈經題要
不入脈訣　　死脈
諸脈病總　　小兒紋驗
增易景岳補和攻散寒熱固因八陣小引
眼不醫不瞎辨　　眼不醫不瞎論
諸藥外治
照乘珠　　金莖露

臙脂雪　芙蓉鏡
絳雪丹　駐容膏
元霜　霹靂火
一劍鋒　飛熊丹
空青石　夜光璧
三製辟塵粉　八寶丹
紫金膏　瓊玉膏
景雲根　封臉六神餅
洗眼及時雨　立案式
賢不爲醫歎　信巫不信醫命

壮为志闷心小胆大解
人情论　勿药元诠

不塵子筆乘

論治語畧

凡病有證治，既務須精詳，各症有因，剛切益宜端的。上醫諳天運，治將來；中工合時，宜臨現在。左主血，主陰；在右主陽，主氣。陽溢外發，脈必緊而數；繼陰盛內攻，禍少遲而延傳。右傳左，血氣兩敗；陽勝則旦煩，又靜；左傳右，風火交通；陰虛益夜劇甚。夠肥人中緩，肌理鬆，氣不充，固不充則生寒，寒生濕，濕生痰，故肥人多痰，而外邪易入。瘦人中燥，肌理密，血少枯，燥枯涸則生熱，熱生風，風生火，故瘦人多火，而內傷數見。傷風者，惡風，風傷衛多發熱頭疼，自汗流出。再傷聲兼惡熱，傷寒者惡寒，傷樂，或暴赤腫痛，無汗澀淚，假惡熱，兼夾食諸痒屬風痒。罷而痛不可忍，此外風熱，熱諸痛極，火痛極加淚多頭疼。此熱盛生風，腫滿壅塞，似淚澀上甚，時痒時痛，便為淫熱。收引為寒，倘腳傷、折、撲，行熱有酒，當責感邪，要知邪輕則痒，邪重則痛。病來亦痒，病去亦痒，大病後昏精氣未復，初針如眊，神水猶濁，隱隱澀痛，只爲陰虛火動。瞷瞷翳然發，因土燥風生，氣濕瀰漫，頭奇痛，輪紅於火。赤脈大小縱橫，此內發之症，速宜針。若血瘀滯漲，視不見，淚熱如湯。碧水枯涸，硬結難，虛寒之人，切忌火攻。

睛尚而發焮於臉彼哉纍而陽少陰降及有斑點之广瘡
與濕猶熱胎類血氣不行因麻決榮衛斷絕不行蘊熱
不足陰火是故陽虛則外寒陽盛則外熱陰虛則內熱盛
則內寒風邪外淋陰中亦發火燥而火燥之後令又歸
於虛寒此其大意也若夫病喉痹腸膨憋宮虹現火盛立
貫風輪乾廓腫鬆氣凌翳如泉由綠雲掩日血絲羅布邪勝
非肝木之爲病白睛混珠瞼裡膿擁黃膜金不務德繁
滿則火天奪目風高而飛水揚波赤瘀擁亂隨木暈泛
炎爲殃陰陽嫌隙致氣乖流病如刺火熱留中而天水
低陷不然天五之土爲火所焚陽豈也地二之火爲水

所謂陰黃也。風熱不制而眥悻赤爛，否則熱欲上甚轉

為熱淫濕而爛。津液內涸，春氣不潮，燥而爛時見淚星

血。欲勦平，腎氣偶出鮮血。邪火攢在肺，纖毫士酒狂濕

熱熏蒸，蒸赤乾疼。咳驕人情恢，精血虧損，骨長尪生抱

血滿為瘀。心火熾，燃及其滯，漿瘡凝熱，黃而軟，椒瘡風

熱殘而症，熱浸成瀝胝，不強風逆於臆，陰漏定南盈北

爛，瞞淋揪束，熱久濃。迎風冷熱淚流，肝虛引邪無時左

右流出。膿直發爛，火脹大頭，分風熱濕熱風脹瘡濕熱

盛起，翳防聰，凸出努弩。悄熱壘眼，有血虛火燥，火怕熱

血虛羞明，酒燥膠瘀翳。熱努肉本脾盛，心勞須目瞀

經絡熱。甚痰縱此掣彼牽。總爲五臟主邪。內陵臟腑。
膚腠，僻中喎噤秘。血瘍風生。偏正頭痛。爲風挾陰陽。前
後頂疼。盛邪居督任。督乃小兒疾作，榮衛無根，始風兮
赤爛。胎毒兮斑疹。血氣虛而生風。喘邪不愈。風火旺而
停飲。騷障橫生。痰疹多因，濁氣傷滿和之氣，齊積無治
生源失養化之源，內膈帶朱復一挑。心，血妄行。氣輪變
蠱靚八分。肝，邪蒸通。熱鬱風旋。旨怒蝌蝌橫嘶。血瘀火熾。
惻海螺出。款閉目不開。筋縱手，戴眼直視。系絕也，瘛瘲
翻騰，驚風天釣，轆轤轉展，風火迴旋，不動而黑睛自搖。
如成瘋癲，偃啟常肉輪連眨，欲作肝癖，他如冰輪散大。

非風卽痰熱相傳金井斂小乃神血精氣有損肝筋如
損脫或偏視宿昉反指頭痛似蛙發而無目縮恐長聚
黃液上衝內臟中蔽實似膿而非膿及雞冠魚子壘肸
火土作梗凝脂翳變花白翳陷肥浮嫩而易長與大小
眥頭當各風火相擾痰亂濕爲心膈煩躁加痛則翳[illegible]
症因陰陽混淆總慮越夜光視暗見玄燈迷仍傷如初
天旋地倒日从不能復轉冰壺秋月虛潭呈月氣結精
傷遊而生翳然陽雨翳育凝痰滯浮萍聚星之障風熱
時來去故時隱現流金假月之說與然在氣輪而交風
輪已妨合頭更痛則土木相搏未坏復睛先損乃風火

交代此數者皆難治之症也且尤有甚焉者青盲
而少三痿烏風秘風尚無一治內障乃七情潛傷怯風
則虛陽下陷風輪稍破將變難完況且陷入下去臨乎
其焦無方可救漫云突出睛珠所以翳赤如礫都圖紫
翳纏綿障滑如礙遮擋紅色淨雜與失能近快違能遠
快近氣瞎氣輪痛神悴神水枯皮急瞼廢者不能治也
嗟夫遠年若目針藥能開却無造化唯隨奈何矣務宜
心細眼明知輕識重病端雖出窮合傳之變境藥餌不
効急者欲之先施如土潔而乾絕無苔毒何非崩裂牌
濕且厚自然澀氣那得停痰木害條達陰遮則藥淡難

生火本發鬱鬱徒有烟無焰。金那畏火肺病故不澄
明水可作鏡腎足準能照物。如此推類左右逢原原夫
身之容睛之損由於漸起於微。欲無其漸防制其微補
和攻散既了然於胸中。劍割針烙。自無悞於指下。指下
既清分明指而左脈大數心火正旺。右脈如是火來乘
金浮數微弦風木、方剛弦而兼滑木來尅土。春夏獨見
況小數陰不升腎水秋冬倍加弦數陽水上挾木邪。況
溼本陰寒澀緩可溫散浮數謂陽熱。如濡須濤濫濇係
熱多痰盛濇熱氣滯血枯總之病、實脈實因氣血和病
實脈虛弦調御。土虛有五。脈細、皮寒、氣少、泄利、飲食不

大喜嗽頻進而渴止實有五脈盛皮熱腹脹便秘瞀悶譫言期前後通而得汗病在於陰陽如虛者從陰引陽得陽則火下歸原而陰自諧病在於陽陰如虛者從陽引陰陰勝則生氣於精而陽亦伏在表勿攻裏恐邪乘虛陷入閉鬼門乃所以除風散寒在裏休虛表汗多常致亡陽潔淨府何莫非安神養血痰燥治火無效須理氣水飲理氣不及當補火于能令母實瀉子曰急治其標子能令母虛補母正綏顧其本神不足溫以氣精不足滋以味氣充血錯行理宜瀉火陽衰陰隨走法用溫中毋致邪勿失正藥斯當而病斯起矣畧陳管見編就

茲編專是業者。請究心焉。然而作家巨手。臨証圓機。神而明之又在乎人

目不專重診脈論

竊聞人有是病。即有是脈。此大概言之。其得心應手。全在審視。求必專尚乎診也。如病目必視其症爲外爲內。必審其何因而致。所傷之風邪在何藏府。得其情而後切以印可。常無不當。但診惟外之手。即欲理會方藥。不以人性命爲兒戲耶。諺曰。學醫人費醫。脈之使之也。聞亦有切而知者。僅謂之巧中。然施於本經。十失八九。蓋醫門之事。目於五行最爲。視切藥之優劣。當面定奪。萬難藏拙。非比別病之無對證。而可以橫口不根誇張脈理。試匿青盲婦令當家診之。其上下來去至止。比揚常與來人迎異證。以赤腫。必作風熱處方。詎知目不能治而身子元無恙耶。是故會可見可聞之耳目。而經一無形無影之手。指其症候。必猜度擬議之。而用藥亦猜度擬議之藥爾。庸醫悞人。孰有甚於此者。李時珍曰。醫病兩家。咸以脈爲首務。不知脈乃四診之末。上士欲會其全。非備四診不可。孫思邈亦曰。未診先問。最爲有準。是則百病之不可恃乎脈也明矣。况目乎。不寧維是。夫人百骸九竅。皆絲脈聯絡。以通血氣。自頂至踵。周流不息。凡骨節之間皆有之。但手腕較著。以便診耳。未必十二經絡左右平分。分則盡總於此一寸二寸。如髮如縷似氣其脈之脈節使諸總於此。病人之臂有長短，醫人之指有大小偏俯俛仰不齊，以神門爲尺，以人迎氣爲關耶。病人之脈有[illegible][illegible]，醫人之氣有疾徐，偏呼吸不勻不幾，以三至爲息，以五至六至爲緩耶。前人不計及此，僅測爲奇經、爲大絡、爲廣經、孫絡絡爲脈，尖圓長短扁辨滑濇緊慢浮沉，指愈鬧愈繁愈惑，元而脈之本源幾失。孟子曰：道在邇而求諸遠，事在易而求諸難，此之謂也。嗚呼之數人者，妄出一已之私見，以欺天下後世之耳目，而索隱行怪之徒，神其說以射利，至今習俗成風。雖儒醫亦用而衡壓，欲條陳荒謬以端流弊，恐世人以

目經大成　卷之二　下　目不能遠視論　七

假遇假贊論抑恭則是非紛起。且謂醫家之診切猶兵家之旗鼓。夫旗鼓何助於戰。乃所以揚威陷陣者端賴此耳。又予從事漁獵而廢網羅之具。是自毀其道也。然仍備本而已。至若太素一書務必屏絕。蓋醫家以岐黃爲祖。所論脈不過察病情決生死。未有所謂太素也。神明如倉公扁鵲仲景叔和。亦無所謂太素也。彼何人斯。不惟測人之病情而能占人之窮通。不惟決人之死生。而能知人之禍福。異端之說。攻之斯害。豈特載鬼一車。徒令人狐惑已也。要立斯論。併商訂脈體診訣於後。庶者不病其繁。不責以狂。盡心周慮而轉應之。自然不成之脉自然巧合于脉，大抵言有是病，大概亦有是脉也。

診不專主寸關尺議

脈貴和平，過不及皆病也。故診脈行乎寸關尺，診之所也。得其所則天根月窟都在數中，深淺遲數脈之辨如得其體，則牛鬼蛇神盡皆指下。何以言之？夫脈乃臟腑血氣附於經絡之中，周流四體，至筋骨交接處則勢必遲，故暢然而動，動如潮信，猶溪流激湍，與水涯之自舂也。寒則動遲，熱則動數，在表則浮，在裏則沉，實則有力而長，虛則無力而短，虛極則微細而散，榮衛多細緩澀多。大要凝神不分，合內外而消息之，則某病見某脈。其脈兼其脈，如浮而遲則表冷，浮而數則風熱，浮緊風寒浮緩風濕浮滑風痰浮躁火鬱浮小陽虛浮芤失血浮弦飲痛浮止氣結浮濇陰虛浮大虛熱沉而遲則裏寒沉而數則內熱沉滑痰食沉濇血鬱沉濡陽虛沉緩寒濕沉緊冷痛沉伏吐利沉小陰虛沉止積聚遲而大則陽虛遲而濡則勞極遲伏重陰遲滑假寒數而大則陰陽數而滑則痰火數小精脫數弦假熱之類明則如指上燦紋不難細數乃顧自難甚難首以掌後高骨晝定關位三陰三陽換交而配離稽澄曰男子陽順自下生上故右尺為受命之根萬物從土而出故右關為脾生右寸肺肺生左尺腎腎生左關肝肝生左寸心女子

陰道自上生下故左寸爲受命之根萬物從土而出故左關爲脾脾生左尺肺肺生右寸腎腎生右關肝肝生右尺心褚脈因男女形氣絶異脈行於形氣之間豈畧不小異耶此褚氏之說爲有理也趙繼宗曰心肺居上爲陽爲浮肝腎居下爲陰爲沉脾居中州半陽半陰半浮半沉當以左寸爲心右寸爲肺左尺爲肝右尺爲腎兩關爲脾所謂土居五行之中寄王於四時不獨右關爲脾也肝既爲陰豈宜在半陰半陽半浮半沉之左關耶命門即是腎不當以右尺爲診滑伯仁以小腸膀胱前陰之病當主左尺大腸後陰之病當主右尺喻嘉言曰

大小腸陰之至濁者也，濁陰居下，安可以心肺清陽並診列於兩尺，是則李士材曰：大小腸皆在下焦腹中，越中焦而候之寸上，有是理乎？今以左寸心配膻中，右寸肺配胸中，左尺腎配膀胱小腸，右尺腎配大腸。張會卿曰：大小腸皆下部之府，自當診於兩尺。然脈之兩尺，左爲水，爲陰之舍，右爲火，元陽之本。小腸屬火，火居火位，當配於下之右；大腸屬金，金水相從，當配於下之左。似各有卓識，總不出寸關尺三部之中，盡可闕而不問也。必依經，曰寸部法天，候胸以上至頭之有疾；關部法人，候膈以下至臍之有疾；尺部法地，候臍以下至足之有數則三部合有三穴，只就此幾之脈而云天地人，均分各責所屬，有是舉，斯必依脈訣左寸候心小腸，右寸候肺大腸，左關候肝膽，右關候脾胃，左尺候腎膀光，右尺候命門三焦，左寸關中央候人迎，右寸關中央候氣口，左右尺後候神門，則與百骸資生，與百病傳感，不在藏府而在手。一以治手之法治之，得乎？匡循節庵寸關尺三部九候，浮以候表，沉以候裏，中以候胃氣。因是第得浮則無中與沉，得沉則無中與浮，非惟違胃氣不出，而九候先講不去。平脈動而不息，未有依數而止，難經曰：脈必滿五十爲無病。脈經曰：四十投一止，便是他一藏無氣却後四歲春草生而死。仲景曰：代脉動而中止，不能自還，因而復動者，一藏氣敗，而他藏之氣代至也。夫止不能還，即是止矣；因而復動，即是還矣，何以言代？一藏無氣，則四藏相因而絕。聞心絕一日死，肝絕八日死，脾絕五日死，肺絕三日死，腎絕四日死，人豈能活四年？代之之脉亦難遇焉。一五藏遇止，將數何氣代之耶？更可怪者，此診由寸至神門，兩手共十四部，浮中沉各三候，須夫好些工夫，復欲計代脉千百餘動，一日六時，漫漫二半，倒使自家耐煩，病人決無此精神，倘施之婦女，則辰用求下人言，不足異歟？氣口統兩手而言，叔和獨分於

目經大成　卷之二下　診不專主寸關尺議十一

於人迎喉旁取之高陽止脈於左且曰人迎強爲外感
氣口盛爲傷食外感散表傷食攻裏夫脈體自有陰陽
諸經皆具表裏絡心肝居左例不可言裏而脾肺處右
以裸無表症矣依彼拋治求有不轉輕而爲重者外徵
細虛弱極散之異濡小而真元衰敗同之體不似弦
緊兼芤弦沉緊即是較弱皆濡也不必泥其浮沉促結
同止耶何事尚論遲數乃一一分列則沉遲沉數浮滑
浮洪必將更有別名脈學之無定論有以也夫然此雅
不背義但求脈之明爲脈之喻抑以只寸自同翻發淵
深莫測是以欲刪疑一不得欲付摸稜又不可欲別著一

集不能人亦未必還從爰借習記習誦之書端詳研究豈敢習記習誦之悟雖煩費心神而為力亦甚省也哉円診法歷有繩墨得診之微密難言據若所論脈其易明矣乎且脈中特取尺寸不知何診為的曰診則仍猶也可要當以浮沉遲數等左右手固通辨臟府不當以兩腕六部寸關尺疆界定臟府當號病而論脈不當執脈以治病如吾所辨釋云云噫夫血氣附脈脈附肌侮過不及診而知之立法之善也以故有天根月窟牛鬼蛇①神之喻彼徐途守株徒知有脈而不知脈之源不知脈之源則診失所據顧能決臟府之和平其誰欺欺

病人乎又且脈在肌中譬水行地下無往不有假如鑿井得泉而曰水專在是豈理也哉矧其寸關尺非十二經所居之處而又曰兩手六部皆肺之一脈也分其部位以候他經之氣耳以求攻擊離道益遠李瀕湖宗其說且謂凡診當以肺心脾肝腎各候一動五十動不止五藏皆足內有一止則知一藏之脈不至據此推之肺經一脈分候諸經之氣言可心解矣徒因歸一代脈毫無補於診法又誣王宗正難經圖註肝腎從沉心肺從浮脾診中州之非多見其胸無真見漫學人饒舌者也雖然照鏡直井蛙之窺曷敢輕侮成言切思古人立

法未许人亦乱，原不禁人有所发明。故眇胆亦杜此议。

读者辟易，惊奇而不究理之然否。此是痴语，亦不必强渠从我。

脈經撮要

浮、浮脈爲陽表病居。遲風數熱緊寒拘。浮而有力多風熱，無力而浮主血虛。

脈自皮膚之上得之，曰浮，陽也，金也，爲病在表。瘦人見浮，兩手相得，此肌薄。肥人得之，必有不病。

沉、沉陰水寓脈深潛。數熱遲寒滑主痰。無力而沉虛與氣，沉而有力積與寒。

脈自肌肉之下得之，曰沉，陰也，水也，爲病在裏。傷寒陽證，兩手沉而濇，難治。平人沉濇，此無陽，不艱壽，必艱嗣。

遲司緩病或痰擁沉痼癥瘕子細看有力而遲爲冷痛

遲而無力定虛寒

醫者一呼一吸脈來三至曰遲爲陰爲陽虛爲寒二至一至則又遲也不治作遲作數爲虛火

數脈爲陽內可知陽中虛實又須推數沉而小爲脾熱

肺病秋深亦不宜

醫者一呼一吸脈來六至曰數爲陽爲陰虛爲熱七至八至則又數也不治惟嬰童純陽之氣七八至爲平脈不在病例

滑脈多由胃氣虧痰生食滯病具來上爲吐逆下畜血

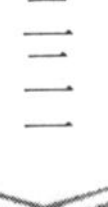

女得無何定有胎。

脉來圓朗有力，如珠之轉旋，滾滾欲脱，曰滑。陽中之陰也，土也。爲實，爲精聚，爲陽氣衰。滑而收斂，脉形滑者，爲有餘。滑而三五不調，脉形濁者，爲痰。婦人脉滑須有孕。一手獨滑，防半身不遂。

濇〻

緣血少或傷精，翻胃亡陽汗雨多。寒濕入營爲血痺。女非胎病即無經。

脉來三五不調，如病蠶食葉，如輕刀刮竹皮，既短脉難，曰濇。陰也，金也。爲血枯，爲精涸，爲盗汗，爲心痛，爲不仁，平人脉濇，是真元不足。

緊乃熱爲寒氣束。爲痛爲瘡爲中毒。緊細諸積同痢瘕。緊而虛大神不足。

脈來往有力，如轉索，勁急左右彈人手，曰緊。陰陽相搏也。爲寒，爲痛，爲疝痹，爲瘡，爲毒。或問緊與數、遲與緩相類，予則不約而爲一。曰：遲數以數言，緊緩以形言，其別相遠矣。

緩脈榮衰衛欠隆。因虛生濕更生風。務從脈裏求神氣。亦在從容和緩中。

脈應指散漫，如琴弦久失更張，縱而不整，曰緩。陰也，土也。爲病不足，爲風，爲表虛，爲濕痹，爲血少。若浮沉

得中從容和匀者此脾之正脈

小來緛緛細如絲應指浮沉無絶期春夏少年俱不利秋冬老弱却相宜

脈形减於常人一倍曰小陰也爲病不足小而急防疝瘕作大作小爲勞復若平人兩手小上下來去皆從此稟質之清不在病例

大非陽盛血虚相火炎炎熱病脹滿胃翻須早治脱陰咳痢亦愁余

脈形加於常人一倍曰大陽也兩手上下自如稟賦之厚亦不在病例若得病而脈始大或从病而脈暴

大此爲邪盛。經曰：大則病進。又曰：形瘦脈大多氣者死是也。

芤形浮大軟而鬆，隨按隨無似淺中。亡血遺精汗真陰不濟假陽從。

脈浮大而軟，重按則依微欲絕，曰芤。陰去陽存，血脫之象也。主上下失血遺精盜汗。○芤蔥蔥也。素問無是名。劉三聘云：芤脈何似？絕類慈蔥，指下成窟，有邊無中。脈經亦云：中央空而兩邊實。夫空與無中，是無胃氣耳，何得又謂浸病得之生，卒病得之死。

弦脈端直長且勁，甲乙二經皆受病。飲痰寒熱瘧多端。

胃氣如無防畢命。

脈端直以長挺然指下。緯緯如按琴瑟弦。曰弦。陰中之陽也。木也。爲病在肝。爲疾在少陽。爲流飲。爲痛。弦而激爲怒。弦而大爲虛。作遲作數爲瘧。硬急如新張弓弦。此無胃氣。如不食。土爲邪勝。必難治。

伏持如失不無固。吐瀉交加腹痛頻。短氣宿痰停飲食。留中消息總宜真。

脈重按著骨指下纔動曰伏。陰也。水也。爲積聚。爲瘕疝。爲少氣。爲痰癖。爲霍亂。爲腹痛。甚伏數云熱厥。從未經見。卻是未敢遽用寒涼。伏遲而濇陰極爲陽脫絕。

止脈之因不用猜。飲痰氣血食中來。數時一止陰消索。遲止真陽亦殆哉。

脈或數或遲，時一歇復來，曰止，陰陽驟損之象也。陽極而陰不能和，數時一止；陰盛而陽無從入，遲時一止。上古名促結，漸退者生，漸進者死。張長沙謂促結皆病脈，其近於死可知矣。尚論瀒止為癥瘕，為寒氣；數止為氣結，為癰疽，為狂，為怒者哉。

瀒脈陰陽真氣衰。弱痰熱泄瀉相催。多驚多汗精神憊。如此吾生豈有涯。

脈軟極細極如睛絲裊嫋。雖有若無曰濡。陰陽似損之兆也。為血虛。為自汗。為冷。為痺。為恐怖。病後老弱見之順。平人少年見之逆。

躁形偪偪舉於皮。來盛同衰疾復徐。道是有餘元不足。陰陽乖戾病嶇崎。

脈若火若發疾徐無常曰躁。陰中陽陽中陰也。為痛為驚。為中酒。為暴怒。為跌打傷勞復虧損。精血爍熾乎中。寒因於外。陰陽乖戾。亦有此脈。平人得之。其性必劣。汗下後。發熱煩渴。脈躁難治。〇脈經諸法具備。奈何不及躁脈。殆所謂弦者躁。緊者亦躁。洪者躁數者亦躁耶。

已上十六脈，雖由博反約。致精歸一，而約而精之中，復有大相懸絕之境，未能一一詳核。姑述數則以槩其餘。如浮為表矣。凡陰虛者脈必浮大無力。豈可槩言表。而升散乎。沉為裏矣。凡表邪初感深。陰寒束於皮毛。陽氣不能外達。則脈必先見沉緊。詎可槩言裏。而攻內乎。遲為寒矣。凡傷寒初退。餘熱未清。脈雖遲形帶滑。詎可槩言寒。而溫中乎。數為熱矣。凡虛損之候。氣血敗亂。脈必數而躁。愈數者愈虛。愈虛者愈躁。詎可槩言熱。而寒降乎。滑小固虛而痛極氣微者

目經大成　卷之一下　達道堂藏板

門管有此可曉備乎證伏熱實而其陰大虛者必關
格偕佛可消伐乎又脈浮為表治宜汗之此其常也
渤亦有宜下者焉仲景云若脈浮大心下硬有熱屬
藏者攻之不令發汗是也脈沉為裏治宜下之此其
常也而亦有宜汗者焉少陰病始得之反發熱而脈
沉者麻黄附子細辛湯微汗之是也脈數者常用葛
根芩連以清之若數而厥冷為虛脫非灸非溫不可
全不拘數為陽盛脈遲者常用乾姜附子以溫之若
陽明脈遲不惡寒身體濈濈②汗出則用大承氣邪顯得
譫語為甚陽實者人知其脈浮大矣至其極反伏匿

焉此乾之上九亢龍有悔也陰虛者人欲其脈濡小與至其極反躁疾焉此坤之上六龍戰於野也肺病得肝脈雖云我勉微邪然本藏之衰可占也經曰氣不足則已所勝者輕而侮之心病得腎脈因知賊邪勉我而經亦有氣虛邪湊之說凡若此類是條目之餘另具綱領設鹵滚任意不復以內診相參未有不罹人於莫窮隱隱寸關尺之微而欲定藏府百病其失可勝言哉

平人脈訣　欲識病脈先審平脈診法乃得

舉齊而軟微差長冥得肝經血氣強

脈形浮緩有力指指如揭長竿。爲稟木氣。爲血盛。爲
春令。
指下滑圓不是濇。心神王相須明察。
脈形溜亮微歟累累如循琅玕。爲稟火氣。爲神王。爲
夏令。
去來敦厚土德隆。
脈形中和且平悠悠如雞踐地。爲稟脾氣。爲真元恢
復。爲令長夏四季。
和緩輕清肺氣充。
脈形輕浮微濇藹藹如落榆莢。爲稟金氣。爲氣治。爲

秋令

脈濇以匀藏到底。天賦一生逢腎水。

脈形沉實平均。朗朗如綿裹砂石。為稟水氣。為精足為冬令

入于遲微或者沉。鍾靈端的在三陰。

脈形沉細有力。小駛於遲。為稟陰氣。為老年。為秋冬令

三陽脈秀君知否。春夏時令行寸口。

脈形似大微弦。少緩於數。為稟陽氣。為壯歲。為春夏令。

胃氣只緣脈有神。反關診亦等常人。

脈形陽剛不躁。陰柔有力。病甚而不空不散。爲有胃氣。脈皆可十全八九。脈形不在尺寸。而在關後。曰反關位次雖異。診則一也。李士材謂反關脈主貴。殊可發噓。

死脈

連來三五爲雀啄。

脈來三至五至一止。如烏啄粟米數粒。輒驚顧少停曰雀啄。心絶。舊註脈堅而銳。如雞之啄。如烏之啄。脾絶不知。所謂半朐一至屋漏若。

脈來極遲緩散，如雨檐漏滴，半日一點，日屋漏，脈絕。

彈石來洪按細無。

脈來堅實，迫指劫劫，如彈中人。曰彈石，皆絕，指註脈劈劈如指彈石，是脈聲指石聲肌膚，語焉而不詳。此之謂與。

散亂不倫疑解索。

脈來頭緒紛紜，如已折蔴繩，散而不收，少焉一縷堅勁如循刃，曰解索，肝絕。

魚遊浮時倏而沉，蝦遊沉中浮幾躍。

脉來或散或斷時浮時沉如魚戲水曰魚遊形曲而
跳沉靜中忽跋數下而去曰蝦遊肺絕
鼎沸渾似煮羹初
脉來極數極躁如煎羹索水漏沸無少息曰鼎沸陰
絕
乍絕忽熄曰燈落
脉來大是愁人忽了了可意如燈將燼復明曰燈落
陽絕又初將明朗已而大非謂燈落亦通
八者見一覓天醫人間無得還魂藥
人病形神已脫得斯之脉雖上工無所用其技否則

或有可救，無徒以一脈謬診殺人

諸脈宜忌

中風之脈宜浮遲。緩大彈指非所宜。

中風多虛，脈來浮緩是也。然虛近於寒，故浮遲亦可喜。彈指有力之謂，且數而大，則邪氣深入，自不相宜。

中惡同

傷寒發熱期浮大。滑小沉濇症不對。

寒傷皮膚，傳裏則熱。故脈以浮大爲期，反是便不對。

症併脈參差，而凶逆顯在言外。溫疫同

汗後身涼脈靜安。躁而加熱治必難。

汗後邪解，合當脈靜身凉，偏躁而熱者，此乃汗不爲汗衰，故難治。

陽症得陰脈者忌，陰症見陽脈爲吉。

陽症形實病實，風火了了，却見沉遲濇小等脈。勢易進而退難，是以切忌。陰症終始虛寒，下脈忽浮大微數，亦屬大患。惡乎喜？蓋直中傷寒，陰氣將除，一陽來復，間由此而遂瘥者，故云。

火暑二症大數，然有力無力當中推。

熱症脈數，因暑則浮大而無力，此正應也。若濇小相左，或見沉濇，所謂發熱脈靜，難乎其爲醫矣。

者。脉初弦久則異。一般受病因風著

痓乃風暑客氣。乘傷脾土。土衰不能制濕。而痰飲生焉。無痰不成痓。此之謂也。且暑令傷氣。氣虛則脉虛風游於內痰應。乎中故脉不浮滑。而得弦。痓脉自弦非弦脉定痓也。日久亦能轉換。隨所應而更之無咎。但濡小不堪。復見此脉。天命其危已矣。

諸濕發黃與積聚。浮大無妨休沉細。

脉濡發黃。皆濕熱也。積聚則又加實矣。故脉以浮滑大數爲候。如得沉濡等狀。此真氣衰敗。不可爲已。小便

淋閉 消同 二

骨蒸熱燥數而虛躁，大濇小熱堪悲。

骨蒸之症，肌不甚熱，但清瘦而五心煩燥，此元陰精耗，壯火內爍，脈數無力，治有瘥時，數而小或濇或躁，既勞成瘵，直可以訂死期。

勞極諸虛及欬逆，弦躁貽憂浮濡吉。

症虛脈虛，增以勞極，則精氣耗損，應得浮濡；欬乃肺疾，脈浮亦為正象，兼見濡者，病將退也。如此皆為殘賊，憂乎不憂。

頭目眩疼氣喘急，吾與浮滑嫌沉濇。

有證無非是風與痰耳，雖其中有虛實之分，而脈不芤浮滑假沉濇，滿緊則氣血枯瘁，爲治不易成功。

泄瀉滑下心腹疼，沉遲而小易還元

泄利傷陰，瘀痹痛則傷形，兼過抑衛氣，宜衝上脉且易瘥。苟浮大而數，是謂亂中，中亂則身必發熱而成甚，候死還何日。

瀉與吐俱名霍亂，却逢遲小元欲喪

脉得滿而不實，令中有宿滯則實而不滿矣。猝以乖氣混殽，自然上下相撐，維時脉浮大有力，是勝病勢。間一止者，亦無害，蓋氣血未寧，來去欠勻，非絕也。沉遲而小，洎厥逆舌捲，方不議治股體無用，不仁。微濡而緩，認宜真。

仁者木之全德，癱瘓痿痹，皆不仁也。蓋正氣虚，風中痰滯厥陰經，致脈得濡緩，爲可治；弦大緊躁，雖能食不死，難免殘廢之變。痼症同

疝則筋急，弦緊現，癰疽潰未陰陽辨

筋急，肝病，疝係陰寒，脈見弦緊，理也。癰疽未潰屬實得陽脈；既潰則虚，得陰脈，順也。反此即爲背逆，因敵弗辨

失血脈當芤緩小。血居經，滑大，好。

芤有中空之象，失血者宜爾也。緩小亦屬虚脈，故不

姙娠兒倘數而大病進自不消說金鍼同　畜血爲有形實在滑大則病脈相合少差便洪虛衰既不能自行其血又難施攻伐之劑欲速其去不知用何法大便不通同

帶下得遲或緩滑斯爲本分無庸察

亦有帶下均濕熱也故遲緩微滑爲正脈本婦榮衛不足浮小亦未爲過如數或躁此火起九淵恐相思結下龍性難馴耳

欲產如診必離經既產緩小未須驚

欲產之脈胎動於中脈亂於外必主離經離經者離

乎變常之謂也。既産血氣兩脫。祓小固是本色宛備

亦不算非分。要當留心調燮。毋使更變驚人

兼胎産後傷風寒。勿與平人一樣看

胎前雖見表脈。不可輕易發散。古人用葱蘇代麻黃

羌活等湯。可悟其理。逮傳裏熱結。脈沉實。攻之終防

犯胎。無已有寬胆導引及外護之法。中寒脈遲急需

姜附。市醫狃於動胎不用。不知藥過炮炙。再有監制。

自不妨事。産後唯一條補。縱脈亂。來以末治之。所謂

從症不從脈也。拘泥殺人。於此當發深省。

小兒初誕便有脈。診來薄疾神得得。

初生嬰孩藏嬌如花，故脈來薄疾。稍有感觸，或停乳食，精神便不清爽，而脈來亦無常。四診之餘，心參可也。古人以指紋形色驗病，已多不準。竊謂色白痹痰，色黃脾困，閲小兒多矣，不曾見此色。竊謂鬱裏爲風寒，驚外爲食積。夫脈紋曲直，有生即定，那能逐病轉移。至六脈見得病勿藥，而紋過三關不治，當藥不藥，不知斷送如許。

小兒紋驗

紫熱淡紅寒，青驚黑惡殘。痛傷元且赤，脾倦碧如瀾鮮。活長無害症，米粒及安魚竹珠蛇等，多亦不須看。

目經大成　卷之二下　脈經提要　三六

小兒五歲以下，脈診不定，惟看虎口食指紋色。第一節爲風關，紋麄大而推移不甚動蕩，病作；第二節爲氣關，紋如之，病深；第三節爲命關，再兩病篤。色紫爲熱，色紅傷寒，淺紅血虛，色青驚風，色赤元府積，色嫣紅而黯淡脾氣不榮，兼碧色必有濕痰，色黑中惡，或否多危，色鮮明而形質短細無疾。五歲以上，以一指橫向脈門候之，六至爲和平，加則熱，減則寒。九歲以上，則依大人診法。如身熱，脈亂，汗出，不食，食則吐，此爲變蒸，不在病例。其連珠、懸針、來蛇、去蛇、魚刺、水字，即或間有此紋，亦天禀之异，未必别有所爲。幼幼者學毋爲是說自惑，因而惑人。

脈之理微，惟微故耐人思議。思若言長，元用繁矣。乃書究指而印於他人皮膚，安能切中肯綮。庭鏡以參意似爲情理兩爰，械清神靜。凡有得於心，未必應諸手。得於手，不能宣諸筆。墨者皆可領會。夫亦何徵不顯。至若發明雜症，固與目經無涉，但囿於脈義，欲袪其疑，不得不備。學者從此悟入，省却許多精力。且所全生命不少。

增易景岳補和攻散寒熱固因八陣小引

補方之制。補其虛也。凡氣虛者宜補其上。人參黃芪等是也。精虛者宜補其下。地黃枸杞等是也。陽虛多寒。補而兼煖。附桂乾姜之屬。陰虛多熱。補而兼清。天麥門冬芍藥生地之屬。有氣因精而虛。當補精化氣。而辛燥之品非所宜。精因氣而虛。當補氣以生精。而清涼之類萬毋用。又有陽失陰離。水衰火泛。須互相調燮。故善補陽者。必於陽中求陰。陽得陰助。則生化無窮。善補陰者。必於陰中求陽。陰得陽升。而泉源不竭。總而言之。以精氣分陰陽。則陰陽不可離。以寒熱分陰陽。則陰陽不容紊。

知緩知急知趨知避則不惟用補而八方之制皆可得而貫通矣

和方之制和其不和者也蓋病兼虛者補而和兼滯者行而和兼寒者溫而和兼熱者凉和和之為義大矣大難詳說畧指其當和與否如陰虛於下腰痠目暗和以滋益忌四苓通草石斛諸湯而滲陰虛於上目赤乾嗽和以清潤忌半夏蒼朮細辛等物而燥陽虛於上臉浮脹飽和以補枳殼厚朴木香檳榔禁用陽虛於下精奪視惑和以固黃柏知母梔仁澤瀉勿投大便常泄忌水穀混融以牛膝車前木通寒牛減利減滑滲矣當和以微

熱。表邪雖解，謂汗過陽虛，以五味子、酸棗仁、黃芪、白术，且斂且收，早矣。當和以緩散。氣結實而迷悶，和以膠、以膏及甘膩食饌，恐滯而作痞。經閉久而發熱，和以二冬、二地，或黃芩、黃連，愈凝而不行。諸動者不宜再動，如脚紫睛紅及崩衄，血動也；臉壓弦爛及痰嗽，濕動也；脹滿喘急，氣動也；遺精盜汗，神動也。血動惡辛香，濕動惡寒苦，氣動惡滯膩，神動惡散滑。凡性味之不醇，皆所當慎，其剛暴者，蓋在不言而喻也。諸靜者不宜再靜，如沉遲滿小，脈靜也；神昏氣怯，陽靜也；肌體清冷，表靜也；口腹畏寒，裏靜也。脈靜喜補益，陽靜喜升生，表靜喜溫煖，裏靜。喜辛熱。凡品質之陰柔皆所不欲。其苦寒。若又在不間可知也。是故陽主動。以動濟動。火上添油。不焦爛乎。陰主靜。以靜益靜。雪上加霜。不戰慄乎。火在上升而益熾。水在下降而遂亡矣。已上所論。未必盡皆中節。然大旨悉寓於斯。不能備局此和。何醫之云。

寒方之劑。爲除熱也。據古方皆咸謂黃連清心。黃芩清肺。石斛芍藥清脾。龍膽草清肝。黃柏清腎。今之學者皆從此。是亦膠柱法也。夫寒物均能瀉熱。豈有瀉此而不瀉彼者。但當分其輕清重濁。性力微甚。與陰陽上下之熱相宜則善矣。如輕清者宜於上。枯芩石斛連翹花粉之屬是也。重濁者宜於下。梔子黃栢龍膽草滑石之屬是也。性力之厚者能清大熱。石羔連翹黃芩苦參山豆根之屬。性力之緩者能清微熱。元參貝母桔梗地骨皮之屬。大黃硝石、蓮去實熱之熱。木通澤瀉等、去癃閉之熱。兼攻而用。二冬、二地、梨漿藕汁。去陰燥之熱。黃芪白朮人參甘草。去陽虛之熱。兼補而用。方書之分經投藥意亦在此。然未及發明其旨耳。外如東垣升陽散火、此以表邪、火熱者設。不得與於斯論。

熱方之制。為除寒也。寒之為病。有外來。有自生。如風邪犯於肌表。生冷傷於脾胃。陰寒中於藏府。謂之外來。由

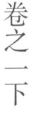

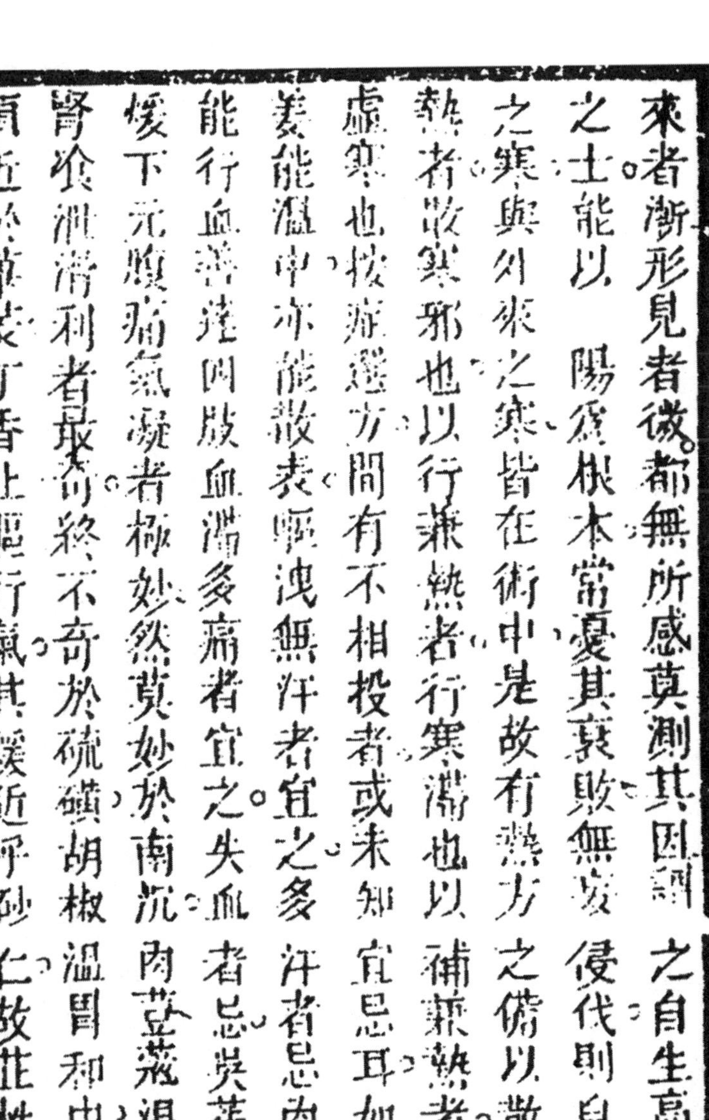

來者漸形見者微。都無所感莫測其因謂之自生高明之士能以　陽衰根本當憂其衰敗無妄侵伐則自來之寒與外來之寒皆在衛中是故有熱方之備以散兼熱者散寒邪也以行兼熱者行寒滯也以補兼熱者補虛寒也按藥選方間有不相投者或未知宜忌耳如乾姜能溫中亦能散表嘔洩無汗者宜之多汗者忌肉桂能行血善達四肢血滯多痛者宜之失血者忌吳茱萸煖下元腹痛氣凝者極妙然莫妙於南沉肉荳蔻溫脾腎飧泄滑利者最奇終不奇於硫磺胡椒溫胃和中其類近於蓽茇丁香止嘔行氣其煖近乎砂仁故非性降

普閉。能納氣定喘。止帶濁泄瀉。氣短而快者。急用附子性走不守。能救急回陽。無處不到。非甘與潤劑相濟。太猛。再則氣虛症用香竄。見血症用辛味。皆不利之概也。雖然以熱治寒。陰陽相制。不嫌純一。若與寒者暑。涉清凉。便覺相妨。且宜急早圖維。以望挽回。必待勢不得已盡熱投之。恐陰氣直中。元陽潛脫。死灰不可復然矣。比醫每以假熱為真火。併前論俱不講究。沒字之碑。利如七首。不知殺人多少。

攻方之制。攻其實也。凡攻氣者攻其聚。攻血者攻其瘀。攻積者攻其堅。攻痰者攻其急。火邪正盛。攻之未及可

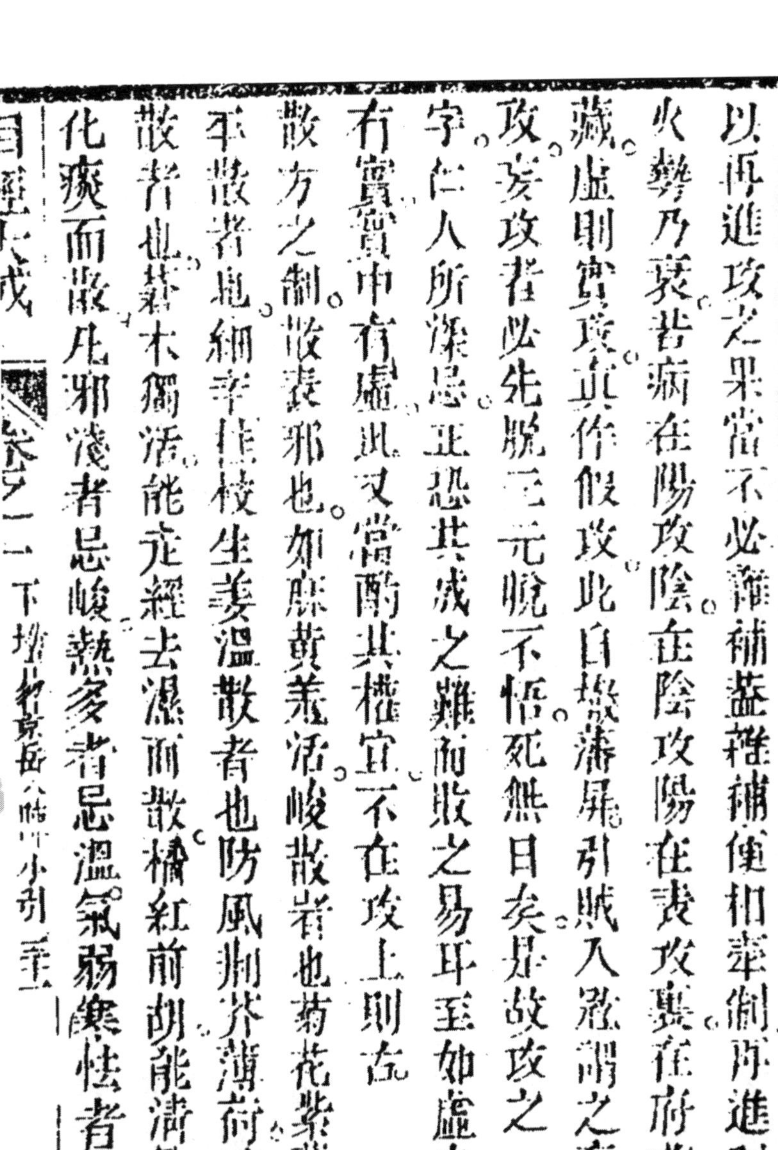

以再進攻之。果當不必議補，蓋雜補便相牽制，再進則火勢乃衰。若病在陽攻陰，在陰攻陽，在表攻裏，在府攻藏。虛則實攻，其作假攻，此自撤藩籬，引賊入寇，謂之妄攻。妄攻者必先脫元，元脫不悟，死無日矣。是故攻之一字，仁人所深忌，正恐其成之難而敗之易耳。至如虛中有實，實中有虛，此又當酌其權宜，不在攻上則左一

散方之制，散表邪也。如麻黃、羌活，峻散者也；菊花、紫蘇，平散者也；細辛、桂枝、生姜，溫散者也；防風、荊芥、薄荷，涼散者也；蒼朮、獨活，能走經去濕而散；橘紅、前胡，能清氣化痰而散。凡邪淺者忌峻，熱多者忌溫，氣弱質怯者忌

目經大成　卷之二　下　採自景岳八陣小引　二十五

凉平。熱渴煩躁寒熱往來者柴胡乾葛。而嘔吐泄瀉者
忌。寒邪在上。宜附子芎藭。而內熱炎升者忌。如此之類。
進退無常。要在運用者轉變入彀耳。若夫以平兼溫自
成溫散。以平兼煖亦可溫經。宜溫者散之以熱。宜凉者
散之以寒。皆於各門求之。不可刻舟於此
固方之制。固其泄也。如外感為喘。氣泄於上者。宜固肺。
以遺成淋。精脫於下者。宜固腎。小水不禁。固其膀胱。大
便不禁。固其腸胃。汗泄不止。於皮毛固之。血泄不住。於
榮衛固之。淚流須固乙癸。膿流須固土金。因寒而泄者
以熱固。因熱而泄者以寒固。然虛者可固。實者不可固

久者可固暴者不可固當固不固溪流有時而涸不當固而固幽突終始然薪也故錄固方以固不固因方之制因其相因爲病而可因藥而治也如疔疽之毒可拔也獨不可施之瘡瘍蛇口之患可解也一定可愈其蜂尾湯火糜爛肌膚瘢可沒也刀鎗仿劫木石損傷肌骨斷可續也跌打無分陽明之升麻未有不走太陽少陽少陽之柴胡未有不入太陽陽明觀仲景麻黃湯可得其意夫麻黃性極峻利太陽經陰邪表寒毒既深非此不達設與之治陽明少陽亦寒無不散第恐性力太過反傷元氣又不若升麻柴胡故復有二方之制

非謂某經必須某藥焉。不可移易者也。由此推之。凡病之相因者皆可相因而藥。此陣之不必有也。而用方以立法。法以制宜。無因那得有悟。此陣之不可無也。以不可無之方。備必宜有之陣。而治因其所因之病。是病爲因。藥亦爲因也。因固可自爲攻擊於八陣。尤服其情。

眼不醫不瞎辨

前達方書有眼不醫必瞎之句。後人亥豕不辨。或音訛相近。遂以訛傳訛。乃有眼不醫不瞎之說。夫神農嘗百草。慮生民之夭札。華陀立眼科。救後世之昏盲。有是病即有是藥。藥猶未能中病。焉有不藥而自愈者也。今人疾厄。皆由不惜真元。衰加勞役。致身孑瘦。精血虧而生火。故風邪得乘間而入。目爲至高。火性騰上。火得風而愈炎。邪又從火勢而出。一旦疾作。醫之少遲。終無全目。豈有不醫不瞎之理。況目非火症不變。火之燔目猶物之落火。假袖手旁觀而不急救。委之於數。夫寧有不盡焚者乎。救之急火止者有之。物存者有之。即不然亦免其半。所謂焦尾之魚。猶能變化。爨下之桐。不廢淸越。是瞎眼不醫必瞎者。知者不待辨而明也。嘗見人目失治而廢。曰吾悔不蚤醫。非必瞎之驗歟。前捷正慮及此。故瀝言以惕之。實欲夫人全受全歸之意也。人而一毛不敢毀。得以訛傳訛。於父母病曰眼不醫不瞎。危言以諫。於婢僕病曰眼不醫不瞎。正言以止。既以冷醫人之心。又以塞病人之口。是好省費養財之絕法也。所以至今恆膾炙人口。家喻而戶曉云。雖然下病失治謂之不仁。上病失治謂之不孝。不仁不孝謂之獨夫。獨夫如病。謂眼不醫不瞎也可。

眼不醫不瞎論

孟子曰。死生疾厄。雖有定數。業醫者不可出此言。延醫者併不可設是想。蓋醫本為道。司人命。起沉痾補天所不及。故良醫功德。有時與良吏比隆。語云。上醫治國。非醫得治。醫其能治國之人。若死生預定天命。藥石尚論功過。則病可不必醫。醫可不必有矣。而古今方書。抉幽洞與。无遺竅乎。何為乎。由斯而論。臨事不得言數。且不得言。而謂眼不醫不瞎。豈理也哉。雖然眼亦難言醫耳。病之初來也。有外感。有內傷。外感者為陽症。係六氣。其勢縱急而易治。內傷者為陰症。係七情。其勢却緩而治難又有不內不外蠱榮衛素虧飲食無節不時勞役其症陰陽雜見治法亦在難易之間顧醫者不爲審往往在陰益陽陽王而陰消消在陽抑陰陰衰而陽愈熾當和而散汗多亡陽亦能亡陰當固而泄下多亡陰亦能亡陽補者攻之攻則寒中過其生氣寒者熱之熱則助火耗其元神重陽則陰其實無陰譬夫爐炭正烘置之密器不使稍通其風則火立死而寒所謂熱蘊未發再加閉悶昏厥必矣重陰則陽抑豈真陽譬夫大暑酷烈流金爍土而石井清泉冷沁肌骨所謂陰盛於下逼陽於上水兼火化也真假不辨寒熱倒施且一

目經大成　卷之二下　眼不醫不脫論　三五

翹是症心慌手亂砭針之權敗真血炙熨之激動賊邪
種種紕繆迭爲侵犯我盤根錯節朱斤魯削莫善其後
此眼之所以萬不可醫而醫所必瞎者也再則有目中
無人妄自尊大不知遵束自家之非异物不宜醫虎視
耽耽乘人之危而利之至覆人家國不嘗醫無眼界無
意識界無聲色香味觸法不用醫夫不用醫不當醫不
宜醫而周爲醫此醫者之眼自瞎而能保人之不瞎未
之有也所以君子不域於數而格於理曰眼不醫不瞎
以矯夫陋劣之機易曰知幾其神乎又曰不遠復無祇
悔元吉視愚明者幸於茲少留意焉說者而醫無[illegible]賊

蘗糊則病華病無鉅細傳性則險急是故無名指曲如有能伸者不越秦楚之路乃一身十二之眼務欲禁人以勿醫非萬全之道也况醫者大公爲心所向惟懷悲澤曷可以危言沮人於無成君子慮裘御物無人不存忠恕未聞以逆決棄人於無用願天下開人藝士不貪以體仁博施以資識矜慎以執事道弘德重自然而非偶然眼病者方惧力莫能致寧復有不醫不瞎之言然余固治醫有醫名者也其亦可因而自警者矣

諸藥外治

點藥珠　珍珠、琥珀、珊瑚、瑪瑙、水晶、玻璃、白玉、石蟹、各二錢生研飛熊膽、牛黃、狗寶、紅鉛、白鉛、氷片、麝香、各一錢以雞子清調前藥杵勻作丸如菉荳子大金箔爲衣銀罐收貯、每將一丸於大眥、俟化盡方許開視、

右方治年高人。及稚子結得翳障。非天成寶物。不事修煉、而性可梓塵、質能磨垢。若上項諸藥未能歸真返聊、是故斯丸、既作、不惟有功於目。直可比美隋珠矣。因名點藥珠、雖然、目自有珠。身便是寶。赤日行天。將照千生

乃人不珍重，勞思極慾。耗盡神膏。一日青盲風變，即得得寸明珠，照乘前後十二乘者，一斛奚為也哉。瘀澀昏惑，微赤有眵，治亦得。紅鉛，乃室女初次經水，取法用新棉花厚鋪馬布上，漬透扭下，換花復漬，至盡曬乾。白鉛即人乳，擠一碗，傾磁盆中，烈日曬乾，庶不變味。或謂紅鉛穢污之物，而與金玉珠瑚等並用，恐於理不合，且藥惟去疾，不當以如是論也。夫紅鉛屬處子天癸，取其真陰以制驕陽，是故人中黄、牛溲、秋石，偏是貴介打頭。若以不敵體皮相見，擯則金玉其外，紅鉛其中者，不知凡幾。顧可借振振君子玉堂聚處耶。呵呵。

金荳露　羌活、細辛、白芷、薄荷、黃連、當歸、地黃、紫草、甤仁各五錢，水三升煎至一升，濾淨渣，入乳香、没藥、硼砂、元明粉、青鹽各一錢，煎至半升，再入白蜜、雪梨汁、臙脂汁各一合，煎極稠，冷定，酌以熊胆、牛胆、羊胆、鯖魚胆、蚺蛇胆、鹿胆、虎胆，差等約一合，虎睛一對，鷹眼四隻，氷片二錢，麝香五錢，研匀，善藏待用。

上方眼藥之醫統，祛症可治，品藥雖雜，不外散血疏風。清熱潤燥，凡視不清爽，用新羊毫筆蘸少許，點人輪廓。沁下咽喉，有如秋夜沆瀣，清芬逼人，故曰金荳露。

臙脂膏　風化硝一兩，紅粉五錢，氷片八分，○新秋取去苦皮剝去積質元明粉於中懸當西北風處冬月其霜自出即風化硝　紅粉揀荸薺削去粗皮洗淨擂爛碎新棉布濾去渣澄粉曬乾漬臙脂花自然汁再晒勿見火或用赤小豆或白果取粉漬金花臙丹水亦妙

右方治赤痛病後目昏微赤時作癢痛益臙脂佳能行血佐以紅粉冰片則拔毒而去穢必倍風硝者以其鹹寒微若用治翳障霜露既降世界有不清肅者乎爰本其德色以名方

英瞽鏡　揀大硃砂光如鏡者白礬泡水飛爐甘石

揀白硇輕浮置水上不沉者，搗碎，礶裝煅熟，飛過，再以黄連一錢煎濃汁濾清潰，石硼乾各五錢，月石揀明潔如榴子者，輕粉取光明大片者各三錢，口此味須各各分齊，臨臓起方可加入，不然色鮮紅倏而變黑，元明粉、牛黄、明雄黄各二錢，珍珠、石蟹或紫色者燕亦可，但飛，血竭上好麒麟竭透甲紅者，研極細如塵無白點，幾可用，人乳粉、銀箔、熊胆、麝香、乳香、没藥，大共九味各一錢，冰片須明亮燒不着者一錢五分，金箔二百張，金銀箔人乳粉仝研則易碎。

右方點眼，通劑也。聯其義。甘石連制涼平收濕，佐以

珍珠輕粉石蟹雄黃則蟲槃而去垢膩硃砂礬飛礬着
鎮邪。佐以牛黃月石元明粉熊胆則苦寒而瀉火熱金
銀辟惡人乳潤燥再有利血之乳没血竭散氣之片腦
麝臍百病咸除矣。曰芙蓉鏡者蓋兼質與色而名然。
無珍珠細磁飛海螺殼石决明亦可。

絳雪丹　礬紅煉青礬明大者煅煉一兩硼石取長
芽五錢石鹼二錢沓燒砂一錢。亮而白見風能鎔
者始真

右方治一切風熱不制。致血障赤脉。久久不愈蓋礬紅
酸收風而澀去着牙硝鹹走血而寒勝熱佐以石鹼澀

其痨也，依以硇砂，消其瘀也。丹名絳雪，其仙藥之微乎。

胆容膏　綠礬一名石胆五錢，銅綠二錢，文蛤三錢，烏梅肉、黑棗肉各一兩，俱用白蜜拌蒸極爛，杵融為丸，芡實大，磁罐收藏。每用泉水大半蠡，飯上蒸出味，不時於眼弦上洗，洗洗畢，毋拭，聽其自乾，再烘熱洗，如前一丸，盡又蒸一丸，以病去為度。或加川花椒皮、雲連、朱樟腦、薄荷葉各一錢，仍妙。

目疾變症多端，皆可斷絕，背煒赤爛，特邀剮皮膚之病。獨不得其治法，何也？蓋病延既久，滋蔓難圖，且治而迷效，誰肯盡情攻補，所以旋去旋來，年深境易，惟增無減。

故世俗比人心之有怪者，曰爛弦風眼。常職右方石胆、銅綠、烏梅、文蛤，極酸極澀，可除濕以收風；聚黃連、薄荷、梅腦，而甘而苦，可清熱而潤燥。再合元霜交互調變，自爾病根淨盡，永不發。然故曰胳容。凡癬疥赤爛癢痛，久不愈者，必有蟲，多由風濕熱而致，再不能調養，及藥力不充，遂成痼疾。此方治法具備，或可礪殘風而矯俗諺云。

元霜　蘇薄荷葉、新蓮荷葉、少婦梳下亂髮鬚、如無小兒胎髮、元花椒葉，五味俱燒灰存性，各一錢；蓬砂三錢，風化硝二錢，小兒臍帶三條炙酥，冰片一錢五

分麝五分。合貯上等當門子，

右方治兩瞼赤爛。路淚癢痛。路容[illegible]不能瘥。用此閉目搽塗。妙不可言者。諸灰利血。砂硝退熱。夫血利則濕行。熱退則淚乾。冰麝奪其風。痒痛速止。臍帶補其形。肌肉賴生。命名元霜。倘亦地行仙石鼎中之丹爆歟

霹靂火　只石胆一味。揀翠綠而明者四兩。礦碎。用

黃連、黃柏、黃芩、大黃、肥草、胡黃連、羌活、細辛、麻黃、薄荷葉、荊芥穗、川花椒、芎藭、當歸、山漆、紅花、蘇木、丹皮、大地黃、赤芍藥、共生藥二十件，各二錢，合搗成麄末，無灰酒一大瓶，浸兩晝夜，活火煎半乾，厚布濾去渣

另入小銀鍋內煮沸，下石膏不住手攪極稠，急挑起傾乾。

右方專治風熱上攻，兩目赤腫，痛澀難開，及發風厚障病形俱實而能耐寒者。考其性，石膏鹹澀，注脈收濕去垢，無出其右，而制以消風、散血、瀉火、殺蟲之藥，消則瘀存而性兵。用療上症，如霹靂震烈，無堅不破，無邪不斃，故名。

一、側柏葉　乾者揀白而堅實者取嫩粉四錢，川黃連去皮，剉研細末，二錢，真熊膽一錢，上冰片五分。

目暴赤腫畏明，羞澀淚熱，眵多，脈浮數，正治不服此方主之。赤腫退明。責火發心脾。癢痛膠淚。責風居肝膽。驟驟來而勢狂暴。脈見浮數。此外感風邪。風盛生熱。熱騰肌表而致。非四臟本病也。故正治固効。且其人必素虛。清涼之物。扞格不入。今用姜連片腦大熱大寒以御之。所謂從其所欲。折以所畏。日點五六次。或更擣通天散。熏服勝風湯。病應少減。減則對症主治。決無變增。一劍鋒若喻其風利。可禦暴而不可嘗試云。

飛熊丹　雄精、即雄黃之上品、研飛四錢、元明粉三錢、硼砂二錢、熊膽一錢、冰片五分

右。雄精、硼砂、涼平微澀。能碎翳而去垢。元明粉、大苦

大寒能勝熱以清肌。佐以氷片。使其凉性熱。氣香味辛。能逐遊風而兼除火用治天行赤熱等症。有如飛熊學夫。所向無前因借其能以名方。

空青石　取極鬆極潔淨水不沉什石八兩搗碎篩過裝黄泥礶磨淨瓦片蓋好置爐炭中先文後武火煉一晝夜蓋則石緊團離礶一二分色黄如松花或碧青亦佳退火納向硇末八錢拌勻復蓋將煙盡急掛出候冷取下此名丹頭每丹二兩配石蟹珍珠銅青珊瑚各一錢金箔一百張銀箔二百張

爐先生收爲去翳雖能解毒本利外治之聖藥也。然質甘而浮。甘雖寬緩，浮則去惡不猛，故制以大熱有毒之白砒，度幾寬猛得中。配以金珠等物者，砒性終始過烈，藉其寶氣鎮壓妖氛。且六物溫而屬守而不走，允足佐先生成功。一切風輪障翳，不拘多少厚薄，但色黃或昏白浮嫩，即以此日點五六次，不越月，雙睛如秋水長天空青湛湛。又空青乃洪山懸崖大石中之胆，逃雷震裂而出，稀寶物也。故諺云：世上有空青，天下無瞽目。斷以名方，其功效有不可得而思議者。

點此藥三五日，氣輪加赤，或上瞼脹起，翳益浮大，視物較未點更昏，乃痰欲去欲留之象，慎不可停手，倘不耐煩及家人驚怪。㑊盲瞖以氷硝、磽藥等物救之、則障散者聚、聚者堅凝、色黄者白、白者光滑、彼差此錯、遂成枯落、與瑪瑙内傷一類、或倖能照物、不免白圭之玷。

夜光璧　先劑古錢及鏡、久埋地中、不意獲得、拭去泥土、研如塵、此可遇而不可求、其次古銅器鏽作末聲者、巨火煆醋淬、務碎不碎復煆、水飛極細、仍好是藥亦名丹頭、每丹一兩、入飛淨沙青一錢、紅礬蕓白、蛛黄各五分、碩䃈不去、再加磁霜、研生青娘子一隻、

○蛛黄　春夏捉山中大花蜘蛛數十、貯新竹筒、不時

以雞冠血調飛硃砂飼之，日久其腹自黃而實矣，則足曬乾。鷹白即鷹屎之白者，山谿石壁間多有之，采無時，或禾雀糞去黑留白亦可。青娘子夏末秋初田塍亂草中甚多，形似蟋蟀，背有紅綠斑紋，氣亦情芬可喜。然善飛難捕，捕得不問百十，以磁罐研爛，曬乾藏好，臨用加少許亦得。

翳障，寶而未滑，空青石不能淨盡，主此方。錢與鏡本銅，撥生鐵鑄成，性能尅木。年代既久，氣質盡化而精英愈靈。礪以沙，青淬以苦酒，佐以紅礬之酸，而着肉。蛛黃滌白毒而攻堅，利於甘石遠矣。然此必不得已而施者顧名思義，又以方寄藥別，先後不為詳審，點磨不休，因而妙贊。敢吾名特小事，自家損陰騭③不少。

三製辟塵粉　穿山甲、象牙、豬爪、鷹爪、羚羊角、犀牛角、青欖核，乳磨成粉；蟬蛻去頭足翅翼，蛇蛻，雞雛蛻取雞伏蛋子出殼白皮，人指甲別名人蛻，蠶蛻即蠶圓繭，得野蠶尤妙，五蛻蜜炙成粉；赤小豆、蕤仁、磁青、夜明砂、石決明，水飛澄粉。已上各等分，兼併再加研，飾過藏用。

切麗嫩浮障，不問如雲如星，畏明能覩，及小兒與婦怯弱嬌，不耐毒攻者點。此藥◎目之生翳，猶鏡之蒙塵初可拂拭久則必須磨礪一經傷損磨亦不能如舊縱具照妖邪病之神未免瑜不掩瑕故茲三製洗粉用治上是八是證不曰去翳第謂辟塵晝夫○諸方尊此極劣發貲介驕矜不耐苦楚其勢又不黠不得備此一法水爲無謂

八寶丹　硼砂海螵硝去粗煅飛爐甘石煅飛三黃水去渣䃅煮乾蠱砂細研各一兩乳香沒藥各二錢水片三錢麝一錢五分○凡一切入眼丹藥須小心碾篩總以手捏不响齒齧無沙爲則好礶珍藏聽用

凡藥價貴而大邪罕見及一石一木用變奇効者皆爲

且如上項硼砂辟汗。靈砂鎮火。爐甘石去翳。海螵蛸收濕。乳香沒藥行血止痛。冰片麝香撥[illegible]散風[illegible]。病者可消。彼人守定師傳。症治不遠。所謂[illegible]即得金、璧、珠、珩、珊瑚、瑪瑙、空青、水晶、假[illegible]鬼不物[illegible]壁土耳。故裁丹無一奇別。而特爵名八寶。

紫金膏　冬蜜真蜂糖如白蠟者一合。黃連末[illegible]熊膽淨、羊膽二個、得山羊膽尤佳。合煎器研下黃丹六錢。梃仁霜三錢。不住手攪成膏。過硬加蜜。不及發熬一會。退火。略冷入冰片一錢。鉛礬收藏。梃仁霜另入碗攪濃。和人乳粉二錢。攪極熟融。先入碟。然後[illegible]

膏擬句，更好

右方蕤仁霜潤燥養神，羊胆黄連清肌退熱，然四藥入眼隨化，纔覺一時爽快，不能去病。故必以鉛丹之重，濟冰片之辛烈，乃可以散穢惡而去凝留。誠不識症、不曉醫、自人百點之神丹也。余游藝廿餘年，某藥優某藥劣，品評不一。唯此人無不賞贈，以方寸七不啻百朋之錫。曰紫金者，非比其色，益自喜而自重之意云。

此膏偶缺，用雞子清小半盞，川連末一分，攪渾化，候澄，筆尖蘸點。或人乳、白蜜蒸黄連、薄荷，又羊胆和蜜蒸搠點，世謂之簡易自然膏，均妙。

瓊玉膏　赤石脂、花蕊石、白信片石、輕粉俱細研飛，各五錢，象皮煅炙研粉、乳香、沒藥各三錢，水片二錢、麝一錢，黃蠟、白蠟各一兩，麻油四兩。先將麻油煎沸，次入黃白蠟，次入乳沒，次三石，退火，下輕粉、象皮，待冷入片麝研勻，過夜加熟豬油。治一應瘡瘍日久潰爛不生肌不合口，神效。

經曰：氣傷痛，形傷腫。又曰：先痛而後腫者，氣傷形也；先腫而後痛者，形傷氣也。凡人毒發腫痛，責以形氣兩傷，然病在皮膚，其經其絡，外可直指，投藥刻期能愈，故是科分道揚鑣。在虛衰之人，今日日久潰腐及大病已除，只肌

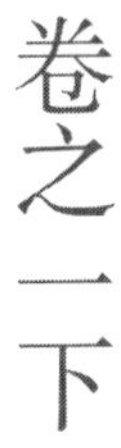

令濕淫未易然也。爰用石脂、甘石、花蕊、輕粉、麝香以除濕，乳香、没藥、水粉、麻油、溫肌以行濕，象皮、黄白蠟、固衛以止濕。如此日换一紙，不數旬而痊。○右方本外科收工，蓋後之藥錄入本經，蓋夾拳毛、珊落、塗瞼，尤能滅瘢。○及因毒漏睛瘡，核硬疾皮爛，久久而不愈者

鼎雲根　水銀、牙硝、白礬各一兩，將硝、礬研細，置鍋内，輕輕放水銀於中央。清磁碗覆蓋上，鎮以重器，用煅過石羔八兩，研篩，醋調塗濕，傍碗口遮週，填實，勿令洩氣，然後打疊炭火好，生安頓爐上，爇火自紅，稍盡加炭急敲，覺鍋與碗熱甚，去上壓之器，滴水於磁

居後二三次，依火，其藥上升成丹。

右丹世所三仙能辦理者亦與，但火候升打不同，故奏効微有遲速。顏色亦紅黃不等。解毒收濕，推陳致新，用塗拳毛夾落、潰爛及瀾瞞爛弦、因毒等症。雖有神通，護遵前法烹煉。丹成精光奪目，昔降以治瘡瘍，功不在專醫之下。乃更其名曰景雲根。

封臉六神餅　芙蓉花、如無，根葉亦好、大黃、鬱金、黃花菜根，俗所荐之子　生地黃，新鉏出地的，乾者不中用，三味俱洗净攤爽　川貝母、杏仁去皮、赤小豆留皮，三物俱用竹瀝浸透，合上六味各等分，杵如泥，傅胞上

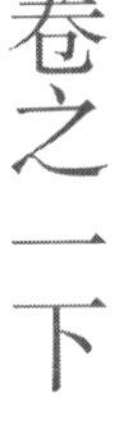

下留中一縫通氣，晝夜三換，待鬆能開，如法再敷一日不妨。無竹瀝，以苦參濃煎濾汁，合生蜜調，亦佳。

肉輪腫如杯覆蚌合，氣焰蒸蒸，炙手可熱。此脾胃積熱，亢陽上侮肝膽，所謂土木交戰，上逼空竅，故發現爾。胞最險而惡之症。一二日不消則障起，三四日睛必壞，五六日不可爲矣。急以生地、芙蓉花、土鱉、金汁傅其肌表，表解則毒散；杏仁、貝母、赤小豆疏其鬱，鬱通則血行。竹瀝之用，總以實火上炎，助六神鎮壓邪祟云爾。病勢稍退，攀睛、窺風、輪脫、斂無庸議。否則外施砭針，而内潔臟府，亦必無功。

或謂懆毒宜火減於外。敷則退而內攻，似不合。經曰：眼目不可輒直。腫滿若其潰腐，蛛合杯覆，陽亢死極不救。以遏其勢，風輪決難保全。然症非是藥，以藥容封速其盲矣。

洗眼及貼雨　青鹽、朴硝、胆礬、銅青、荊芥穗、薄荷葉、細辛、黃連、黃柏、月石煎湯一礶，藏熏戴洗，症暴者輕，輕者除痊。

本經點眼之藥名有，要貴煎湯熏洗，只消風退火除濕足矣，故古人不立方。或問百物皆藥，畢竟何者為最？曰：質輕而氣味辛香者則消風，荊芥、薄荷、細辛是也。外風催變漲。始痛總痛。須佐以黃連貫栢。質重而性味鹹寒者則鵝火青鹽朴硝硼砂是也。火載液上出。既聰且濕。收口但樂銅請或唯唯既而曰即此是方情筆乘以嘉惠來學。因附於卷末

方之妙。更有神捷而不可解者。如疔瘡楊梅瘡毒能毀形致命。只熟蛆一合。長流水洗淨醋研敷立退衆冬無有榖蟲搗末。醋調塗亦可。惡瘡不拘位數年久潰爛任好丹膏不能治。生南星數枚。米醋一升。瓦礶炆熟熟氣熏蒸。久久則肉腐者去。赤者白。口大漸小深漸淺。王再玉三賸乾痂結。不藥而愈。婦人湯

瘵疰死。名醫束手無策。捻金櫻子、虵制皮、校烏附母雞。放湯頓飲。費不四五。髮徐起。井中苔毛一剤雞生米稻融。冷泉水調服。解砒霜毒。老鼠子未生毛搗得。采野苧葉及古棺內石灰等分。同搗爛陰乾。治金木重傷血出不止。已上五方。本治雜症。編入目經。似無謂。然得來不易。所救人指不勝屈。是亦懸壺一助。附卷末何害。

立案式

吳鶴皋每醫人必先書一案然後用藥自謂察得病情。立定方論鬼賊莫遁其形藥至而病起。喻嘉言亦有與門人議定病式總之先議病後用藥案式詳明自然守由在手造化生心謹簡錄以爲血淚者勸。一書某年月某地某人及年形聲色。二書苦樂病由始於某日時下晝夜孰甚寒熱孰多喜惡何物脈狀異似。三書先後曾服某藥某藥功某藥不效。四列經旨以定病名。某症爲標某症爲本須某方加減某藥某藥歸某經某方合某義一一詳盡末書某郡後學某某撰者年乃干支行之存亡，占運氣也。者地名，占方位也。者年貌，占衰旺壯盛也。者七情也。者始病日，占久近也。者首背腹脇陰陽臟腑也。者脈狀，以之合外形病症也。然用其藥物，效否相與，前已見也。者經旨者症，有明夷，所以援作定刑。又病猶敵，藥猶兵，師出貴有名也。者標本，識緩急輕重也。者藥性方義，使達人皆而無疑慮也。未者某郡某名，欲將家誌之，以驗己之工拙也。凡治名家德門之目，澄心息慮，者此一案一，以為臨病之鑑。二乃得作醫之體。三則道高謗多，功過可以相質。一舉三善，是蓋俗耳之針砭也。有醫責者聽思聽者胡然而使瘥如平。倘目視十數病。眷是難以急就。或主家不知文則曾某人某經受病合某症固其故而致。據脈對症或否當從某陣某方加減議治雖倉卒無味。校目昧一一畢舉勝幾籌劣醫秘不立方且不許人問難。夫藉師承諸氏若夫內障用針尤宜詳悉發明益患者。在處不少醫生殘害稱無。張介賓浙江名醫所著景岳全書至內障有言無治然間有巧手能以針入睛內撥去吾寶來見其人可見斯道精專者絕少依前說立案外還當另書兩目不犯禁戒俱可治或兩俱針一目見。又有針入即無人物針出不紅不痛勿藥頓愈有明看障濛仍不能覩。且針後瘡變多端，但好生調燮。過一月，二月，其痂週平，都全光。此中妙理，雖經懋老練，如庭鏡未針，不能預定，併弗解其所以。大約時也、運也、命也、各人福分使然。總之病有治，郎古人天相，醫從積鍊，在乎造化生心。自應兩家合璧，金針備不負人。

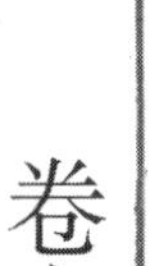

醫不爲醫辨

維古無稽之談，雖出自典籍，亦宜斷之以理，不可傳信。賢不爲醫，典籍所不載者，乃前後相承，遠近流播，每遇疾病，相與引爲折證，衆人是焉，愚竊以爲不經。何則？人患不賢耳，如果賢焉，其心必仁，其識必高，慮必周。凡大節有爲之人，疾厄横加，無由覓良工，以少緩其須臾一時倒懸號籲，欲願以身代而不可得，至親親之殺，眼見爲劣醫所殺，其激切又不知奚似焉。有知彼知己，反隱忍而不一言相告乎？或曰人命重矣，輕爲之，恐傷生於先，徒增物議。若然，則當曰醫不知醫，不爲再則曰賢不爲庸醫可也，而余何慨曰不薦？不薦亦已矣。人賢之自外賢之。雖則多取，明示人以不賢，猶同須勿藥之喜。而醫界懋其自來，然勿藥有徵，大作自求者涉衒術④，明哲保身說，方遠以嘗試，是必待識者一顯，而後始感樂從。余何曰賢不薦？況人不盡賢也。賢既不薦，則所薦必出於不賢。不賢而所得一不失人，與設薦而不遂，尤也。薦而不售，落力爭之，將必有以許可，世謂其有嚴以防賢而恕以富不賢之人。斯或又曰：子論已悉，第不知何由得是四字曰此？蓋滑稽僥人趨附豪右，非嫉渠能技，不欲直使成成功，即懷伊私隙，甚頗坐觀，疾夫特創一莊重之語，躬任介紹之責，兩地可以自歸，此藉逐殃歲久成，或蘇子曰，凡事不近人情，鮮不為大奸慝，茲可見其一斑。竊謂賢者狃而從事，不經無疑，須以疑傳信，致使醫術交困，樹德者不知所向，雖然，命名上科所忌，楞⑤櫟難逃藻鑑，今天下文治翔洽，統稗之，于皆知學術遺醫近兩其才，必有大過人者，起居何用殫心，所謂桃李不言，下自成蹊，正在醫之賢不賢，不在醫之薦不薦。士君子挾藝須透，勤而斷交，希人汲引，是猶卻行而求前也，無亦謬哉

信巫不信醫論

原夫鬼神之說，渺茫無準，惟巫人得交鬼神而愈疾病，九流謂不足道，雖周官有男巫女巫、大祝小祝之屬，特藉其宣誠致告以供祭祀，以祓除不祥，不聞越俎司醫。且令人廢神農黃帝之法而篤信焉者。夫黃農立法，原為民行民生，均重於世，為人主所當急務，故萬幾之暇，躬親草木而原其滋，式其理，淵深其文，古質後世名醫繼軌，更相祖述厥道，孔彰至有得其精者，可以見天地之心，可以通民物之情，可以事親，養志，躋斯世於仁壽。可以保身不以非死疾死，得其粗者亦弱可使強，扶可重平常可使輕，輕可使起，有治則生，無治則死。凡此皆醫義易知易明，行之便有明驗。試問鬼神巫祝，有如此靈効否乎？乃舍其所當信，而信其所決不可信，愚孰甚焉。間有巫醫並信者，益針藥罔濟，聽其消遣，以盡人事。或夭疫流行，藥者多不救，積不善之家，恐懼修省，冀倖免餘殃，心跡近真，終是問津有路，徒為鼠輩竊笑。末世山鬼人妖，捏形繪像，借鬼神為家私，兼伶倡優伎，符讖為生業，妄言利害，攪亂人心。心亂者疑生，疑生者異起。真若鬼神與渠一路，病輒賴為保障，耗財以外，有禁止藥所坐失機宜，行絕忌風寒，披幃噴水，有赤竹無氣滅食供饗浹，餕較懺，有各家門阨，而喃攛攢侮，玩不堪甚，至耕出怪物，鳴金吶喊，驚散神魂，佯托神語，呼名斥字，發其隱過，本以除病，而適以增病；本以遣邪，而適以招邪。本仁人孝子之用心，而作逆者嘗不少。是使英烈風中，更遭此駭變，不爲皆裂髮豎，悻悻而死者幾希。所謂作俑者無後，拘於鬼神者不可以言至德，信巫不信醫，一不治也。所人生於人，性命懸於天地，鬼神於我何與？及其羸也，彌留易簀之際，醫且無可奈何，而望于巫乎？況鬼神即造化功効，動静以之，豈人死魂魄之謂，傳若所見某衣履什物，一如生時，魂魄或能幻化，其衣物曾媾之俱作歟，便如易曰。精氣爲物，遊魂爲變，是故知鬼神之情狀，則鬼神自爲鬼神。奚與人事。即煌社儼然置臣，無非惜神道設教。必以陰陽一理，感靈通綏散，既不相助爲理，彰著難恐。安得哀謫禱祝，降祥去疾，且而陽已精多衰，祥未降。病中者有之。孤苦零丁，不知死所者，有之鬼，抑生死骨肉易忍，坐觀果如朱子至而伸者爲神，反而歸者爲鬼。則共登城，遮須因係極樂風土，無論其他。但人觀古處，壽與日偕。鬼神見婦豈肯讓人消受世憎者，生無災疾，夫何傷。皆謂病由觸犯鬼神，被之則不爲祟，是鬼神直用酒肉私人命。只消紙錢買耳。誰家無紙何處不有酒肉，却誰人不請齋。諺云心動神知，豈不云乎寧饌巫人之口，然後成禮鬼神始感格來享，而相與解救耶。必謂鬼神有求皆應，某也祈某也禱，普天萬國恐億兆分身，一聽求能徧及，而蠱毒魘魅無罪殺人，鬼神何樂而用命。且所命鬼神亡人也，彼人之祖宗獨非鬼神，眼見後嗣禍難，安得不爲捍禦，即力不能敵訟，獄可分，開釋令嚴刑峻法，活時容易死時難，何將祭道冊者鬼神精靈人生以明斷，而人至折節謹事者豈過哉。朱嶽，不特身死，并命子孫亦相繼遇害，制勅具在，幾曾懼罰然而報謝恩衛，奮獻未若之徒，能犬馬驅役顛倒人禍福。此何說也。已往未來之事。聖人不知。而巫人可徹。紙條桃版之符。兒童不畏。而鬼神禳避。則鬼神不及兒童。巫人遠過聖人。有是理乎。夫在物爲理。處物爲義。一義所與理違。君子不由。彼渺茫荒謬之鬼神巫祝。高山景行。深所仰慕。其鑒實下而不移。庭鏡未能以黃堪之猶。濟人。於此類決其必無。敢力爲明辨。俾世人擇術守信。在此不在彼。庶民行興。而民生全。不失先王之化育云。雖然。醫能生人。亦能殺人。不信不懼其災。巫窮他人。折腰屈膝。信之益重。其事必危。夭枉情有可原。今人壽終正命。而僧而道。爲種作爲。曰超度以轉輪迴。不齊

則其家不吉。造者先惑之，吹發賺人，尤而爭效，遂體與神貽格，一舉一動有不可須臾離者。於以成風，牢不可破。豈特巫人也哉

行方志圓心小膽大解

孫思邈祝醫者曰：行欲方而志欲圓，心欲小而膽欲大。甚矣先生之風範，良可想見。仆余特引而伸之，而與博愛者共勉。夫人襟期浩蕩，器宇雍和，口不輕言，心無雜念，正其誼不謀其利，明其道不計其功。倘遇險症險體，匠心存存，以誠而毋欺之，家愈加矜慎，如是者謂之行方。稟賦有厚薄，年紀有老少，情性有緩急，境遇有貴賤，日月有遠近，風土有強弱，病候有沉痼暴猝，運氣有太過不及，處常知變，恐得其情，如是者謂之志圓。望聞問切，至再至三，甚歟補瀉，詳哉審名者，求為可知，下問惟恐失人，如是者謂之心小。疏積柱附。補則補而熱則熱之。硝連蒸瀉，即瀉而寒即寒。金不換稜尚持兩可。如是者謂之胆大。四者似分而實合也。故情營之上，未嘗撼成法以敗德，亦未嘗固成法以惧事。是行方者志必圓也。靈變之人，未有知其然而不究其所以然，亦未有嘗如此而不敢決其必如此。是胆大適所以行其心小也。或謂心小胆大一合而成志圓，心小胆大志圓再合而成行方，則得先生之徵意。或謂方則有礙於圓，小未免妨乎大，則失先生之大旨矣。嗚呼！顧安得起思邈於九京而與夫夫析衷也哉。

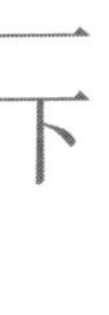

人情論

從古大勇大知。教國治家。總以不徇人情爲得。以不近人情爲失。醫乃鬼之關也。且陰陽之界也。生民司命。有不權衡於斯二者之間。是爲不得人情。不得人情則不得病情矣。得失云乎哉。畧爲申其三說。曰病人之情。旁人之情。醫人之情。所謂病人之情者。儘有變端難以定律。有藏府偏勝。有遊氣愆候。有飛災波累。有內火潛焦。有眠食不時。有勞苦自若。有緣境未遂。竟日遑遑。有深情莫罣。中宵耿耿。有處事不和。動成荆棘。有流蕩亡返。甘落風塵。有形類鶩猿。雖嚴師益友。忠告善道。森不戒未必恪遵有心如止水嘗少米無柴寔人交詬凌辱太難忍耐有愛屋及烏或舉賢或自薦艮言甫入而佞媚承歡曰某勞力曰某省費謬說又從多岐亡羊終成甚悉有大床自臥無禮下人有一錢如鱉得魚忘筌懷真商士詛昔輸誠有過腐當證急累不顧神連窗圖老實東薪杯水玉石俱焚有驟年而病延纏膽識自處鄙人過慎長驅銳進豈無侵犯有熱湯惧補未治啟心先痞滿有攻方畏涼劑下嚥遽卵飄揚再則有諱疾不言有隱疾與告有故隱疾試醫工拙有室泥古書毀人妙論有先功後居有乙慎咎甲有德施怨報有陽奉陰違有閨

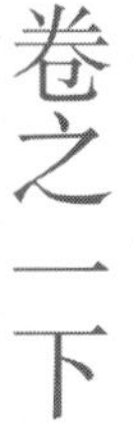

袁害羞。傳言差錯。有刀針怯痛。神術不行。此皆病人之情。不可不察也。所謂旁人之情者。欣戚無關。發言容易。或持有據。快論而病源未必相符。或謂無恐。匆慌而醫理何曾夢曉。或面決異同。是已者與之。非已者拒之。更醫雜投。以藥治藥。徒喪真元。或強作解事。症奇曰邪祟。症凶曰犯煞。結張爲幻。一傳兩傳。多至難挽。或誇貴風威難抗。或密戚關情。萬千好諛者。醫紿之則不省。亦賢慷他人之慨。厚其賂予。素憾者病起矣。猶洗垢索瘢。却、別人之請。不放醫回。逮至薦醫。非有令名。無因至前。不然。或意氣之私。厚。或庸淺之偶中。或信其利口。或貪其酬謝、或報其舊德。或修其新好，薰病不辨。妄肆品題。信而妄之病其進矣。併有訕誚醫藥、特為左道。彌鬼說神。破財喪氣。此皆旁人之情。不可不察也。所謂僻人之情者。據道則近仁、行來只覺為利。是以便佞者、不巧語悅人。則大言聳聽。不經辨相欺。則危機相恐。阿附者此厚待伊親。勿護其短。彼小慈近侍。可匿其非。此貴緣攀結、營求汲引。彼原親深與、不速自赴。欺詐者胸無成竹、假師承、臨時翻閱。鎬囊目不識丁。推秘授、至死不拈筆墨。巾笥偶缺柴胡。充以前胡。丹丸其實六味。價微八味。情慢者生憎寒暑。欲急而緩。儼若知渠、淡泊遲遲。吾行、或

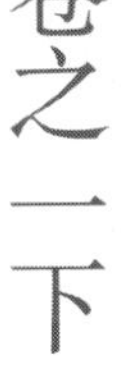

癖遊嗜賭以重爲輕不則樽共同儕每每致變陋劣可恥者始也自高其道非錢不行繼則隔靴搔痒自褻穢重已而恥談症候動輒講脈故爲矜持十時診脈道聽人言佯驗以脈誇精太素風鑑人脈明見不治硬爭好脈盖濕不經者五輸八脈漫不留心七方十劑胡亂混用且謂老鈍爲利人呆我警不肯趨嫁謗自文許多飾說貪污行險者聞高華而抱危病恨不得入局居奇幸而落手既熟則冀胃攻決補峻品重劑縱爲孤注竊冀夜半脫逃大該而歸咎嫉刻薄者比隣名醫在座心知其味不投則多方浸潤而去而之他眼見沉痾偏起猶

盡情牴牾。其實風行草偃。何作害人。外如蒙昧不生。苟目闇名而儀文。不較洋水相逢。倘然認症。向覷覷到底。窮酸指大招牌大書儒醫。行動必有輿從馬。究其所蘊。又不過七十二症。所謂羊質虎皮。虛有其表。浪費民財。殘虐么魔丰儀。確是長者。遇無妄之疾。莫利其貲反其藥餌。致人沉困。殆甚⑧。既飽然後。徐徐收効。所謂笑中有刀。藉而害物。尚一中流失楫。不幾謀財故殺。此皆醫人之情。不可不察也。若夫品行清高。而見偏性。辟藥。不辯。以刀針繼之法。外施刑。絕人長命。及見人之失。若已之得。見人之得。若已之失。有可利己損人則從中播弄。

以遣一時之快與夫好吉者危言見擯多憂者慰問爲
非信巫醫者以醫爲敵藥石無怪其成仇慣猶疑者深
言則忌金爾安望其同契甚則病瘳意怠托故粧喬且
得命思財兄弟鬩墻倫常乖戾怨天尤人廣生懊惱等
情獨非人情而人情之詳尚多難盡乎以不狥人情不
近人情之得失爲戒者欲令後人思之慎之弗爲陋習
所中耳雖然人情王道之本必期不狥未免拗執務欲
近情端涉遷就則遷就固遂乎病情而拗執决拂於人
情有斷宜拗執之病情而復有不得不遷就之人情可
奈何可奈何嗚呼非常之病非非常之醫不能治而非

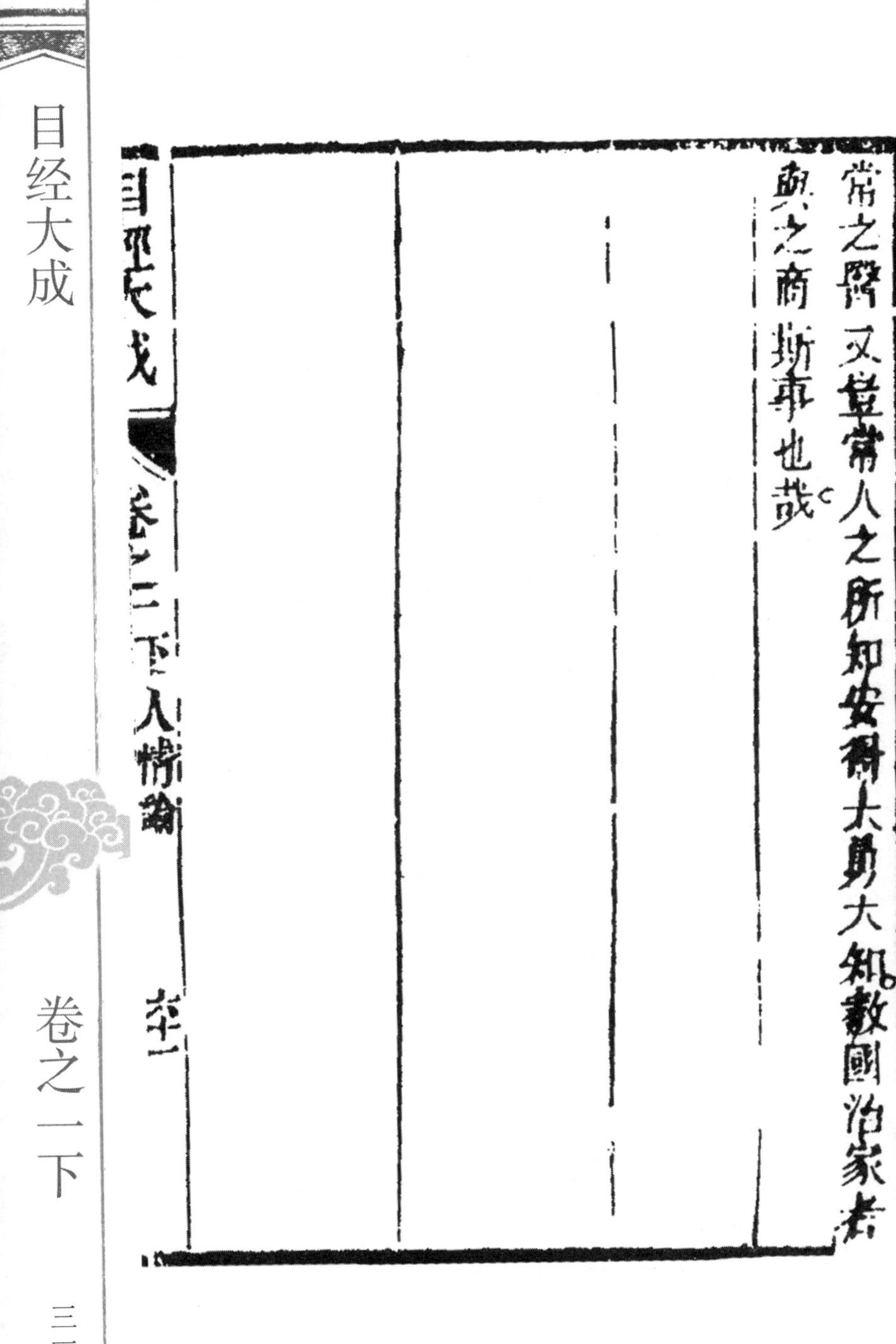

常之际又岂常人之所知安得大勇大知。数图治家者与之商斯事也哉。

勿藥元詮⑨

每日飯後，面東瞑坐，叩齒三十六遍，以集身神。舌攪口中三十六回，雙目隨舌轉運，以行血氣。津滿，徐徐嚥下，以意送至丹田。微噓口，念呵字，呵出心中濁氣。鼻閉口，鼻吸清氣以補之。凡呵出須短，吸入須長。如此六遍，再依法念呵字以治脾，呬字以治肺，噫噓吹字以治肝腎膻中，延年却病，謂之小週天。六字訣云。

右訣歸書爰識之，不知剏自誰何，修煉家粧門面賺錢可也，烏能治病？切念瞽目之家，朝伊夕無所事事，未免憶花戀酒，有以治采消遣，或可鎮壓其邪心。不

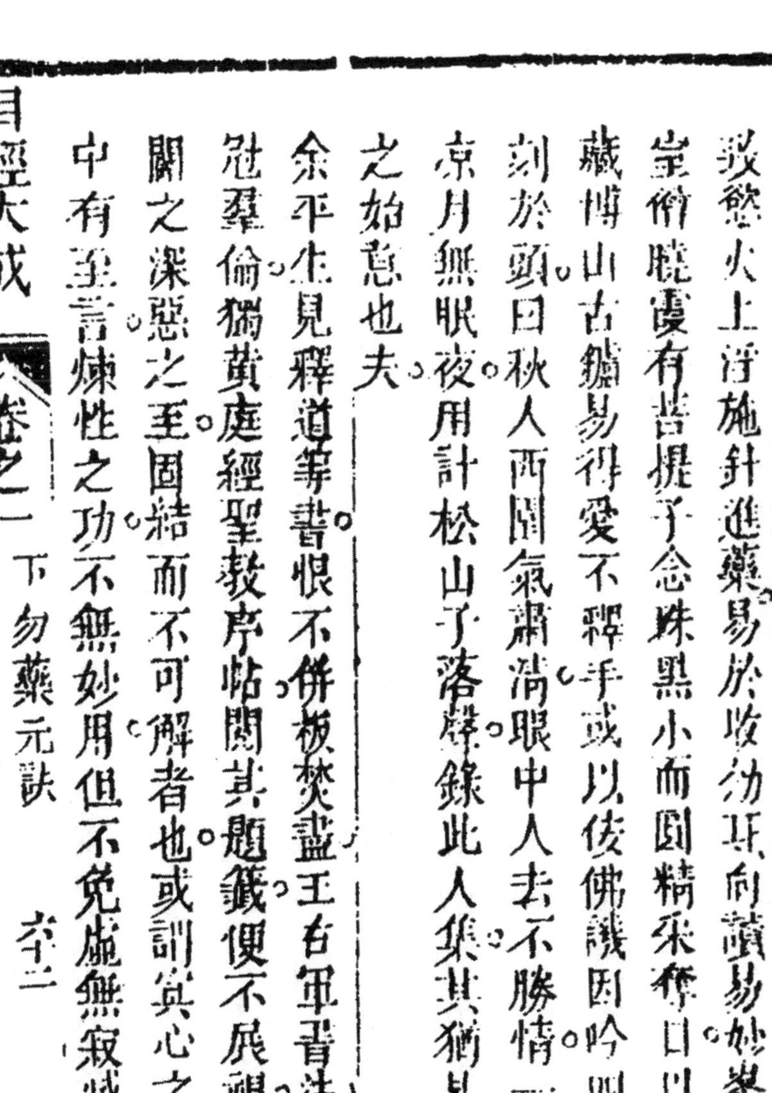

致欲火上浮，施針進藥，易於收功耳。向讀易妙峯禪宗衛曉巖有菩提子念珠，點小而圓，精采奪目，以家藏博山古鑪易得，愛不釋手，或以佞佛譏，因吟四語刻於頭曰：秋入西關氣肅清，眼中人去不勝情。一庭涼月無眠夜，用計松山子落聲。錄此人集，其猶易珠之始意也夫。

余平生見釋道等書，恨不併板焚盡。王右軍晉法卓然羣倫，猶黃庭經、聖教序帖，閱其題籤，便不屑視。蓋闢之深，惡之至，固結而不可解者也。或訓其心之學中有至言，煉性之功不無妙用，但不免虛無寂滅耳。

目經大成　卷之二　下　勿藥元訣　六十二

嗚呼、虛無格何如物，寂滅作甚麽事。徒勸人安於無用，與土木相似而已。雖壽且慧，於世何補。今之僧道，胤無嗣，香口尚乳臭。襲以真人之封，建以上人之院。彼無父無君，鳳雀班輩。高堂端坐，侍從滿前。公然一真人上人耳。無論愚民互相瞻仰，即大知大臣，常以不得謁後塵為恨，是亦固結而不可解者也。近行一種幻藥訣云，不拘內外甚琮，只病人對面端坐，術者代為運氣，七日全愈。是蓋化日之下，鬼魅現形，運釋道亦與不信。

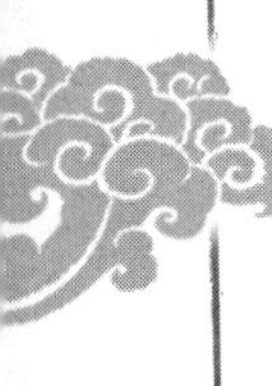

校注

①牛鬼蛇神：比喻形形色色的坏人。《老残游记续集遗稿》第二回：『若官、幕两途，牛鬼蛇神，无所不有！』

②濈(jí)濈：汗出貌。《针灸甲乙经》卷九：『虚则鼻衄、癫疾、腰痛，濈濈然汗出。』

③陰隲(zhì)：原指暗中地使安定，转指阴德。隲，同『骘』。语出《书经·洪范》：『惟天阴骘下民，相协厥居。』

④衒(xuàn)鬻(yù)：自我夸耀以求功名。宋王闢之《渑水燕谈录·名臣》：『祥符中，王沂公奉使契丹，馆伴耶律祥颇肆谈辨，深自衒鬻，且矜新赐铁券。』

⑤樗櫟(chū lì)：比喻才能低下，用于自谦之辞。唐欧阳詹《寓兴》诗：『桃李有奇质，樗栎无妙姿。』

⑥易簀(zé)：更换寝席，指人病重将死。簀，华美的竹席。《礼记·檀弓上》：『曾子寝疾，病，乐正子春坐于床下，曾元、曾申坐于足，童子隅坐而执烛。童子曰：「华而睆，大夫之簀与？」……曾子曰：「然。斯季孙之赐也，我未之能易也。元，起易簀！」』

⑦薰蕕：香草和臭草。比喻善恶、贤愚、好坏等。语本《左传·僖公四年》：『一薰一蕕，十年尚犹有臭。』杜预注：『薰，香草；蕕，臭草。十年有臭，言善易消，恶难除。』

⑧囊橐(tuó)：口袋；袋子。比喻收容包庇。《诗·大雅·公刘》：『乃裹餱粮，于橐于囊。』

⑨元拴：人卫版作『元訣』。

中医古籍珍本集成

◎本书出版得到国家古籍整理出版专项经费资助

◎『十一五』、『十二五』国家重点图书出版规划

◎教育部、科技部、国家中医药管理局重点立项

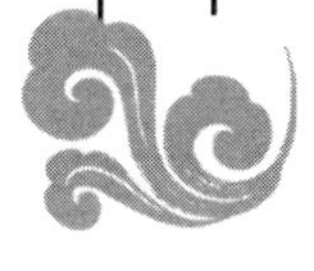

总策划○王国强
总主编○周仲瑛 于文明
常务副总主编○王旭东

中医古籍珍本集成（续）

五官科卷

目经大成（下）

主 编○严道南
副主编○魏 伟 陈小宁 姚玉婷
编 委○（按汉语拼音排序）
陈国丰 陈小宁 干 千 耿晓文 胡 瑶 黄俭仪 蒋秋琴 蒋中秋 马华安
施立新 孙化萍 孙 燕 魏 伟 吴拥军 严道南 晏 英 姚玉婷 尤徐瑶
章 雯 郑日新 朱 芸

湖南科学技术出版社
岳麓书社

《中医古籍珍本集成》编辑小组

组　长○黄一九　张旭东

副组长○易言者　徐　为

成　员○李　忠　鲍晓昕　林澧波　易法银

王跃军　周　妍　郭　升　喻　峰

王　李　姜　岚

秘　书○王跃军　喻　峰

组织单位○国家中医药管理局

总策划○王国强

编写单位

主编单位○南京中医药大学

编纂单位○（按汉语拼音排序）

安徽中医药大学　北京中医药大学　福建中医药大学　河南中医学院　湖南中医药大学

江西中医药大学　南阳理工学院　山东中医药大学　上海中医药大学　浙江中医药大学

顾问委员会

总顾问○裘沛然　张灿玾　马继兴　余瀛鳌　宋立人　钱超尘　王洪图

分卷顾问（按汉语拼音排序）

杜　建　段逸山　干祖望　刘道清　彭怀仁　施　杞　唐汉均　田代华

王霞芳　吴贻谷　许敬生　张奇文

指导委员会

主　任○（按汉语拼音排序）高思华　苏钢强　吴勉华

副主任○（按汉语拼音排序）

范永升　李　昱　李灿东　王新陆　夏祖昌　谢建群　杨龙会　左铮云

编纂委员会

总主编〇周仲瑛 于文明

常务副总主编〇王旭东

副总主编〇（按汉语拼音排序）

蔡永敏 陈仁寿 郭瑞华 黄政德 胡方林 蒋力生 林 楠 陆 翔 沈澍农 王 键

王玲玲 王振国 徐光星 薛博瑜 严道南 俞欣玮 虞 舜 张建斌 张如青 张玉萍

常务审稿组〇沈澍农（组长） 虞 舜（副组长） 张如青 张玉萍 刘更生 石历闻

吴承艳 吴昌国 徐建云 王明强 张 继 李崇超 朱若霖 陈 陗

学术秘书〇衣兰杰 杨 萌 奚飞飞

编纂工作办公室

主 任〇王思成

副主任〇王旭东（兼） 钱 丽

成 员〇（按汉语拼音排序）陈丽娜 陈榕虎 陈晓天 沈 劼 晏婷婷 于莉英

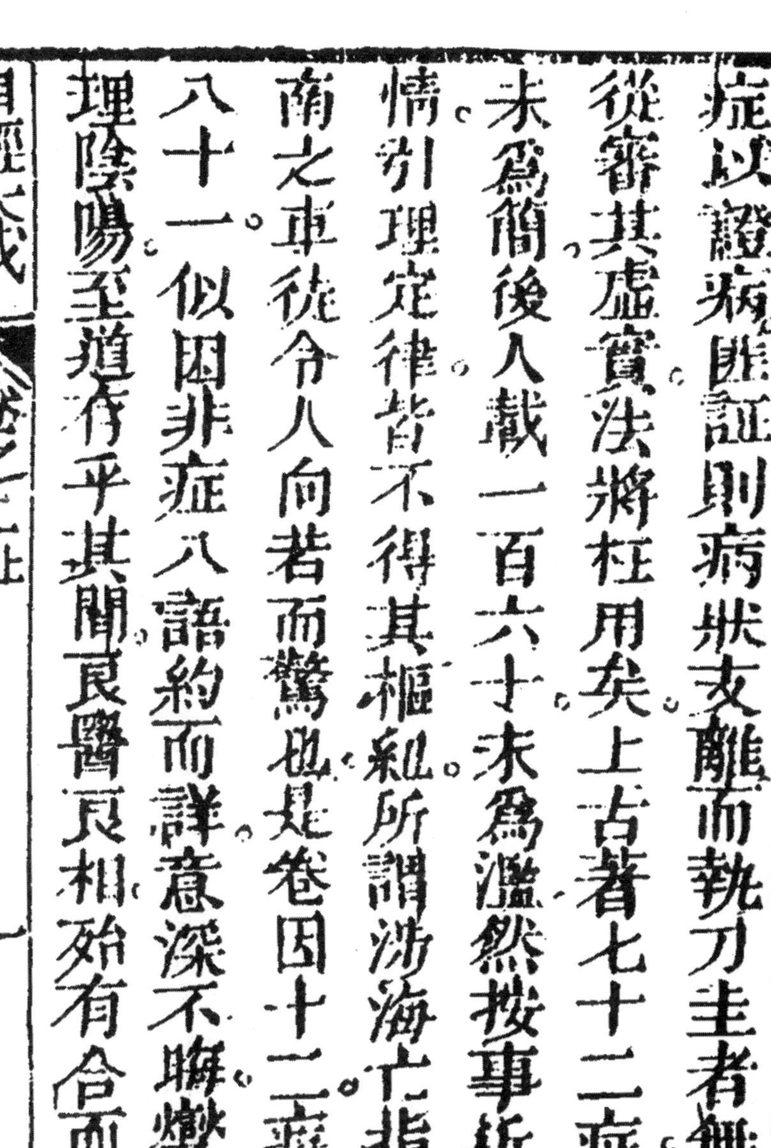

症以證病脈證則病狀支離而執刀圭者無從辨其虛實法將枉用矣上古著七十二症未爲簡後人截一百六十沫爲濫然按事近情引理定律皆不得其樞紐所謂涉海亡指南之車徒令人向若而驚也是卷因十二症八十一似因非症八語約而詳意深不晦燮理陰陽至道存乎其間良醫良相殆有合而

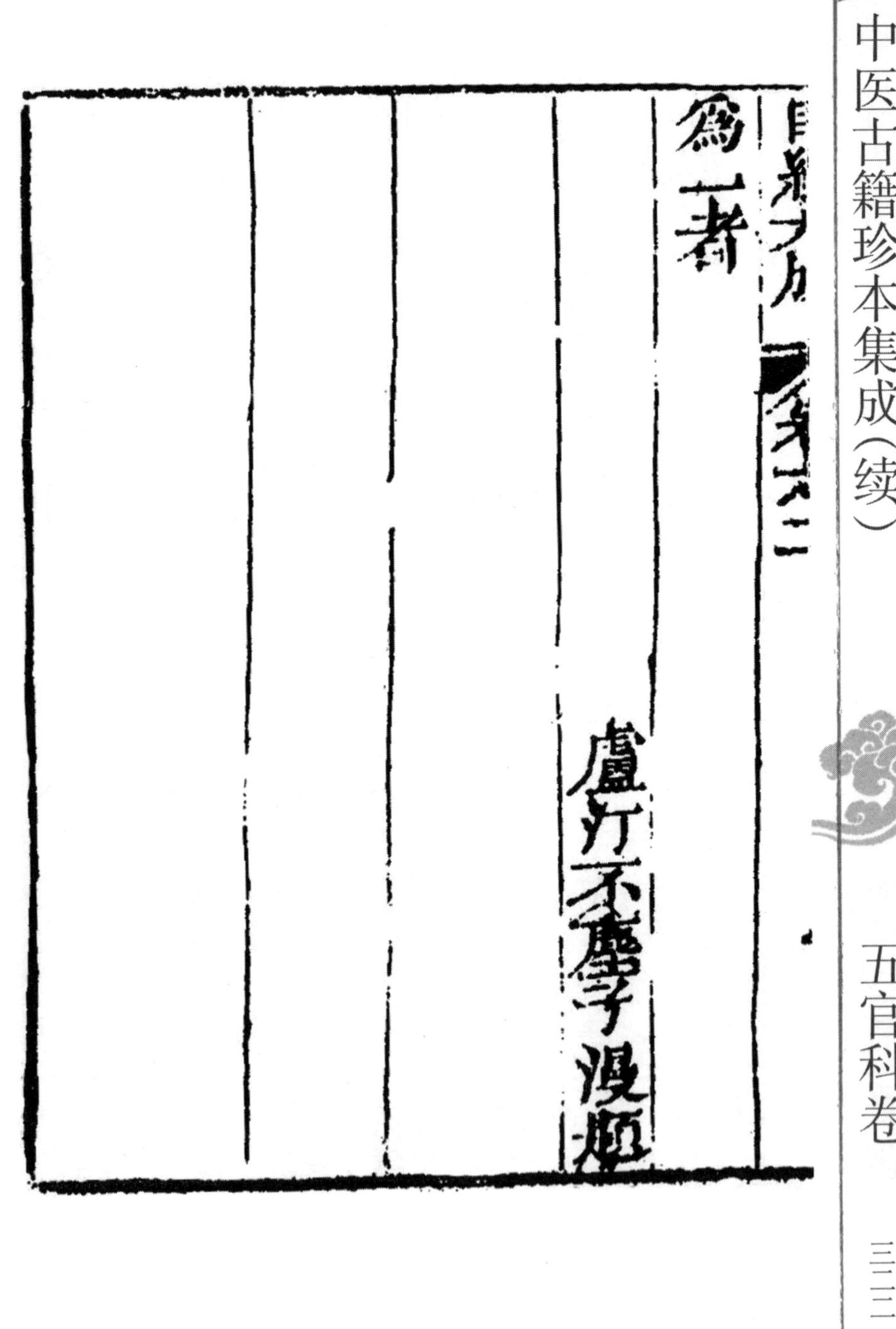

眼科[illegible]方 卷之二

爲一帙

盧汀不學子漫題

目經大成目錄

卷二上

十二因系於此本之後

因風　因寒
因暑　因濕
因厥鬱　因毒
因瘧　因胎症
因痘疹　因疳積
因他　無附而因

八十一證

天行氣運一　暴風客熱二

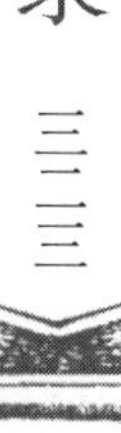

火脹大頭三　大小雷頭風四
左右偏頭風五　陰陽邪風六
轆轤自轉七　瞳神反背八
春水揚波九　魚睛不夜十
凝脂翳變十一　星月翳蝕十二
花白翳陷十三　蟹睛横出十四
長虹貫日十五　烁雲捧日十六
目血十七　瘀血灌睛十八
垂簾障十九　白膜蔽睛二十
逆生障二十一　日瘀二十二

黄液上冲二十三　五色瘍二十四
睛瀰二十五　眥帷赤爛二十六
目瞤二十七　戀毬二十八
覆杯二十九　蚌合三十
努肉攀睛三十一　雞冠蜆肉三十二
魚子石榴三十三　椒瘡三十四

校利目經大成卷之二上

平昌慎齋魏定國鑒定

盧澤不塵子黄庭鏡燕臺氏筆乘

上邑族弟香泉必智學源參閱

男鉏非在田省𦉏原訂

孫玉峰璜懷校刊

門人胡鵬南騰霄

受業族叔文標庭樹同校

八十一證

天行氣運一

四時運氣總天行。主客違和月病成。人們染伊還累我。左而過在定傳經。無端眵淚潸潸下。不盡蚍絲旋旋生。速至浮雲尋蔽日。中醫勿藥豈平情。

此症目赤痛。怕熱羞明。涕淚交流。或臉腫頭疼。惡寒發熱。乃時氣流行。熱邪乘侮。大要少陰司天之政。風熱叅布。雲物沸騰。民脹而痛。太陰司天。濕土横流。寒乃時至。氣鬱於上。臉腫赤爛。厥陰司天。風燥火侵。目眚。或水衰金弱木侮所勝。昏障泣出。相火乘令。陽氣佈。候乃大溫火勝目赤。陽明太過燥淫所勝。白眼脹背痛疼。水不及濕乃大行。脾則大風緊發目視䀮䀮入或素有厥疾及痰火勝水少元虛者爾我傳染不一。若本源清則邪不勝正。七日自愈。蓋火數七至七日。則火氣盡矣。七日不愈。而有二七者。乃再傳也。二七邪致必有偏犯。治依運氣。始散桂枝湯麻黄湯柴葛解肌湯。不退。大青龍十神湯。表能要急大柴胡湯大正散。或減須和。小柴胡逍遙散參蘇飲。不減而增當驗症切脉。或攻或補。二陣選方再刪易合式而調變之廢。不變生他症

暴風客熱二

旡清坤寧何來客氣能犯書生夜前青燈燒風殘月身在空旋一時寒熱交併瞼脹痠疼淚黏熱眵翳於璣丹人豈急切難平

此症乃燥急勞苦失養不清猝以風邪外客痰飲內潰致五火俱動陰陽更勝而作也陽勝則熱蒸陰勝則寒戰陰陽交爭邪正相干則寒熱往來症似天行但不假傳染而加甚藥不瞑眩即日生者人手芎蘇散參蘇飲表裏症現雙解散表罷重者壯火上逆三承氣三友丸若晝靜夜劇是陽氣陷入陰中名曰熱

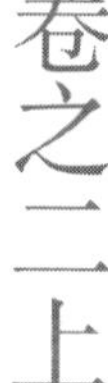

人血室。四物加丹皮黄連，不龍防風散結湯或三黄清熱。光婦女消凝行經，散勢少衰，羚羊逍遥散。再則冲和養正湯。又或選勝湖山，留心聲伎，患成今症，始進補中益氣加蔓荆子、防風。倘脉沉遲，再加生姜附子。繼則神効黄芪湯，終與培元散、生熟地黄飲，合璧。倘心粗膽大，嘗以前藥莽投，病變强半，難克瑶函。既曰暴風邪從經論，又曰客熱不教人急治，意欲衆醫厕兩家，皆勅令無目，可謂忍矣。

火脹大頭三

淡飯清茶合保得百年長在戒多愁善病出乎無奈努力但親觥錄事勿心不了相思債偪三陽九火上炎蒸形容改眼與耳交障碍頭及項無小大更痛如炮烙須臾難耐兩字浮生眞幻夢一腔熱血成寒瀬問甚時能得返魂香熏衣帶

此症發熱惡寒頭面隨腫滿而痛目赤多眵淚不敢向明坐卧蓋風痰濕熱合太陰燥氣飛越而致長夏商秋間及虛肥人犯者多失治恐熱閉邪滲神昏溺澀待腫消而病變矣須九味羌活湯清空散不效麻

桂飲或大溫中飲者。初起惟寒，後發熱一二日，熱盛而無寒，脉診浮大而數，或弦燥，頭痛、身痛、耳聾、口渴、雙睛望如火，此係時疫病作，并目疾，非傷寒也。進達原飲、普濟消毒飲、清平丸。當罷不罷，頭面續脹，有如僧磬鉄瓠，乃毒邪蟠踞胃中，隔絕元府，使表氣不能通內，裏氣不能達外，游溢於上，發爲奇腫，俗名大頭瘟。大柴胡湯下以承其氣，繼用十神湯、小續命湯，得狂汗或發斑而解。然是症最易傳染，薄福者即幾命，醫家自當慎重，漫圖醫人。

大小雷頭風四

雷風人暴患壯熱且憎寒頭腦渾如烙睛珠酸似鑽氣粗痰上易火秘便通難危急過時刻天醫奇往還

此症不論偏正頭風但憎寒壯熱狀如傷寒頭目疼疼腫痛極不能忍耐者是或挾痰而來兩耳若雷鳴風動轟轟作聲故曰雷頭風風起目隨病既而身如被杖二便秘結曰大雷頭風頭風作大便先潤後燥小便先清長後赤澁身熱徐退不痛曰小雷頭風大者害速小者稍緩二三日目即損壞神醫莫能爲治目壞而痛不少歇命其危矣難經曰頭痛有厥有真

厥者逆也，眞者無他雜也。而腦頭重，按之不得，項尖痛腰脊爲應耳，前後脈微有熱。此風寒伏手三陽經而不去，壅逆作痛。頭爲陽首，發爲厥痛。若再傳入腦戶，則手足必寒，爪甲必青，死不治。初起不問大小雷風，三陽厥逆，五邪爭併，不拘爲火爲風爲痰，脈息對症，或不速與大承氣，或三黃祛熱，煎火得息，則痰自散而風亦漸止。如表症未罷，菊花通聖散先投，汗然倘脈浮芤，或沉濡而遲，服前方反劇，亟換調中益氣、全眞一氣、大補元等湯，能開導。針砭依圖施治，尤爲快傾口喎，頭風本科第一險症，眇瞽者強半爲此，前

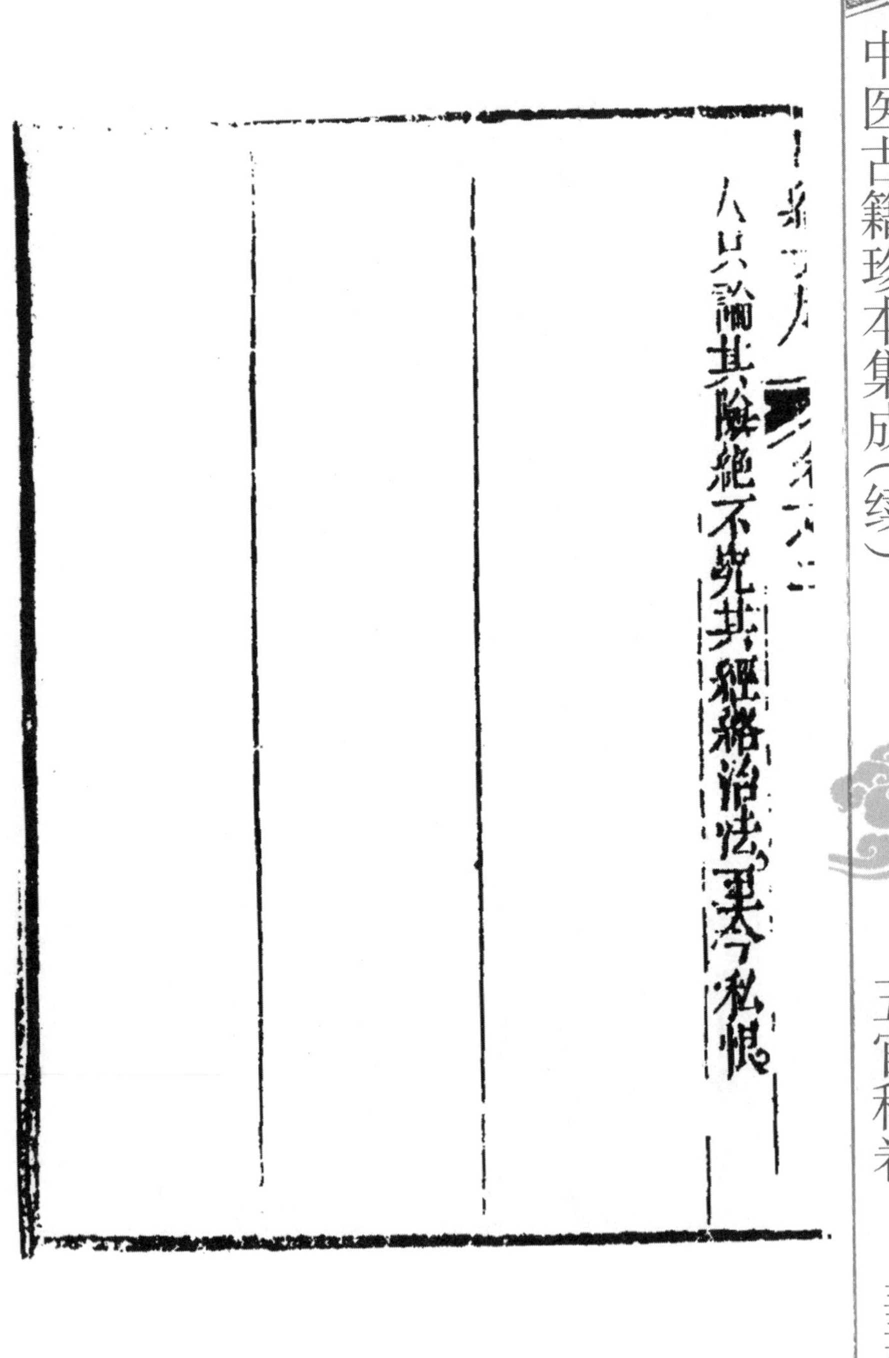

人其論其險絕不究其經絡治法，吾今私恨

左右偏頭風五

右邊氣勝左邊風，風氣兼併作火沖。可論一邊皆險隘，那堪左右兩相攻。攻外青睛凹或凸，內攻神散總無瞳。識得六經七種病，按方主治不無功。

此症左邊頭痛右不痛者，曰左偏風；右邊頭痛左不痛者，曰右偏風。丹溪曰頭風有痰有熱有風有血，在左多屬風血，在右多屬痰熱。世人只嘗頭痛全不慮及眼目，往往左發損左目，右發損右目。若血虛生風，風盛生熱，熱生痰，痰逆氣，風與痰并，血從中耗，耗虛則與，而痛風不發，必損左反攻右，損右反攻左，而兩目但損更驗痛由內起止於外爲禍遲痛由外起止於內爲禍速由百會上星攢竹中大者爲禍烈外有赤腫痛淚得外症內有昏惑或見得內症症成多不能治風之害人慘毒極矣治法不問左右先以艾煮餅頭炒米炒鹽熨太陽穴一面調神懋散徐徐嚥之俟勢稍止然後拔症診脉如左偏風脉浮數有力心煩口苦目紅狂痛淚熱如湯二便不利逐客飲導赤各半湯有瘀兼服瀉青丸右偏風脉如左加大實目赤腫脹多二便秘澀通氣利中丸涼膈散消風散有痰清氣化痰丸用亦得依此主持厥目未必就損下

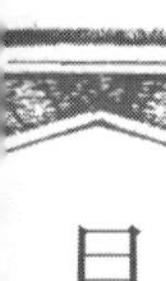

損再對病選方，十亦可全五

陰陽邪風六

五月陰氣進風邪任脈伏子月陽氣進風邪伏在督與

任肩骨疼伏督脊挑骨督任進相傳滿頭若擊觸

此症指額拔骨肩脊骨與後頂挑骨痛甚而言陰邪

發則多於六陽用事之月蓋眞陰不足風熱上炎者

胸有宿痰此火之所致熱甚生風也陽邪發則多於

六陰用事之月蓋眞陽不足寒濕內攻若耳鳴眩暈

此遊痰所致火兼水化也以督任者即人身前後之

分非女抱陽負陰男抱陰負陽支絡無據奇經八脈

之督任也症無內外總以益營扶衛降火散痰禦寒

者濕之濕者燥之熱者凉之邪痛如搗元虛燥火及怒氣甚者多得此怒而不治治而或愈愈而復作者勢必至喪明而後已

轆轤自轉七

轆轤展轉在井之中，乃伊人目睛也。從全局爲從全大風自東。轆轤、展轉在井之上，乃伊人目眎翻而仰，易爲翻仰。旋風之象。彼轆者轤，如此能靜。彼轆者子，開閉不定。旋風刮地，分吹目，瞬眨。大風折木，分目明絕命。

轆轤三章，專爲藏氣乖變，陰陽不和，中風中痰，併脫血脫氣。致目直視上視，緊閉，頻眨，翻騰動搖而作也。夫翻騰動搖。乃目不待心使，而自蕩然掣上，蕩然掣下。條左條右，或瞬或搖，此肝氣邀和風邪，搏擊致筋脈振惕。雙睛運動不定，倘尋找成性，不爲良醫，即爲凡皆倒豎擡不止，不為累者則為背，背於頭緊開頻眨。乃目上網屬足太陽，下網屬足陽明，二經有熱則筋縮不開。又肝主風，脾主濕，陽火與明濕風復吹，目斗自然內斂。若元病赤熱，自有本症，不在此論。何為上視？精神昏沉，牙關緊合，手足瘈瘲，痰涎壅盛，名為天釣。實是風痰，然亦暫時閒事，不足慮。如久病，病篤，上視者，則徐上徐下，下而復上，上而不能還下。此肝脾將絕，即不知醫者，一望而知其病不背吉也。何為直視？看物而睛輪不動，以燭照之不畏，物觸之不眨。病至此，症已逆，多不治。經曰：太陽之脉，其

終也。戴眼反折瘈瘲。又曰：少陽終者。百節縱。目睘絕
系。戴眼謂直視不省事。爲心絕。不識人爲腎絕。反折瘈
瘲爲肝絕。盖邪風强盛。塞其正氣。邪盛則正脫。正脫
則君主久慧。而相傳之治節不行。故三藏合病。如醉
如痴。口言早矣。易奪只在旦久。是故直視譫語喘滿
者死。循衣摸床。惕而發狂。微喘脉濇者死。瘛其轆轤
展轉。變爲目科至敗之症。不可復得耳。治法迸上陰
陽邪風。總於撒陣。選方繼而或寒或熱。或攻或補。間
亦有奏效者。然須熟讀頭風篇併各證方解。臨事增
減。如碁石引綫。自然悉合。故凡無一定治理。不言方

轆轤係深井汲水之車上下左右展轉無時靜以喻之症以名之所謂與而此種集中多如此類罔知識出類大然欲便觀閱又限於病情藥品未能一詳工拙願人詞客勿不以文害辭不以辭害志則幸甚幸甚

瞳神反背八

瞳神傾斜作症匪小病人難值醫人少雖然家秘有針經心不巧手不妙多恐沉盲直到老。

此症因六氣偏勝風熱搏擊其睛斜翻倒轉白向外而黑向内也藥不能療惟治以手法手法奈何熟視其何大何背併帶上帶下之分然後針之易如反掌針定進正容湯高枕安眠再煎人參養榮湯一二劑方愈其針須臨症視授筆墨難代喉舌亦難對此症然而見青盲内障又曰瞳神反背豈真瞳神反背矣

春水揚波九

金輪自平兮水輪明而，風輪半傾兮火輪熱而肝邪熾

嬰兮腎枝野而莫令尖生兮揭眞精而。

此症初起目不自然，視內外瞼無別，誌一二日風輪坎廓或左或右在上在下，斜斜高聳而起也。故曰春水揚波。乃腎邪上蒸，熱火內逼，幸與風不動，所以未及金出。若木旺生火，多從上脹而有氣脈，及火盛生風，燄漿淌跌下，頭腦如破，急以犀羚追逐歸其地，責或暫加，焮痛晝夜交進，稍遲則漸高漸尖至極，併水不見，神氣如死，俗謂之曰螺旋頂。雖有智者亦無如之何矣。

魚睛不夜

愁瞳子瞠瞠不轉顛，陽邪亢風熱又相搏。

此症項強面赤燥，目如火，脹於瞼間，不能開閉，若將廟內神魚花缸變魚之目，凸而定凝，故曰魚睛不夜。乃陽邪亢害，風熱壅阻，下竅不通，上竅亦澀，是脹不出，即入。速於百會、太陽、兩臉上星、要隘等穴，砭針出血，調後，宜速解毒湯一味，大黃丸三友九槊之攻之，庶有可救，然亦險矣。

凝脂翳變十一

何謂凝脂翳肥而嫩黄色血停神膏傷混濁淚痛澀燥

向腦中推膏從睛上得亡明指顧間大命難與易

此症初起目赤痛多乳膿長光紫閉澀開則淚湧出

風輪上有點如星色白中有孔如錐刺傷後漸漸長

大變爲黄色凡赤漸大變爲膿有初起擴色便黄大

且厚治依下法四圍裂開一縫者可施針或竟鑱去

下得一膏爲底皮膜如蒸竹之紙風吹欲破見膜令

人吃驚又初起現厚大白障纏則於障內衰出黄翳

狀類鷲脂爲殃益急再頭痛便秘則爲癥爲漏爲螺

睛為凹凸為形為體不日而致治之不開孔竅發盤
但見翳色肥黃浮脆澀變速長頭以小承氣下利中
先净其內隨磨羚羊角調清肝散徹其外俾表裏邪
行頭風不即止大便必通大便通目赤痛與淚合賊
乃用消風活血湯或防風散結湯犀角地黄湯服過
勢少退照下半月翳蝕定方其服藥劑症漸減受通
便好不須璜贅愈後必有自癖若魚鱗瑞瑙等形終
身不能脫然亦不幸中之幸也換因黏木火自焚疾
攻金土一水不勝西火是以焦痺神膏良醫遇茲症
須費使監守假徒茶果一揖揖從一齒拔心他往一

將斑變如上救得睛完亦藉疾耳學者虛心澂聽進德良多

原案　友人艾秀聰初夏暴得此症服驅風散熱之劑反劇或謂城中林性花素知名醫請治之既至觀其形瘦弱其色枯白審其脈細數其家素封意必斲喪過度精血不能經營因而外感故寒涼之藥不投乃至補中四物六味地黃等湯未數日勞滯而失明加之煩燥不安林辭去遣書招余余昔與艾子同學信而專遂以大承氣下三黃丸五錢一服無少瘥再服暴下積穢臟腑且徹開則右目已能辨黑白矣復如前藥

口進亞劑至大利乃止止則頭目痛攻頃際然後散以八正逍遙丸以退雲既濟月餘能出殿橋以納涼秋中金愈桂花開故曰月痛自下而上頭痛重太陽穴陽明燥厥陰也故承氣以通之大小便秘藏後熱於府也故三黃以降之氣輸爍火八正實瀉其于霞廓凝脂逍遙通解其鬱退雲既濟特以靖餘孽耳林退而嘆曰法之妙神驗如此可見法不遠人人自遠法爾圖驚大觸類而長之則術在我矣雖然疹瞻形脈性弱用重方慶遍倖療載人邪實急攻之效而仲景言下之救不幾違乎是案徒以伐功不可為訓

星月翳蝕十二

雖將厚指甲，冰鏡擂深瘢。致令星翳起，從徹月牙懸。邪陵火鼎金氣入，質門費設導攻散，和中妙理存。

此症甫病目即赤腫痛淚，不敢近火向日，風輪生白翳，狀如大星，坐中有一孔，宛若錐鑽。甚者如新月，月上亦有一痕，儼指甲深掐，故曰星月翳蝕，凝脂症之小者。蓋人怒氣及土鬱傷肝，肝虛不勝痛勢，所以一逼便傷空竅，雙睛現症如斯。男婦患者多矣。無論脉浮數弦大，總以犀角追遂散，或四物湯加柴胡與黃酒炒連，不則疎風、養榮、瀉青、導赤等方增減與服。其

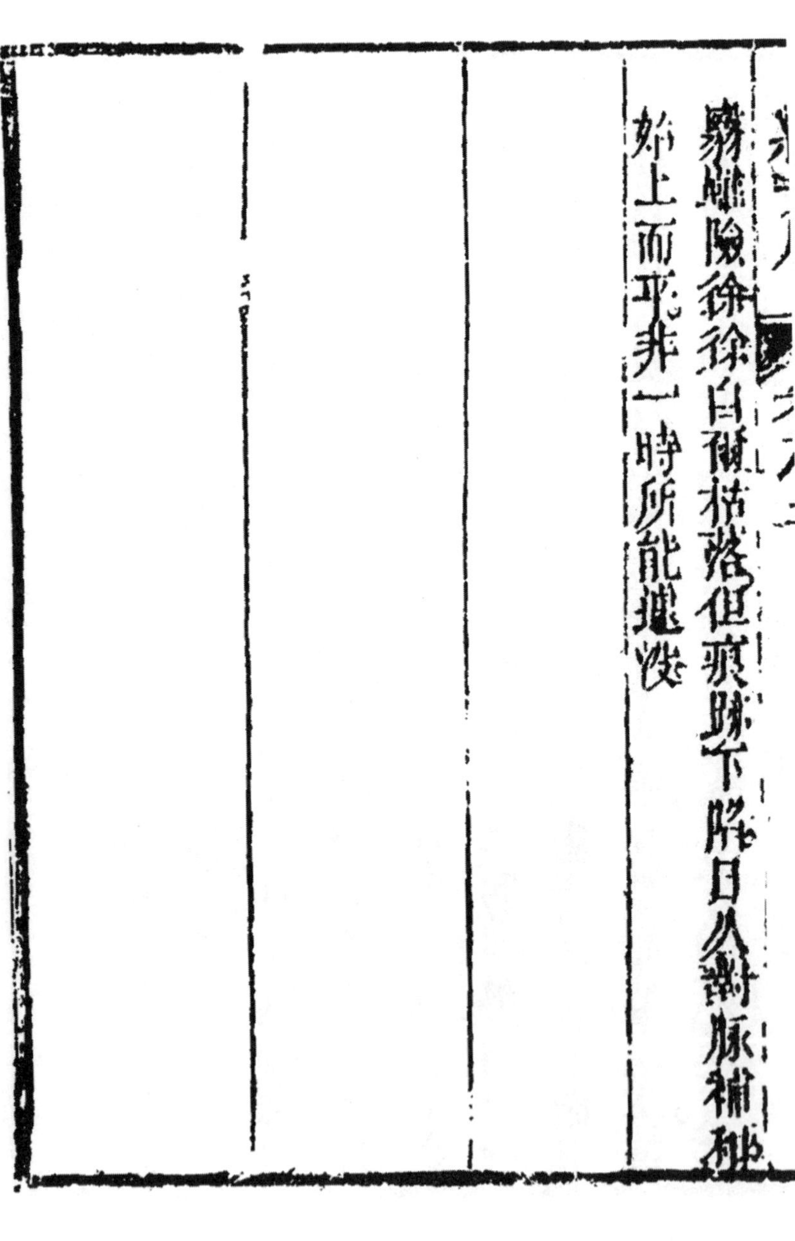

窮巇險徐徐自爾枯落但痕跡下降日以斷脉補秘

始上而平非一時所能遽效

花白翳陷十三

黄白嫩花蕊，治睛生亂開。爾時纔幾瓣，頃刻即雙叢。則月不相照，妖雲何處來。伊人看未足，殺氣掠風摧。

此症初起雙目便赤腫，狂痛，畏明生眵，開視青睛沿際許多白點，儼若批碎梨李花瓣，瓣色黄而浮大，若尤險。一晝夜，萃連混合，漸慢神珠，看之與混睛障相似。邪毒長速變，且四圍翳起，中央自覺低陷，甚則翳蝕於內，故名花白翳陷。治療大費神思，意者土盛鬱木，木鬱則生火，火盛生痰，痰火交燃，膏液隨傷，乃變無了局。瑤函謂金剋木之禍，真是睡中說夢話耳。速救可以撥回貢翳與凝脂翳一樣，點以菊花通聖散。一兩分三次調服，看勢未衰，翌日再進一兩，腫必消，翳亦合藏撥泊金煎，日三劑，中宵以三黃清熱丸吞四錢，症不反復，而漸離，然後順氣疏肝，清熱化痰，大約盡一季，可全瘥，但終不能如舊。人其毋全責乎醫。

原案

于中仲冬一日，余左目倏爾昏痛，隨腫而淚多，不敢開。人夜右目亦然，如煎如刺，眠食俱廢，強起覽鏡，左右風輪沿際，若念珠環繞，知是花白惡症，依前方對病增刪，三旦夕痛穩減，腫亦消，然人物罔見，問妻兒

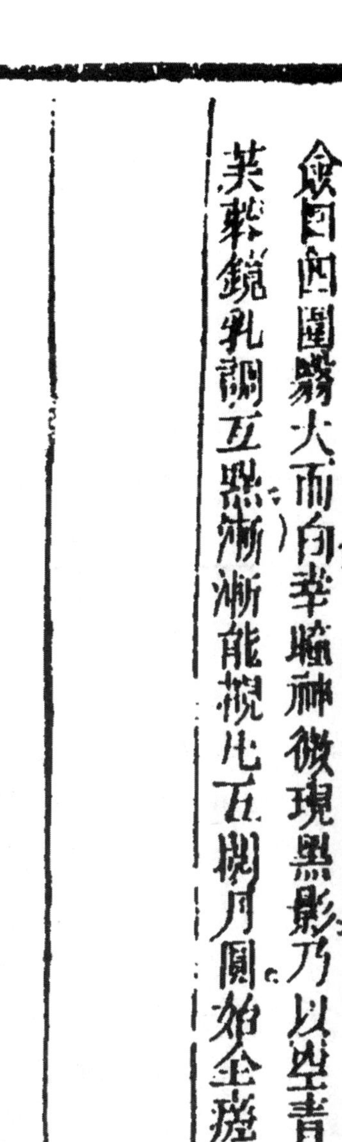

金円内圓翳大而白，幸瞳神微現黑影，乃以空青石芙蓉鏡乳調點，漸漸能視，凡五閱月，圓翳全瘥。

蟹睛横出十四

風流搬風神大撮風標掀。風標掀。固所風輪吹彈得破。瞳人圓活凝脂可。瘢痕雖有光無瞳光無瞳將就罷了。又愁甚麼。

此症視風輪上有黑珠一顆週圍膚翳界纏者是蟹緣暴風客熱壅水衰火炎醫不合法致凝脂黄液木痴諸病。蝕破青睛。黑睛從破處而出。始如蝇頭中如蟹睛。甚則横長如黑豆。故呼上名。軟而不疼。金井但斜未敗。準可許其平復。間有結痂如豆。殼落始愈者。然補劑合瘁。雖妙手。空空。瘢痕終乎不免。若尖硬

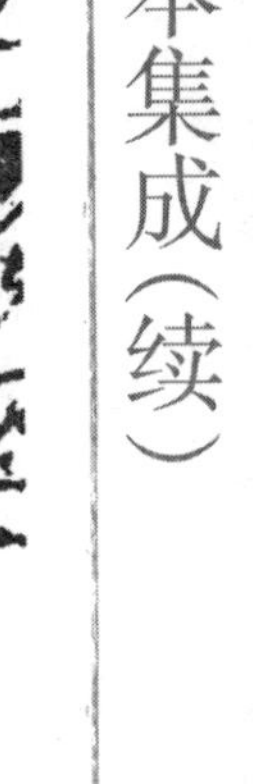

瘡家藥餌再慎則紅白混一鏁睛次不能平否則必
裂青黃絲出目其隨渺已乎
鏁睛未成藥妄亂通底一切汗吐下諸法皆用不着
合選和所帶補之方加近味棗仁白芍徐徐除赖日
久自然消入若求藥看治此則水火強盛脉必浮弦
而數須柳青鴻行八正逐客薛潔淨藏府然後宜和
宜滋養細心調理十九無管

長虹貫日十五

離離赤脈虬絲出銀海，入水池縱横纏綿長短稠稀。昏沉雲冉冉，痛紫淚垂垂。若白虹之貫日，類紅綫之穿珠。大都水困金無助，致令風狂火益威。

此症乃赤脈虬絲縱横纏繞上氣輪而纏風輪，最不易治。蓋水衰金亢，風木燥而無制故也。且火勝木拔，風勝木折，蹤松栢之萎在所不免，況所勝乎？以致風火合作，赤脈即生。赤脈生則漫睛，障熱淚流而痛紫，甚謂甚白虹貫日之變事焉。因識其兆，揣其狀而命名云。其絲脈只在氣輪，縱澀緊不爽，及有微淚赤虬者。此目病之常。不足爲慮。即風輪有障。瞖者自能研究。兹無庸贅。內經謂赤脉從上下者。太陽病。從下上者。陽明病。從外走內者。少陽病。從內走外者。少陰病。太陽病宜溫之散之。陽明病宜下之寒之。少陽病宜和之。少陰病宜治之。知此則生尅制化之理不難體會。用以治人。如鼓應桴也。愚按赤絲虬脉。風火眼所必有。小大麄細。位無一定。何從分上下而辨內外。只有脉大貫過睛珠。便處導赤散加黃連與服。不應。或熔障經久在目。此風熱不制。恐成痼疾。須統用羌人參固本丸。百合固金湯。圓融通變而主之。常必效。

綵雲捧日十六

赤膜闌刪狀忽生，闌紅花結夜來燈，還與綵雲同一恭，繞天行。風火病頻心膽急，淚眵流慣意仍平，當面問他能見否，不分明。

此症滿風輪生障，赤色厚薄高低不等，痛澀莫敢開視，見人則羞，眉緊閉，眵淚併流，且絲脈縱橫，白睛赤紅，紫相映，故曰綵雲捧日。存以風血有餘，初症不知實係癇疾，非王道不能治者。何為此病多得於幽悒婦女及蘊苦之人，夫人而窮苦，不獨憂鬱，即飢寒有耐，精氣衰，三方六時無一刻施暢，雖具吾體不為污用。而勞勳之火無制上炎。上炎之際不免雨露外承。寒涼內遏。其火不得發洩。沉滯在絡。年深日久。血亦相因而瘀瘀。瘀與積併。積積瘀川。故得症如前說者。則陽王氣高障赤而微堅。陰虛火動翳白而中陷。是道也。有彼在此。不遠不近。治法先揣其境遇。次問其因。次診其脉體。非病實形實。以沖和養正。御劾黃耆湯。大劑進一二。看他如何轉應。或補。或和。繼功劾奏難。樂無憎。而日月不計。終有痊時。若少年境順得此必賴醫治。壞更須細心調燮。否則。必變時復症。大費工力。

目血十七

斷送一生心力能消幾日孫波夢魂中夜且風魔勞動坎離眞火。時下眼流血淚面前人隔烟雲幽懷無計可消磨琴罷煮茶孤坐

此症目無病痛自然鮮血迸流有如刀針刺傷一時不能遏止除小兒食火鬱肝外係老年及有心計的人元神虛憊倏感風熱一脉上游直血未歸元府因逼而妄洩洩之至再至三情徐陷而失明然爲治頗易但於病情時介不可不省察三分省察變常脉依對症或否不必拘總以大補元人參養榮歸脾滋陰

地黄等湯，與治立効。

劣岸某善刀筆。常覩錢數多寡，許訟輸贏，其門如市者廿餘年。一日薄暮過東橋，江風撲面吹來，左目淚涔涔滴，拭之盈掬①鮮血，比至家盥照，則眇矣。或以爲發藏毒。噫，藏蓄言狀，字與毒同，雖即事雅謔，未必非受病根原，特書於此。鑽廁者，尚其鑒諸。

瘀血灌睛十八

氣滯。血瘀將歸何處。泌入乾宮。青空純白條成紅。防風驅邪金井中。井中得得應殊色。如落日。與月當金食。且回頭。光頓收。罷休。還愁年不留。

此症始得。眼胞一環半玦青碧隱隱。次後紫黑。或滯膛微腫。白睛亦赤亢脹起。儼若老拳打傷。左右相傳。遠近怕看。幸能視無痛。不甚苦楚。蓋熱物食多。胸膈氣海爲邪所蔽。血盛滯塞不通。逼而上走。故作此狀。甚而咬緊口鼻出血。急用清毒逐瘀湯大劑數進。不退。卽開導。或抵當湯、通幽丸以攻之。不然。火金乘木。

必變爲脂膏液魚睛等症其金井不見點神頭然鮮血滿漲此定先病風熱既拔不隨滋養一味苦寒到底致腎精膽汁耗損殆盡一點元陽直犯水德豈火入血分有形之急者比乎人如患此險惡極矣待生脉散十補丸雞距二仙膏遞服三兩晝夜尚可救若再不珍重與藥餌相差錯非惟目病難治而命亦恐不久醫必先立病緣或以此書示渠家人於事無濟庶免悔尤後話

又白睛不論上下左右現一片幾點絕似紅炭朱霞過一夕色濁轉青紫片點亦加大此血熱妄行客寄

肺膜間有因咳起者皆氣不寧臨之故宜治金煎導赤散火既退而血隨迹病不難倒若泥解表泄肺處散方投之恐天元焦悴風木不勝倒窮別外重證有不意而得者

垂簾障十九

逆陰上發生，垂簾混得名。蹉此年月久，混流於漫瞞。有犯加凝滯，方纔變赤疼。擻般相似處，辨別要分明。

此症生於風輪上半，漸掩瞳神。不論厚薄，但在外色淡白者，是若紅赤，必觸犯搏動其火，乃發燃，非本病也。蓋緣目赤疾作，不能相時制服，徒以辛涼散降，收其血而蓄其火，風輪漸漸傷殘。年久不瘥而致瞽，非眞明與主不篤信，誠恐永爲癈疾。其初起，神水不清，及退後膏澀結而成者，此精衰火灼，益宜深心體認，不可草草藥戕。或謂障從上生，合稱順，胡爲逆，此指火而言，夫火性上炎，今下垂逆其道耶，因云逆。又狀其自上而下，故曰垂簾。爲治當察其苦樂，審其脈體，問其喜惡，驗其熱服藥。既詳且悉，然後對病處方，大約不外逍遥四物加味，吞千金磁硃丸，不效。改用助陽活血，併潤燥，日以芙蓉鏡，夜換空青石，合點，無不愈者。如初患翳瘴見障，似此須從彼論治，不在斯例。然總須心細眼明，若虛應故事，藥石必致差錯。轉爲赤脈貫睛，再變爲紅雲撩日，即龍樹醫王能臧而不能療。

白膜蔽睛二十

羞明姮娥隱，倫雲出照人。暈生風起易，虹貫禍彌殘。無復睛瞳影，空留病業身。幽懷言不得，一望淚沾巾。

此症初起勢甚輕微，久後始赤澀，有淚障睛，生障多脉與腠。日久諸輪廓皆壞，纔略能行走，瞳子不見影。動，且障偏高於睛，狀如小小狗胷，故獨以膜名。前後均無痛苦，纔而不變，却最難愈。往見少年患此，市人呼赤蜆赤瞎，不瞅了以終老，良可永嘆。病由偷斲勞役，殘獘肌骨，或從慾嗜味，耗損真元，在膏無形，燥火深潛在經。爰拋斯疾，醫宜應機投藥，若有形風熱

之可散可攻也假障上有星月蝕人病似增而减翻
違蓋火鬱既發惆不再生然亦宜因上竅因境中宭
境得其情更勿徇守故轍矣症從脉聚實成丹照不
討工服無吝費有日開霧見天向笑而亦覷赤瞻者
竊悲爲亦覷赤瞻所笑耳
族叔亚坤壯歲已得是症遂援杖列上宦不杖鄉杖
國而杖家矣時余甫業茲術看其障雖近白膜覺尚
鬆而不光滑爲劑去瞼內外椒粟以八寶空青石芙
蓉錠加味磁硃丸晝夜點服間煎神功黄芪全真一
氣湯凡四閱月全消不惟不需杖黑夜常出市肆閑

設如此十數年乃謝世。其子某某不德。余凡內戚間尊翁雙瞻。火焰重光之山。繼對曰天數。咲夫坤叔詩而康或天也。數能使日中晡子老而還少耶。新城楊令初先生。父子青年進士。每書札相招。款稱婿不言弟。藉余常主其館。友誼太翁暨諸父。故世切思守謙主敬。固士大夫本色。醫賤役也。纖學術兼優。車笠不渝盟已耳。乃謙悖久執古禮。視某某天數之對渺若山河。

聚星障二十一

一片片幾星，星翳青睛，引淚落與絲縷，夜而朝，右復左。主何經，木鬱結火飛騰，兩相并，能急變，不當明，霧籠花雲，徧月，過平生。

此症黑睛有細顆，或白，或微黄，或連綴，或聚萃，或散漫，或齊起，或先後逐漸相生，大該木火擾痰亦曰疾所當見。及時依星月翳蝕主治，則聚者徐散，散者頓滅；若日長一日，合作一塊，或數片赤脉纏貫，雖不類花白蟹肺之症，變而自困。因醫有必然者，相期淡泊寧靜，毋爲痰火所用。

目瘍二十二

目病外發生實邪，顯有形。肝强多落泪，血旺白差盤焮熱。多脾爛，乾風椒粟成。皆頭心有故，發口上無情、腰下三陰蘊。六陽頂上行，耳根微腎燥，鼻竅驗金清。將次遍身現，都來十二經。詳明精濁主，治莘分明。

此症專爲目病，目病後生發，反復變幻而言，依次不等，大約總在睛之上下左右，或君火鬱邪，鬱則血注，血注則肌熱，故發現皮膚，久則所注之血化爲水，所鬱之邪復濁水而成膿，故漫爲焮爛。始生微癢爲虛邪，腫痛赤熱爲實邪，甚則寒熱作而飲食大減，不急治瘀濁氣泌入目內，而波及於珠。若但瞼背有疵，別無痒痛，此眵淚漬溢，目愈自散。凡見瘡生，不驗部分形色，詢自何來，將欲何往，與夫熱淫、濕淫、血勝、風勝所致，概以三仙五虎等丹去之，治標不治本，不可謂之知醫。治法：採嫩桑葉、忍冬花、芙蓉根，煎濃湯洗刮極久，以菜油調八寶丹塗上，內服托裏消毒飲，或人參敗毒散。如是半月三旬許，渠情淨。或謂瘡瘍因毒已見，似為血出，曰因毒與自毒似分，且茲理解通而不合掌，便更無詢。餘倣此。

黃液上冲二十三

從來痰液涵濡成，卵紙風輪那更生。大抵火邪膏內作，黑神衛散病黃精。

此症於風輪下際金位之間，神膏內生物黃色，狀如雞脂。稍輕者若黃漿小癬，外面無有。比人指甲根白巖相類，非針藥所能及者。勢大不消，必沖出風輪，其睛隨破而形，即不然，金井立敗，黑神散而失明。是症最逆。蓋經絡否塞，陰陽離闢，火土諸邪蒸溽幻化而成。有頭痛便秘者尤急，若作天行客熱胡亂治而頓愈。吾其退避三舍。臨視者問其已治未治，未治以柴葛解肫十神湯進一二劑者効。効則三友丸大黄丸儘服。不効改用人參白虎湯。芍藥清肝散。或瀉黄或雙解。病必緩而漸退。已治。審其脉。相其體。驗其方藥某過某不及。裁以心法。羚羊犀角磨調逍遥散或撥雲開本還睛、諸丸煎湯遞飲。黄液無不消。則補和對症選方。還元易矣。十中間有一虚寒。入手須參芪桂附溫散者。舍症從脉。元有是說。又不可不細心理會

水輪屬風輪而生。質最肫嫩。中空而薄。能舒能歛。正看似在外。斜視則顯然在內。凡鳥獸鱗介之目皆如

是其空虛，俗謂之瞳子。常遇險病，莫不用手指之，能應仰，甚至青盲風變，且謂瞳子尚在，諒不妨事。不知此乃鏡花水月，以影示人耳。其瞳神深藏膏中，有光無光，伊誰得見？本科不惟未及發明，竟渡河有豕，穿井得人，公然立說，併有引重瞳一物兩現之奇者，爲之捧腹。尤可笑者，於此症則曰風輪上際坎位之間，於水輪散大則曰風輪窄窄一週，外障正中者則曰腎竅，其所用藥俱不免地黃湯加減，是直以中空者在外爲風輪，包水神水者在內爲水輪矣。嗚呼！下愚不移，無庸深辨，第剖之蠢而筆之豬眼，使集詳觀

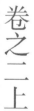

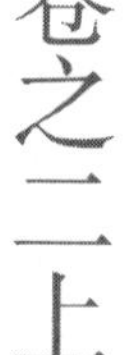

諒必茅塞頓開辨羽之目大抵較常人分外精采故
曰重瞳果一物現二影於理不達若一目兩瞳則儼
然怪物耳帝王云乎哉至曰舜目重瞳上下生羽目
重瞳左右生不知誰實見來載於何典○是症諸書
皆曰黃膜上冲傅氏本專家所擬眼科曰瑤函曰大
全似無出其右者曷亦相因稱膜不察特正之曰液
蓋液類凝水比喻恰切膜係皮屬凡薄而嫩厚而韌
不動繫著者皆是詎能上冲看牛豬膜猪膀膜可悟
明明漿汁之物混沌名症豈字典字彙俱未識
面耶汉下症曰五疳夫疳為小兒甘食致病奈何著

於眼上，豈點眼藥過多。目飽積成耶，不耐笑脫人願今換鴉亨何義，瘍乃瘀瘼，別作去理未遠，故直書曰五瘍。

五色瘍②

木瘍如豆撲青睛，紺碧蒼黃畫不成，若使深侵兪井去，水紋湯漾漾苦生。

此症生於風輪左右，色蒼碧，形若敗豆，大要非下銷精血，火燥上攻，即昧窮山海，瀉膂氣發，以故一起便內熱，昏臟，頭目狂痛，莫敢開視。逮病勢稍衰，已成今症，雖不同黃液自內而出，其險惡過之，失治則睛必

瘥愈後翳有蘚蝕昔斑似瘢非障稱醫爲之蟹睛
火瘍脹如紅豆蔻其故如爲邪毒否兩背之間已不堪
氣輪犯尅難分剖

此症初起如黍椒繼如紅豆蔻生於內瞼脊間有氣
輪者爲急瀉火之實邪今在金部所謂鬼賊相侵失
治或恣食成積潰須黃連解毒湯不可當八正散犀
角地黃湯再則宜滋水以濟火或補陰以配陽回機
治用治法良多惟必一意敗毒

土湯浴號包珍珠血竭生瘀火剝侵莫稍疾微無用治
到成潰滿嘗神機

此症也又呼偷針眼生外瞼弦上初得但癢而腫次則結一小核乃作痛屢屢不藥自消者病形俱實必至核大潰膿始愈有一核潰一核又結一月罷一目又起及致虛外風襲入頭面怒腫目赤赤痛如再犯燥烈決爲腐漏而敗改形換相者此須小忍而彌管一至於此患者幸毋忽始以瀉黃散竹葉石膏湯次歸芍六君金水六君若目赤痛而微腫亟進清胃散二木勝濕湯或於瘍頂上重砭一針血出氣泄萬萬不致潰腐

金瘍玉粒生睛上滿泛水輪得蓁莽時交陰氣金水潰

流火焙西神稍爽。

此症生於氣輪，狀如金粟粒，數無定，眵淚澀痛不消。說間有連上瞼內結者，尤礙青睛，且攀而發翳障。儀與椒瘡彷彿，但火金亢戰，非風濕居土木也。子後午前陽氣升王之時，病必急，大劑瀉白散、冷金煎不稍減，清淤遂痰湯撥之，無有不罷。倘遲誤，反觸變禍端恐不免。

水瘍餵與輪間若黑氣凝空，蒼氣瀰太陽，痛龍若頭風

膿子生，憎金井落。

此症仍生於風輪，病狀病態，亦與木瘍絕似，但點廓

先起。其色元黃，間亦轉青轉藍，由內傳出青睛，目疾之奇惡者，其不陷睛喪明，無有遁睫耳。或曰：殤本火鬱頭旋風痛，何以病反屬水？蓋肝木風熱則生火，火勝必侮水。金并腎脉也，風攻其上，火搏其中，而下之化源，木能遞援些微津液，不得不同流合污，隨風入木，鬱而成殤。且風行水動，物理自然。凡頭風痛攻夾傷瞳子，豈限水瘍？邪是瘍由熱淫，火兼水化，水之賢困其為病也明矣，夫復何疑？

水木二殤本無治，故不立方。然遇初患，膸乃仁術主完議，求詎忍坐視？木與三黃丸、抑陽酒調散，水與知

栢地黄湯通幽丸正痛係凹凸可灸攻夭相吉人有効再對脉選藥百中亦起一二但必預陳病由乃無後言好人且無從詆毀

捐扇二十五

何來風毒上金停，化濕為膿作淚傾。時序遷移形不改，醫家因以漏睛名。大眥漏多八火旺，時流血水疼而脹。眥貫養也更須升，心已清分還欲降。天火上行小眥傷，漏緣砭割欠端詳。致令血怯神膏損，鎖口陰淫視減光。

此症非一時生得，如是乃遊風客熱，停蓄藏府，傳於目系。未能發洩而致，且熱氣也，風亦氣也，氣以成形，則變為痰，為液，為膿，汁出於大眥上下瞼頭小孔之中。甚者內瞼近鼻，結一核，砭破核則消，而口不合，膿汁長流向久流多曰陰漏曰龍火曰中病劇曰陽漏曰肥積幽鬱痰飲及天稟衰薄之人患者多亦有因覡肉努肉割傷精血氣不流行而瘡口漸冷冷則凝凝則無所消化遂潰腐爲膿爲涎經歲無乾每食毒物受風熱更能痛與脹起腿穢不堪開治當先事木火清空散胃風湯防風散結湯艾及金土百合固金湯白芍消金散玉屏風散蓋火爲毒源潔其源則流不待澄而自清風爲邪帥降其帥則衆不爲梟而潛散然後以竹葉瀉經大補黃芪養陰清燥等湯或升陽益陰升陽散火各隨氣稟厚薄病症淺深以投之

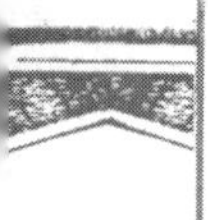

殆犹有甚然者。吾斯之未能信

眥帷赤爛二十六

黃子散步蘆汀，有客於林泉小立，兩目頻眨，皮毛粟粒。雖內無所損，而芝眉誠不堪把。曰：噫嘻，悲哉！斯人斯疾，其由有十。蓋太陽失職，太陰降級，君火上炎，陽明燥急。或醽郁廚③之酒、或對牛衣④之泣，或茶烟嘗參，或溲水不給。月出皎皎兮，幽人孤往，而冷露淹浥；馬鳴蕭蕭兮，壯士早行，而曉風潛襲。至乃新秋病進，此流火之沴金；大寒不退，又木運之交人。故其爲狀也，瞼弦沃丹，眥頭流汁，爛而微腥，癢而兼澀，手不停揩，巾裾常濕。補矣哉，裂見鮮血；攻矣哉，腫痛交集。小劑溫以和，散何帆邪之熱戕而猶不易平者。恐水火未濟，須億小書册泥執，咨嗟既服藥，余長揖欲有求而力不能及，歸而私念中心悒悒，援筆賦之次於篇什。

此症皆驗赤爛，或瘡或痛，眵多泣出，或有頑翳輪病亦多端。大眥赤屬火，爛屬濕，瘡屬風，痛屬熱，眵多氣虛，泣出血虛，赤勝爛者多得於勞心憂鬱忿悖無形之火，爛勝赤者多傷於酒食過哭冒烟有形之氣風熱，蒸則發而泣出，濕熱淫則痛而眵多，爛而微腫者責以風濕，赤而乾燥者責以血燥，火盛風起則生瘡於艮坤，瞻亦病而騰焉，所主雖在心脾，然要於左右輪廓陰陽表裏虛虛實實而求之病情斯得其有冰米不欒避眼早起爽氣沁入眼膚致爲痼疾更宜謹身處地應有治法萬勿以家貧日入監若罔聞臨事先以鋒刀剔去上下瞼内外粟粒熱化胎容宵不時洗擦俟乾拔上擦元霜内點胭脂雪隨發梔菊飲赤加黃連赤芍藥爛加蒼术大劑熱服効否則再剔再洗對症處方或以六君子爲主赤加丹皮丹参痛加黃連癢加防風薄荷爛加蒼术石斛寒燥加附子乾姜週年半載無間不怕他不愈〇友人孔繁芳常患風痰赤爛無異殘風拔法治療與元地一觔百合粉

八兩，花椒末四兩，梓融蒸極熟，為丸與服，令不發十年矣。藥之靈效乃爾，爰附記備用。

目瞤二十七

皮膚中脉轉遂，氣不融和，血衍陰陽邪感，甚而口角牽，魚尾搐無止，詫殺兒童笑殺翁，莫辦容。

此症謂目瞼不待人之開合而自牽拽振跳也。其起太陰厥陰，榮衛不調，不調則鬱，鬱久生風，久風變熱而致。主以全真一氣湯、十味益榮煎、丈人理血湯，不移時立住。倘認為遊風淫熱，識從涼散，則肉縱筋引，恐變喎斜，不則或左或右，連口不時吊上，搐搐翕翕，若木工之繩墨，獵人之射煙，鈴人見莫不含糊淘無身貢笑之捐腐矣。

[illegible]毯二十八

上瞼胡爲瞼陽衰濕令游箇中渾是氣此外若[illegible]毯覆色未全易風光能久留辛溫悖治理無効亦休休

此症目不赤痛但上瞼虛起若毯久則如有穴瞼或紅或內生赤脉濕痰與火夾搏者則有淚而昏爛乃脾肺陽衰自病不可悞認爲積杯蚪合之實邪試以手擦擦熱拭之少頃復如初可見其眞元不足而泛火壅於肌理也治用異功散補中益氣湯神效黃芪湯助陽活血湯立愈

覆杯二十九

土禍由來風木搆果山廓脹如杯覆忍痛難明須針且藥無用籌先後　料想青睛壓不受虛禁得雨馳雲驟鳳蠟燒時菱花照處光景全非舊

此症目先赤痛多淚。後瞼漸腫硬如覆一酒杯於睥上者是蠢木不務德以風勝濕風勝必生火火受風邪又淫入土濕因轉為焦燥耳故堅而色赤若外感風熱而致者為禍稍緩然腫極必瘀血瘀滯太睛中將如之何須用開導敷治敷治退而復來開導消而再作或愈腫愈高此風痰夾攻症變不測醫非四診精確，紫是疎手。張子和曰：目不因火則不病。白輪變赤，火乘肺也；肉輪赤爛，火乘脾也；黑水神珠被翳，火乘肝與腎也；赤脈貫睛，火自甚也。總曰熱勝則腫。凡目暴赤腫，羞明澀痛，淚出不止，熱氣炙人者，皆火之爲病也。但治療之法，有寒涼以降火，有補水以配火，有添油以濟火，有填泓以養火，有滋陰以制火，有培木以生火，有抽薪以退火，有決水以滅火，有升陽以散火，有砭針出血以瀉火，有灼艾分痛以移火。故子和又曰：能治火者，一句可了，豈必大苦大寒，上攻下攻，然後始爲對症？如是症合下，當用砭針、抽薪之

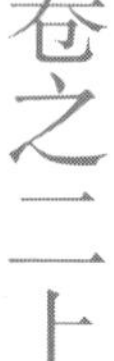

法砭針即開導。抽薪乃下奪，本通謂之攻逼氣利出三承氣、三花神祐皆可用。不則清胃散、涼膈散、普濟消毒飲，俟腫消看臍壞或否，再作區處。或謂上藥過猛，急治其標可也。倘年老及虛羸產婦，元氣素弱人，須除去硝黃，加人參、懷山藥、薑、棗，佐其攻固。至言不知以病受藥，雖猛無害，但欲大而不欲小在此。余每臨急症，當汗吐下三法大劑頻進，中病乃已，而誰方授人，却叮嚀撓撕，蓋恐後學心粗膽大，殺人於竹墟瓦缶中而不悟也。城中某士自號名醫，并毆戶百餘五十不往，見所用藥皆苦寒攻伐，或疏散，或和中益氣目藥必手戥，計重不滿三錢，時彥咸羨其穩慎，吁，即是而曰穩慎，庭鏡不足道，張仲景先生書直可覆酒甕付丙丁耳，呵呵。

蚌合三十

天關變闔世而有獨抱衾裯衲裰參居轉無人堪入眼。
一胞熱淚濕鮫綃。

此症初起目赤畏熱。一二日兩瞼漸腫硬。儼如蚌蛤之緊合者。是蘊積熾血濇。脾火上泄。故瞼硬睛因火炙。未免痛而淚出。經所謂土極似木。非肝病也。必有風粟生於其內。治當撥瞼翻胞。鬧導若堅實翻不得。或胞再腫起痛如錐如刺。此土反尅木。巽風已動。緒毒之禍頓起。禍潰矣。有病藤不翻瞼導。瞼腫雖愈。瘡痕留內。結成硯肉。目從瞼硬狀如粟。縱口齒須用月

斧逐漸鏟去，使薄而開，開自然，照淨無隱，準可全濟。但必得弟子如法施行。益膨云：眼安食美，川得血相救也。亦治至八分則止，過割恐亡血，及起則痼。○是症與上同一臟腑，治應無別，但細懷平生所歷，不同處尚多，何以見之？上症木土爭剋，臟極上胞，治在肝脾；此則痰火蒸滯，兩瞼平合，治在脾胃。且上症多病左目，雖傳右不如左險；此則先發右目傳左，亦輕人手。宜白虎湯、竹葉石羔湯，不退，三友丸、一味大黃丸，再加開導。臟合消，仍看青睛，奚似對症換方點服，收效易。殊搦識於此，豈令執事者知所斟酌乎

到厥病藏除

胬肉攀睛三十一

脂非脂。膜非膜。蝕風輪掩巽廓。金刀去在未全除血氣方剛能再作

此症多自內眥。生脉一二縷縷根生瘀肉。赤黄之狀如脊膜而漸日久積厚。橫侵白睛。遮食神珠。有兼鋭俱生者。俱枝蔓所傳。終不若正受者之多也。凡性躁氣逆。恣嗜辛熱。勞心勞力之人患者多。間有侵睛。皆障礙亦不見。必內外兼伐。根淨則愈。然亦難矣。病由原機為奇經客熱。其言曰。奇經客邪非十二經之比。十二經之外。別有治奇經之法。而所用藥亦曰勝奇

散。都只是芎歸連草等物，無稽之談，人誰從同。謬刺論曰：客邪於足陽蹻之脈，令人目病，從內眥始，近似。瑤函曰：肺實肝虛，其肉努起。夫肺實擬輪，言通暢合努攀肝言，並不在內眥之位。且肝虛肺實，木已受金剋矣，又用膽草木賊以伐之，何哉？愚意此症發兩眥，乃合太陽少陰而病。肉屬脾土，赤黃努起，是火炎者土必燥。水木不能制，禍雖於金，雖在氣輪，非肺經之自病也。起手須如法鉤割，然以飛熊丹內服，瀉黃瀉白導赤等散。俟刀口平後，依心火乘金，既濟丸，或滋陰地黃丸一料，治本不治標，其殆庶幾。

割法：用紅礬一錢，水泡化，以新羊毫筆蘸水滲點處。其肉自然皴起，不起復滲。將鋒利銀劍穿入筋中，兩頭於上下眼胞擡定，次用鈎鈎正，次用刀或鉗刀從中輕浮披至神珠攀底，復又從針處披至肉近血輪，離一粒布線位，小心割下。有不必針穿，不黏攀滲不須鈎。只用鉗。不須刀。只用鵝翎者一點，自便。總宜器利手快，看得風水血三輪，親切，不致稍犯，庶不悞人。割去處肉白者，順易奏功，赤者纏延。血出不止，用新棉花蘸頂煙墨塗之。立住。秋夏須以泉水，亦住，蓋紅見黑則止。陰陽之自然，爲偶血得冷而凝，水火之所

以相劘也。劘後塗必節散，去酒禁炒炙，前方熊膽服弗
嗽。刀口日平一日，雖未能視如無病，數時中相去夭
壞耳。假道脾皆肉膜薇滿，下不見風輪影，先於中
央起手，劘開黃豆大一孔，間渠見光亮，微有昏黑
質不妨，漸次鉤劘，十中常一二可治。否則稍膏一涸
不消費力。〇凡犬皆有肉珠一塊，如榴子狀，本私呼
爲血輪，刀烙誤傷，必致潰敗成漏，卷首已說，再識於
此不審耳，提而面命也。
勢內有尖頭、齊頭二種，齊頭浮於風輪，易割易平復
全好，跡象都無，尖頭深深蝕入神珠，大難下手，且分

明，劆去，明日依然在上。非三五回不能净尽。及燃其瘢痕，至年久始没。但所有昏朦、赤涩、眵泪等病，务附去，不复再见。倘弗慎口节欲，劳心伤力，到老难免斯疾。

雞冠蜆肉三十二

蜆肉與雞冠，形容總一般。多生瞼眥畔，後及風輪間。炎土交爲禍，陰陽併作奸。不精刀烙法，莫向病家看。

此症初起，壯熱目赤痛，一晝夜大眥肉瞼之間生瘀肉，紫色，垂吐胞外，目閉亦不收，形與鬬雞冠、蚌蜆肉無異，故曰雞冠蜆肉。昔人分爲二症，究竟皆真元素虛，炙煿厚味之物食多不化，致血熱火燥，感以陰陽乖戾之氣，則發爲壯熱，熱盛生風，風動血行，上遏空竅，隘隧而成此物。益目疾所常有，而怕醫者亦多，何爲是證？朝生夕長，始軟終硬，發手須白虎湯加黃連木通、麥冬、竹葉，大進一劑，然後沿根劆淨。不可少留隆髮，再與防風散結湯，幾服看刀口平否，求平血且不止，其肉如韭菜剪去處，勃勃生發上來，急用烙以殺其勢，烙已，煎黄連解毒湯，净坐半日，常必消寧。倘病者畏法，家人將信將疑，所謂雞蜆惡物，决漸長漸大，害及氣輪而盡掩青睛，甚則堅實駭人，欲劆不能，能劆無益矣。

同里朱氏女，甫六齡，左目內瞼傷寒後，忽生參差一片紅肉，陸於目外。余曰：此雞冠症也。法當劆去，否則長大渾睛滿而喪明。朱疑畏未定，明日其睛化爲肉蟲高寸許大如盞色紅微軟後漸上至三寸乃已狀類牛鬪角觭居無何又於耳畔生一疣不數日大如梂硬於石有作血瘀而治者有作火鬱而治者轉日夜痛楚懨懨欲絕復延余主以托裏消毒佐三黃涼膈等劑痛稍止旣而疣遂潰眼內亦隨萎但形神不若從前之肥而且潤一月午睡向晚舉家皆謂安神莫敢驚覺及張燈視之死已久矣一奇症也一奇事也或曰症事固奇而子之爲政未爲盡善盍金石之評因存此案以誌吾過以廣見聞云

魚子石榴三十三

石榴魚子症兩様不須猜，魚子一宗起石榴，四角來相簇。血氣瘀滯即脯脾，然能分刺割法，雲漸漸除回。

此症氣輪一二處生浮肉一片，色淡紅，內細顆叢聚。揉之儼似小小鐵砂，曰魚子。其肉塊圓長，或四或六，四角生來，若榴子綻露於房，曰石榴。不割亦復蔽障瞳神，視無見。經絡病因，恍如前，就如前方法主治，除瘀。又有細細紅顆，攢生於風輪之上，白睛之內，不變能視，亦名魚子，用月斧割淨，在風輪濕青先在白睛治，金煎然奏功。⑤恭難兼拳毛皮急及赤脉纏貫外成

發瘋麻痛不能全愈。

椒粟三十四

風濕鬱肝脾，凝瘀衛不舒。眾疹胞內起，粒粒似金珠。瞼急開張澀，頻疼坐臥疲。椒瘡紅而硬，陽毒易為驅。

此症似瘡非瘡，細顆叢聚，生於左右上瞼之內。色黃而顯者，本經名粟瘡；嫣紅而堅者，名椒瘡。形實邪盛，則跎踄高低，連下瞼亦蕃衍。礙睛沙澀，開閉多淚。蓋風熱蘊結而成。凡病頗重，旬餘不罷，胞內勢所必有。只利刀間日剔洗，照本症點服不輟，自爾漸漸稀疎。若二三顆如粟如椒，紅根黃頂，高平不敢施刀，即施未必淨盡，且疵。一腫痛，眵淚隨拭隨來，此濕熱鬱于土木七木争勝故也。瑤函謂粟瘡防病變，當指是函用竹葉瀉經湯、瀉黃散，或杞菊飲、防風散結湯，交互遞進，心情胃調，病徐與矣。經曰：久而增氣，物化之常。其斯之謂與。

傅氏瑤函眼科之能事畢矣，然其人曉醫而昧儒，亦恨事也。讀閱所列證治，除依古抄來，了無折衷，外有理近而文淺，重復雜亂，不達病情，有句妥而病藥盤圓柄方⑥。鉏鋙⑦不入，有必須刀針金不道及，支離湯散說了又說，有既知無治，衆已明言。一症一方，餖飣分傢，有自相矛盾，有不相符合，有當言故諱，當詳偏略。

種種疵瘢，指不勝屈。就據此條而論，設分椒粟二症，已可不必。其一謂椒瘡紅堅易散，未若粟瘡之黃軟難散也；一謂粟瘡黃軟易散，未若椒瘡紅堅之難散也。如此背謬，勝錄嫌累乎？拙乃錄刪⑧，梨棗豈以充書，非病眼人不讀，朦對韓間，無恐耶。爲之莞爾者竟日。雖然，事貴先資，瑤函其可詆毀乎哉。

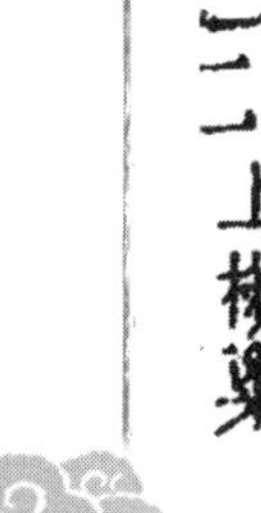

十二因

因風一

風兮風兮來無由，來解吾愠兮吾愁。表虛引入肌膚去，不病肌膚病目系。有致驚搐與偏喎，或成上視亂亡多。若夫六經內風作，痛攻先在頭顱着。洎而風變臂無濟，外症得來仍不治。血虛血熱亦生風，昏痒痛淚不和同。熱盛風生翳較臀，一類凝脂一痕奔。君不見無風火不炎，病情雜逆藥道家。

此章謂患風病人而病目也。蓋風屬木，木屬肝，肝竅在目，本乎一氣，故風多變熱，何也？木能生火也，火盛甚少也……
則血遂而耗……人身氣必鬱鬱則木生火火發
而又生風轉轉相生內外障翳皆起於此有目淺翳
深為喎斜者有鬱淺目深為翻瞼者有血虛筋急而
振搐者有火邪乖亂融和之氣成內障者有風燥血
涸皆瞼赤勝爛者結為瘀肉如雞冠者再加服以養
燥藥物與酒色不禁致陰愈虧而火益熾火益熾而
風彌烈病變為花白凝脂之症者治當因上尋因乘
抑調氣為先清火次之不然源既不絕流何能止今
雜藥進後必復求治之任至再至三風不住而火者
總日終無清寧之日矣若夫中風之因岐伯謂大怯

有四曰偏枯半身不遂而痛曰風痱身無疼痛四肢不收曰風懿奄忽不知人曰風痹諸痹類風狀也金匱要畧中風篇云寸口脉浮而緊浮為虛緊為寒虛寒所搏賊邪不瀉邪在皮膚喎僻不遂在經絡肌膚不仁邪入腑不識人入臟舌難言口吐涎沫治用大小續命西州續命排風八風等湯東垣云有中風卒然昏憒不省人事痰涎壅盛語言蹇澀此非外來風邪乃本氣自病也凡人年踰四旬憂勞忿怒傷其氣多得此疾肥盛者少壯間有之亦是中氣衰而使然急以三生飲加人參一兩即甦河間謂中風癱瘓非

肝木之風實甚亦非外中於風良由將息失宜心火暴盛腎水虛衰不能制則陰虛陽實熱氣拂鬱心神昏冒筋骨不用而卒倒無知也亦有因悲思恐懼情志過極而致者夫情志過極皆爲熱俗云風者言末而忘其本也須地黃飲子補其陰火陰火治則陽火不難於折服矣丹溪曰中風有氣虛有血虛虛則曾有濕痰左手脉不足及半身不遂者以四物湯爲主加姜汁竹瀝右不足以四君加之氣血兩虛總八物更加半夏之三子者各發人所未發師卓犖而中風無剩義矣或謂三子一主乎火一主乎氣一主乎濕與

風何相干涉金匱言邪不言風言虛與所搏不言風中而乃以中風名篇亦欠圓到要知因於中者真中風也因於火於氣於濕類中風而非中風也是在詳辨施治耳辨之為風則從真中治之辨之為火為氣為濕則治從類中。辨處方各有不驗而並言實驗殊之夜燃也。余謂真中風決不病目類中風亦止有口眼喎斜一症昔讀書見道之語其小兒卒爾痰壅眼翻牽掣此水不榮筋因而火燥木急絕類中風但治法迥別且速療故不收入

因寒二

寒令傷人無火鬱，直據大中成冷厥，循經以入漸而深，內邪逼出方發熱。熱而既久了無寒，謂從寒變成何說。風寒傷中本無常，或人於陰或入陽，就向陰陽求治法，初終手足任端詳。

此章謂目病因傷寒而得也。夫傷寒百病之祖，不得專責在目，讀仲景先生書，得其綱領，治亦無難。若求之多岐，則支離矣。略述一二於左：太陽經，表之表也，行身之背，邪入皮毛，則先傷之，便有惡寒惡風、頭痛脊痛之症，脉浮緊無汗，爲傷寒，以麻黄湯發之，得汗爲解、浮緩有汗爲傷風，桂枝湯，邪撤汗止爲解。身熱者，邪閉元府，內氣不能泄而生，非風寒之所變也。陽明經，表之裏也，行身之前，發熱惡寒，脉微大而長，身乾不眠，用葛根湯以解肌。少陽經，半表半裏也，行乎兩脇之旁，耳聾脇痛，口苦，寒熱往來，脉弦而數，小柴胡湯和之。過此爲邪入腑，若其脉沉而有力，不惡風寒而反惡熱，譫語大渴，六七日不大便，明其熱入腸胃，所謂正陽明病也。輕則大柴胡湯，重則三承氣，大便通而愈矣。過此則少陰、太陰、厥陰俱入臟而爲裏，當辛溫對症主治，不可涼散。若初起便惡寒，手足厥

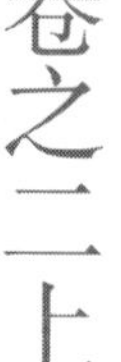

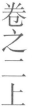

冷或戰慄倦臥不渴兼之腹痛吐泄或口出涎沫面如刀刮不發熱而脈沉遲無力此爲陰症不從陽經傳來輕則附子理中湯四逆湯重則九轉丹回陽飲以溫之不宜少緩外此有假陰假陽如太陽症頭痛發熱脈當浮而反沉又似少陰矣故用麻黃附子細辛少陰症脈沉應無熱而反發熱又似太陽矣須用甘草附子乾姜陰症四肢厥冷而陽症間亦或然此四逆湯四逆散不同也陰症下利而陽症亦有漏底此理中湯與黄龍湯不同也又有真陰真陽虛損發熱亦與傷寒無異如惡寒自汗胸腹飽悶則用補中

益氣湯而愈。面赤口渴煩燥，與六味地黃湯亦得。再下部惡寒足冷，或欲飲而反吐，即於前方加肉桂、附子、五味。下體惡寒，總之傷寒者，蓋冬時嚴寒感冒即病之名，先由皮毛經絡而入腑入臟，始雖惡寒發熱，而終爲熱症，其人必素有火者。中寒者直入臟腑，始終惡寒，而並無發熱等症，其人必無火者。經曰：發熱惡寒者，發於陽也；無熱惡寒者，發於陰也。與傷形熱傷氣，一則發表攻裏，一則溫中散寒，兩門判然明白，那得有騎牆之見？而與素有內傷者陰陽互其，假同證混治。那目科總傷寒，而不論專家論傷寒而泛濫，所⑨

常領會此條所謂相與變化所尚端趨謂我背也。

因暑三

大暑傷乎氣，脉虚身則熱。熱極耗陰精，孤陽上飛越，虚下亦虚升，虚散復虚泄。此中有眞意，高人能得悉。

此章因暑熱所致目病而言。夫暑乃六氣之一，動靜皆能中人。有深堂高閣，避受凉風，或瓜梨餅果多茹生物，陰能遏陽，熱氣不能伸越，必頭痛肌熱，肢節痠疼，心煩吐瀉，惡寒無汗，此靜而得之爲逆者，主以大順散，不効加參附。遠近買客，日中行走，暨老弱農役炎蒸勞作，既耗元神，而又遏起眞火，病發身熱頭痛躁渴引飲，汗大泄，惡熱，此動而得之爲中暍。甚則昏倒不知人手足背心微冷或吐或瀉或喘吐沫急以二氣丹同蘇合香丸料灌下。如無研蒜水調香薷飲亦可。若稍退合前證靈砂益元散蒼术白虎湯主之若體氣素虚藥不合式惟增易清暑益氣湯補中益氣爲當今人恐患暑病常服益元香薷等藥謂之預防適所以招暑也。平居遠害生脉散爲夏令取宜。暑病與熱病相似但熱病脉盛暑病脉虚爲異治當調養元氣而佐以解暑若人吐極病危篤水米不入入即吐亟用人參一錢黄連三分糯米一勺濃煎候冷徐徐咽下盡一小盞不吐便可投藥食矣或炒鹽

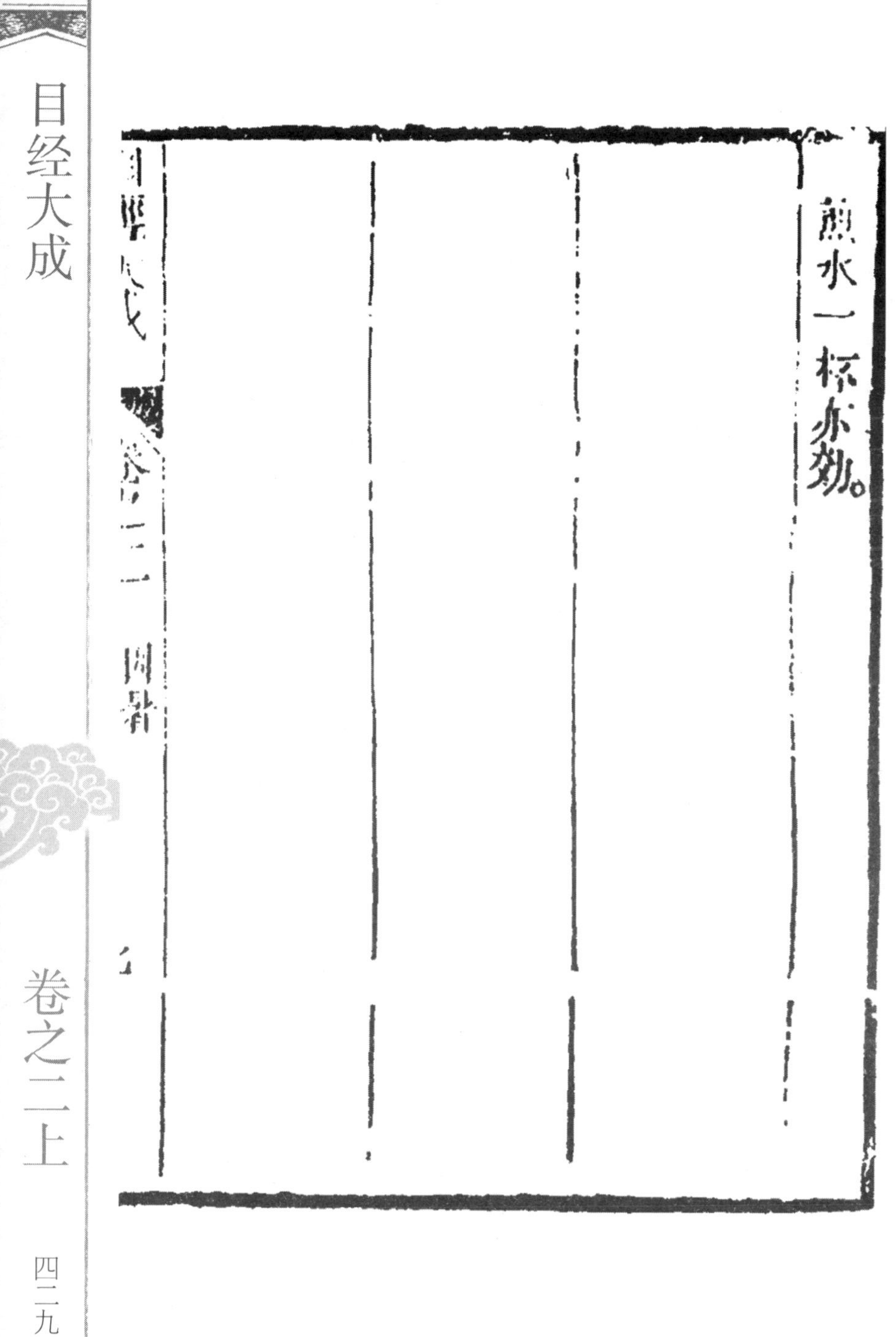

煎水一杯亦効。

因濕四

寒冬蒙霧春耕雨勞人更涉空江水秋夏炎威做四肢石泉收汗茶併醒外而內秘受濕元氣虛濕邪入人腑臟滿生入脾腫脹成入肝身痛風濕搏入腎體重寒濕溽從濕入心變濕熱仍發腫痛血發癰濕淫腸胃為濡泄濕困氣血倦怠絕濕在皮膚則頑麻強硬不仁或結脈濕邪上游眼沿爛或脹微疼脧不微呼嗟濕介如此胡為醫術濕而科見眞機

此章言病因濕所致有在天之濕雨露霧是也在天者本乎氣故先中表之營衛有在地之濕泥水是也

在地者，木乎形，故先傷血肉筋骨。有飲食之濕，茶酒乳酪是也。夫飲食歸水穀之海，有入有出，受得應。不啻禍然洋溢淹浸，一時詎能化行，故傷脾胃。有汗液之濕，謂汗出沾衣，未經解換是也。夫汗衫隨乾隨潤，不換，而著肢體，耐入，故傷肌膚。再則有血病陰漬之濕，脾土自化之濕。陽盛則火勝，變爲濕熱；陰盛則水勝，化爲寒濕。其症總發熱惡寒，身重自汗，肌骨疼痛，小便閉澀，大便溏泄，腰痛不能轉側，跗腫，肉如泥，按之久久始起。經曰：因於濕，首如裹。濕氣蒸於上，故頭重。濕傷筋，故大筋緛短，小筋弛長。緛短爲拘，弛長爲痰濕勝則濡泄故大便溏泄大便泄故小便澀濕從下注故跗腫諸濕腫滿故腹脹肉如泥濕入腎水流濕從其類也故腰痛治法在上者當微汗經曰濕淫所勝助風以平之羌活勝濕湯又曰下者舉之得陽氣升而愈矣升陽除濕湯又曰在下者當利小便四苓散東垣亦曰治濕不利小便非其治也又曰在下者引而竭之愚意濕從外入本來傷陽用滲濕之物是重竭其陽陽竭則精神離索而疾益淹留故用辛溫和劑如平胃散藿香正氣散理中湯參苓白术散等而補益之自然濕氣日除濕自內生變化頗多

未能收聚。然總不離痰濇鬱濕諸證。精髓者尚其以意求之。以脉參之。以前藥消息之。病情允服無懸發。黄或有非痰。更須斟酌。若乃所謂痰濕者。玉龍齋曰。痰之本水也。原於腎。痰之動濕也。由於脾。龐安常曰。有陰水不足。陰火上升。肺受火侮。不得清肅下行。由是津液渾濁。生痰不生血。有腎虛不能納氣歸元。氣出無歸。則積而不散。則痰生焉。由此觀之。夫痰特病名與耳。隨病而生。隨病而沒。原非人身之所固有。雖來疾數變。不過假威肆惡。不求其本而務其末。必欲攻擊治療。恐咳嗽噎咯相因雜見矣。

因厥鬱五

寒熱薄煎食氣血尸瘵蚘疰各十厥大抵是症致命多

神祟卒病痛得資身木火土金水流行對待生無已

太過不及鬱深流達發奪泄折能起

此症言因鬱而致几病病而復厥症治鬱有五經曰木鬱則達之火鬱則發之土鬱則奪之金鬱則泄之水鬱則折之達者暢茂條達之義肝性急怒氣逆脇脹或痛火時上炎治以辛散不愈則用逍遙散或升散之品加厥陰報使而從治之久風入中為飧泄則以清揚之劑四君子加桂枝芍藥而散之凡此類

逆之之法註內經者曰達之吐之也吐中有發

散之義只保得無害便可以吐字該達字亦發之註

下汗之也東垣升陽散火湯使發其勢則已其實發

與達不相遠蓋火在木中木鬱則火鬱即以達之之

藥發之無有不應奪之註曰下之也如中滿腹脹因

甚非鹹寒峻下以刦奪其勢決不能平然食塞胃中

厥逆不省不吐則死當以吐為上奪而衰其胃土之

鬱經以高者因而越之非奪而何至曰泄之滲泄解

表利小便也夫肺主皮毛總諸氣膹鬱解表則金氣

已達再加滲利不惟便洩水鬱端恐虛其虛而鬱愈

鬱耳。折之謂制其衝逆。固是妙解。然調其氣。過者折之以其畏也。所謂瀉之。又當體認凡水道皆氣化。氣止則化絕。非過而折。鬱將轉變為厥矣。用此言之。折之須當有術。或左右介歸。燥其胃氣。氣運則鬱泄。或補中益氣。升提肺氣。使上竅開。而下竅自通。或建中攻其脾土。制以所畏。不利之利。即所謂瀉之也。丹溪曰。氣血冲和。百病不生。一有拂鬱。肇基於此。乃制六鬱論曰。氣曰濕曰熱曰痰曰血曰食。此謂六鬱。凡氣為先。氣鬱而成濕。濕滯而成熱。熱鬱而成痰。痰滯而血不行。血不行而食不消。此六者相因為病者也。

故立越鞠丸以治鬱。薛氏因越鞠變逍遙，加減出入。凡爲中寒厥，有一陽氣衰之，不行陰，必發之令人五指至膝上皆寒，因寒厥，足冷，逆於下也。宜六物附子湯、六物回陽飲主之。陰退則陽進，陰氣衰於下則陽往發之令人足下熱，熱甚則循三陰而上，曰熱厥。宜六味地黃湯主之。怒則火起，激血上行，令血菀於上，氣亂於中，血氣相薄而厥，曰薄厥。滿道湯主之。諸動屬陽，煩則陽氣張大，勞火亢發，火炎則水乾，故令精絕。是以遷延辟積，至於夏月，內外皆熱，孤陽飛越，如煮如熬，曰煎厥。宜人參固本丸主之。五尸之氣暴淫於人亂人陰陽形氣相離不相順接令人暴厥如死曰尸厥二十四味流氣飲或蘇合香丸主之爽痰迷悶四肢逆冷曰痰厥或吐蚘曰蚘厥並宜姜附湯不則烏梅丸理中湯主之氣爲八身之陽一有拂鬱陽氣不能四達故令手足厥冷曰氣厥與中風絕似但中風身溫此身冷耳宜八物順氣散主之飲食自倍適有感冒胃氣不行陽併於上須臾昏迷身半以上悶而熱或心煩頭痛身半以下冷於冰鐵攤爐不熱曰食厥醫以爲陰與中風而溫補之立斃須陰陽湯鹽湯探吐食出即愈或平胃加減保合丸主之汗出

過多。血少氣併血上不下。氣亦憹悶倏侗然死。氣過血濇陰陽復通移時方寤。血厥婦人多有患者宜白薇湯倉公散主之。總之十厥五辯雖則爾爾而治常不等得意忘言毋徒從事成法。

因毒六

何事瘍瘡不能血氣注留未謝濁邪因此害膚消和月病斯來也。道是酒肉淫邪，似烟花惹風流，棒打始能驅。受縱多下。

此章言人生瘡瘍流毒攻伐於非。夫瘡瘍之作，皆由膏粱厚味，酒色勞鬱，耗損真元，外邪襲入肌膚作奸。致血氣注留，內無從洩發，經腫痛。經曰：形傷痛，氣傷腫。又曰：五臟不和，九竅不通；六腑不和，留結為癰。外似有餘，而內實不足。如再加肝虛毒勝，必循日將侵，侵漫清虛，法當澄清毒源，毒去自愈。大要腫高焮痛。

膿水稠枯者。元氣未損也。仙方活命飲解之。次用托裏消毒散。漫腫微痛。膿水清稀。元氣衰弱也。用托裏不應。加姜桂。膿出反痛。氣血虛也。八珍湯加芪桂。不生肌不斂口。脾氣虛也。四君子加芍藥木香。惡寒增寒。陽氣虛也。十全大補加姜桂。晡熱內熱。陰血虛也。四物加參朮。欲嘔惧嘔。胃氣虛也。六君子加炮姜。自汗盜汗。心腎虛也。補心丹或都氣丸。食少體倦。脾氣虛也。補中益氣加半夏茯苓。喘促咳嗽。脾肺虛也。前湯加麥冬五味。欲嘔少食。脾胃虛也。椒梅理中湯。再腹痛泄瀉。則虛寒矣。前湯爲梅易附子。小腹痛是

脛腫脾胃虛也十全大補加棗皮山藥更泄瀉足冷
則虛矣宜再加香附熱淋澀淋附此腎虛陰火加減八
味丸喘嗽淋秘此肺腎虛火前方及補中益氣湯大
凡怯弱之人不必分其脈證惟當先補胃氣以托裏
消毒散加減從事或疑參芪滿中閒有用者加上辭
多療發所補不償所⑩損又有泥於氣質素實及有痰
不敢補劑專一敗毒其誤人命豈不乎哉故東垣云
形氣病氣有餘⑪不當補形氣病氣不足當補不
當瀉丹溪曰但見腫痛⑫參之脈症虛弱便與滋補氣
血無虧可保終吉⑬欲因而用杖棒瘀痛攻及目

此怒氣發傷肝臟。須援因他倫議治邦與術。本症無涉刑非旁與他。惟犯法健訟者受之。是以君子慎刑。訟獄最忌。爲國之瑞。个人倚恃護符。稍有爭端。輙借詞詐控。雖衙中討得便宜。而家力日告消乏。萬一官清敵強。枷端杖不免。大以刺軒好漢。與隸卒同一個伏。巳自不堪。及臥著斷帶。受責於衆人屬目之地。恥辱甚焉。爾時縱氣傾口。礙痛者自憐。而戲嘲辱親。子弟日上做人不去。不孝莫大於此。願天下有爲之士。究圖謀守因禪外。務以寬厚之情。施諸鄉黨。斷不能飛空冤陷。即不幸倒罹禍連。亦天理人心。將雪有日。杖何如受。

因瘧七

無痰無食不成瘧。風寒外感仍能作。惟火沴秋金，邪魔入却深，脾寒腎熱，痎瘧往還下廓。反復陷春陽，陰翳目減光。

此章指病瘧目病，病目瘧疾反復變遷而言。經曰：夏傷於暑，秋必病瘧。蓋胃受暑，肺渴引水自救，過飲則陽明受濕而熱，邪畏不敢發，伏而成禍。至秋金令行，暑濕乘燥而出。此時被涼風一吹，二者復爲所鬱。既爲所鬱，必虛中而傷寒，水三經合病矣。故陰陽混戰，寒熱往來，按期而發。發則頭痛，心煩，骨節痠疼，或嘔，或

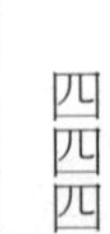

渴神魂無主雖汗過漸止而肌肉已消瘠銷脫爾故從瘧而名症云其寒多熱少熱多寒少一日一發間日一發一日兩發與夫子後午前午後子前先寒後熱先熱後寒但寒不熱之牝瘧但熱不寒之癉瘧此在陰在陽邪深邪淺之分理難測微不甚費解醫如四診具備自能得其斷求治法無汗要有汗散邪爲主有汗要無汗扶正爲主以青皮飲麻桂飲隨症加減若胃中有滯痰伏結用草菓飲不効當補中益氣倍柴胡加半夏生薑或建中歸脾熱多寒少加丹皮梔子亦可以瘧仿前方俱不効者八味丸九轉丹確

有神應然總須病未來二三時迎而奪之瘧不即退病自稍減有一種似瘧非瘧凡傷寒後大病後產後勞發等症俱有往來寒熱或一日二三度發此經所謂陽虛則惡寒陰虛則惡熱陰氣上入於陽中則惡寒陽氣下陷於陰中則惡熱是也又有一種瘧後痢痢後瘧者夫既瘧後發痢已極必無暑熱之毒復爲痢疾此客感別邪脾肺元虛不能升發而變似痢非痢也既爲痢後下多亡血氣又隨痢散復爲瘧疾此陰陽兩敗似瘧非瘧也並作虛論一用前藥消息之立愈粗工不問正瘧似瘧但見瘧候如前概用常山

斧捷等物剔病而進謂之截江標柱夭殞多不悔不悵傷哉因併辨別於此以俟作者參攷焉

因胎産八

爲産血下陰已脱。渾身陽氣隨虧。宗氣衰虚。風動外邪并。五邪頻連來。其作再加人事日拙。傷目病等閒命瀕。未産如病號。兼胎元自陰陽否塞。來邪恐有餘正不足。醫人須另出心裁。

此章總言孕婦既産未産而目病也。分而疏之。凡孕婦臨産。百脉沸揺。困苦不堪。既産血氣俱傷。懷虚若谷。産後兒啣其乳。或自食。必女紅力務。縱任般愛養。猝難復其天禀。一切外邪。皆得乘虚侵犯。正衰邪盛。内外交攻。而經脉精華漸衰。是故因産癆瘵於以斃命者頗多。況目乎。詩曰。哀哀父母。生我劬勞。欲報之德。昊天罔極。先儒歲值生辰日母難日。不如常飲酒深有得於詩言。治當大補。微和。人參養榮。八參補胃艾人理血等湯。加減斟不可施寒、散及遷延時日。恐氣亂血凝而病深。入服劫難痊。若夫兼胎之治尤宜矜慎。蓋既有孕。中州陰陽未免間隔。火上而不下。故目病兒亦隨服。目多假實而兒真虛。寒將謂熱以消利固知有故無損。將謂投以溫補而上下不對證。屢見粗工措手不及。其實溯本探元。一用保胎流氣飲。正氣天香湯內護外翔。且益且損之法。於事畢竟有濟

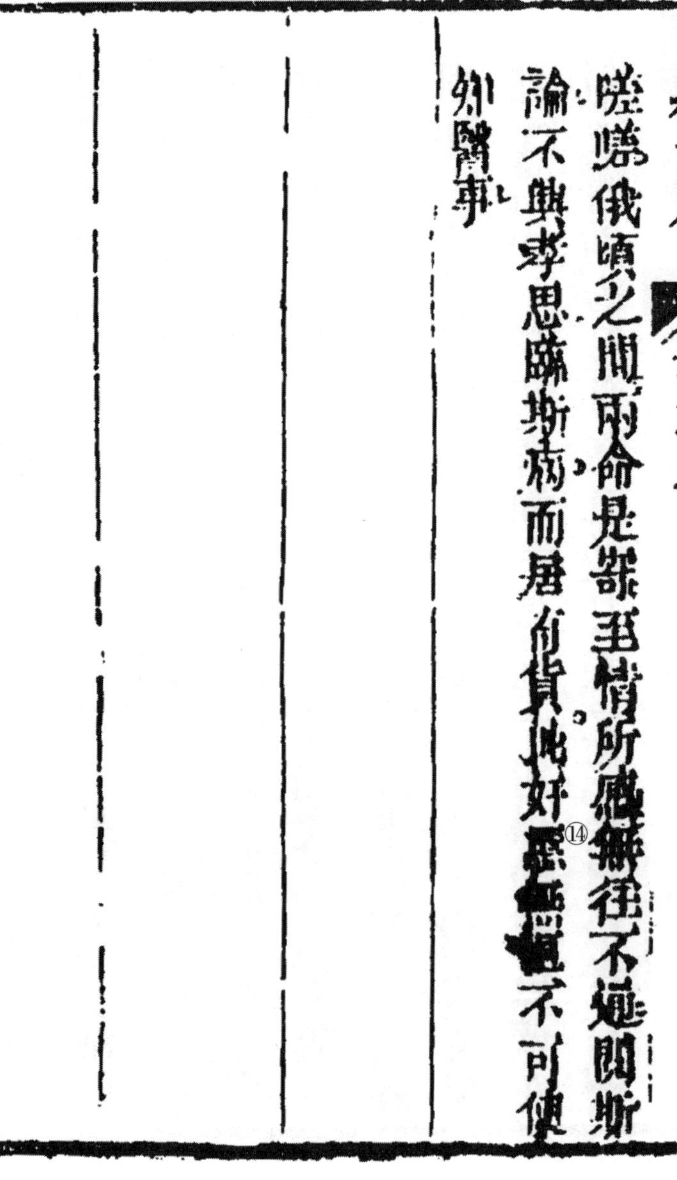

嗟嗟俄頃之間而命是繫至情所感無往不通聞斯
論不與孝思臨斯病而居有貨兆好⑭[illegible][illegible]不可使
外醫事

因痘疹九

痘疹元無種，平生只一遭。火威酷若吏，風利快如刀。作害侵空竅，致殘人不淺。收成猶故我，造化小兒曹。

此章指痘疹致目病而言。夫痘疹本胎毒，曰天花，曰大小葉子辭辭也。爲毒最重，中其毒等常病亦最烈。蓋稟受以來，蘊積諸邪，深入臟腑，迨痘疹天行，感其氣則六經百脈衝繞太和之地皆被擾攪，有失生長化機之源。是以毒內攻者痘疹必壞，毒上升者眼目必災。且肝膽乃謀决之官，邪正理不並立，而眼目又清虛之府，穢濁安可熏蒸？故痘疹放點即上目，至收驟始作者然又有說非勞頓不堪。恐悞爆太甚或元氣未復嗜慾過味或饔飧不繼憂苦倍常病殘多端症成則一有為流淚赤爛有為凝脂黃液有為花白聚星有為星月翳蝕繼則有凸者焦者冰瑕者蟹睛者有轉風為喎斜為振跳牽引者總宜慎思明辨各隨人之輕重虛實按經投藥是症雖險亦有以出之之法倘其頑不識時能種痘明目張膽將人家好兒女平白結果兒不川及而殺人亦有村婦愚夫咸曰種痘穩於天行益處豈痘師禱告痘娘保佑故也詎知痘師那討得返魂丹那治法不問痘之好歹但見目有淚、畏光、微赤。急用黃丹、輕粉、威靈仙爲散吹耳中。不退、點以銀硃或胭脂搽、飛雄丹。又不退、須調活血散、升解散。不則消毒飲、化毒湯、或蹙除參芪散、未必就痊。準可抑疾使緩、化重爲輕。然是症有專科、活幼心法、幼幼集成、暇時潛心領畧、治目不無小補。

余同懷兩兄弟、皆八子。孫曾兄倍之。荷天之寵、無一殤於痘。表兄朱某二子。已成童。後而患慮種子自過多麻面、擇能稀痘名手。設壇特種。苗發遞斃。命使聽其自然、不惑妖言。未必爾爾。後竟無嗣、嗚呼。醫乃仁術。種痘者其矢人哉。

因疳積十

穀氣積成疳。肝強木火炎爍金而尅土。五臟已傷。三腹大肌膚瘦。聲乾秘結。兼目盲。命亦致斃。醫者請詳參。

疳者甘也。蓋肥膩美味致病之名。疳積兼寒熱而言。凡小兒並無傷寒瘧疾。邪發熱煩渴。肌肉漸漸消瘦。筋青髮豎。腹滿不利。白珠帶青。或黃。或枯澀。黑睛渾濁。色如死後。抱輪微紅。怕亮不睁。眼睫頻眨。淚如糊。最後風輪上有白膜。膜上旋起黑暈。遂失明矣。蓋如此疳眼無疑也。病根於土。土燥則燔木。木受燔則風火無從而洩。以故臟腑皆受其害。釀成此禍。先賢謂飲食過倍，既困土，復妨肝。肥兒用神麴、蕪荑爲丸，正恐其成痞也。若面不甚黃瘦，瞼能開合，暈膜淺者，勿治其目。保嬰丸，消中宣化丸。竟消其痞，痞去，目徐瘥。雖然，痞亦難明，瘥日爲子也。毋者，勿以爲不爲意，毋以少而嬌養爲子也。父者不防未然於必然，而以後車蹈前轍，致小兒瞽而畢命，全不哀悼，傷哉。

痞有肥瘦，無分冷熱。肥者形氣充盈，胸腹不甚熱，二便常利；瘦者手足細甚，項小尻削，二便不通，總由脾胃虛敗，不能運行飲食，或飲食不常，得損及脾，胃生痰生熱，轉風轉蟲。務宜消積清毒，殺蟲衛次，乘除則

亦有獲疹者方書有冷疳之名無肥疳之辨今主臟寒是必熱治肥疑氣虛定憂減利既補且固則功益病能速其死矣

因他十一

現成有病於陰分，時令違和，氣不順。氣不順，分陽不升，遂使清濁兩相混，內外症發因。因他，就事論事，他勿問。此章專言因與別故而累及於目也。所致不同，未能盡指爲甚，故統曰因他。如傷寒、酷瘧、熱積、熱損臟神，虧腹脹過、傷多、附而腫，時疫之奪人元神，風障之干胃正氣一也；真陰銷鑠，則靡消絕昏盲；陽氣燥勞，則張熱勝惑亥一也；痰症之鬱，鬱火症之痞，溷氣症之結，犍血症之赤疼一也。總之，凡因病病具，外雖有標，必問何因而致，斷以因症治之，斯道不遠。或求裁以本經之藥其固自得斷不可膠柱鼓瑟有甚可惜嗟嗟天之賦稟已定人之斲喪無窮故虛者多盈者少泰者少而否者多苟知愛重而不犯戒約居易行素靜俟天命自然災害都無萬一事出意外更以識達識以遣此情以不如我者巧自寬解心地休休與物無忤覺鳥獸禽魚豕亦親人不獨身無恙而目視明年亦永矣元機之士非不河漢斯言修真煉性鼎立奉爲家法

無因而因十二

情慾少世情疎性氣溫和飲食宜日月風霜皆不出懈懶應病耐人思

世宜言且不應病而病世有碩德仁人韜真養素內潔人欲外體天和宜水火既濟陰陽各得其所乃目亦病病且不愈何哉蓋稟受虧歉縱日飽膏粱未能應機恭變則當生者不生不當殺者而殺郊雀日近祝殘風天旋與天處子血怯小兒腎虛皆造化使之也自非通人機以恒情相格不惟醫理欠講而殺機泛流露於藥能中矣故於諸有因外另增無因而因

三折肱者其以予言爲嚆矢也夫

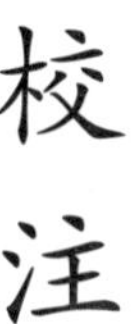

校注

①盈匊(jū)：亦作「盈掬」。满捧。两手合捧曰「匊」。《诗·唐风·椒聊》：「椒聊之实，蕃衍盈「匊」。」毛传：「两手曰匊。」

②五色殇：根据本书卷之二上目录应为「五色疡二十四」。

③郇(xún)厨：亦作「郇公厨」。唐代韦陟，唐代韦陟袭封郇国公，精治饮食，时称「郇厨」。后以「郇厨」为誉人膳食精美之辞。

④牛衣：亦称「牛被」。给牛御寒用的覆盖物，后以「牛衣对泣」形容夫妻共守穷困。宣鼎《夜雨秋灯录》「翁家乏食，借贷无门，典质已尽，搔首踟蹰，牛衣对泣而已。」

⑤綦(qí)：极，甚，《荀子·王霸》：「甚易处而綦可乐也。」

⑥鑿圆枘(ruì)方：亦作「方枘圆凿」。方形榫头与圆形榫眼。比喻彼此不相投合，格格不入，事不能成。《文子·上义》：「今为学者，循先袭业，握篇籍，守文法，欲以为治。非此不治，犹持方枘而内圆凿也，欲得宜适亦难矣。」

⑦鉏鋙(jǔ yǔ)：亦作「鉏吾」。互相抵触，格格不入。《楚辞·九辩》：「圆凿而方枘兮，吾固知其钽铻。」洪兴祖 补注：「钽铻不相当也。」

⑧鋟(qǐn)：特指刻书版。叶德辉《书林清话》：「刻板盛于赵宋。其名甚繁……曰锓板，曰锓木，曰锓梓。」

⑨騎牆：比喻立场不明确，游移于两者之间。《智门祚禅师语录》：「若有作者，但请对众施呈，忽有骑墙察

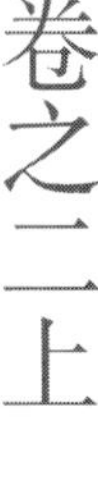

辨，呈中藏锋，忽棒忽喝，或施圆相。」

⑩□□□□□□□□：底本此处模糊不清，人卫本作『凉散所补不偿所损』。

⑪□□□：底本此处模糊不清，人卫本作『余当泻』。

⑫□□：底本此处模糊不清，人卫本作『肿痛』。

⑬□□□□□□□：底本此处模糊不清，人卫本作『亏可保终吉若好』。

⑭奸慝(tè)：邪恶的心术或行为。亦指邪恶的人。《书·周官》：『司寇掌邦禁，诘奸慝，刑暴乱。』

目經大成目錄

卷二下

瘀核三
倒睫三十六
皮急三十七
瞼黶三十八
地傾三十九
眵淚不禁四十
氣輪枯落四十一
黑白遍四十二
氣脹四十三
血翳包睛四十四
火天奪日四十五
流金凌木四十六
天水昏黃四十七
迎風落淚四十八
無時淚下四十九
瞳神散大五十

瞳神縮小五十一　近視五十二
遠視五十三　神水變色五十四
神氣枯瘁五十五　陰風障五十六
内障五十七　時復五十八
逆順障五十九　混睛障六十
浮萍障六十一　黑翳如珠六十二
物損真睛六十三　飛塵眯目六十四
瞼廢六十五　風引喎斜六十六
睛凸六十七　疳翳六十八
氣翳六十九　暴盲七十

偃月障七十一　瞳神欹侧七十二
天弦七十三　阴阳闘七十四
冰壶秋月七十五　卢潭皇月七十六
黿螺出殼七十七　剑横秋水七十八
玛瑙内伤七十九　青盲八十
五风变八十一

似因非症
怕热羞明　乾涩昏花
目痛　目痒
视惑　妄见

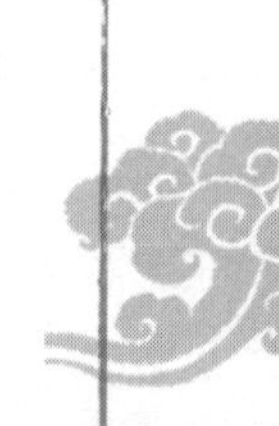

三[illegible]卷之二

雷光夜照　目暈

校刊目經大成卷之二下

平邑愼齋魏定國鑒定
盧汀不塵子黄庭鏡燕臺氏筆乘
上邑族弟香泉必智學源參閱
男鉏非在田省畊原訂
孫玉峰璜懷校刊
受業門人胡鵬南騰霄
族叔文標庭樹同校

痰核三十五

痰核痰核，濕熱兩般蒸結，爆紅新剝雞頭，風痳被爲血流。流血流血，胡亂清平不得。

此症艮廓肉生一核，大如芡實，按之堅而不痛，只外觀不雅。間亦有生於下瞼者，恭食火痰飲醞釀而成。爲治，翻轉眼胞，必有形跡，一圓一點，色紫或黄，就於此中破針盡法，刺奪擠盡膿液，碾脂氣化痰丸，淡姜薄酒調一兩，徐徐呷之，刻日平復如初。若以無別苦不治無碍，恣啖熱物，則火愈燥，人而附瞼垂珑，變爲重疾，經年潰腐不痊。語曰：涓涓不斷，將成江河。此之謂也。

原案：邑庠某，年六十。體肥善飲。秋時上瞼得一核。絕不經意。明年春其核自破，色紅紫，微疼。或撥瑤圖用清胃散、結等湯十數劑，稍瘥。彌月復發，復投，核漸大，狀如荔外胞，綻開。日夜流血不止。遂束手無策，卒而卜世。愚意學人必勞心，癖酒一定有色。心勞者神慢，過飲則脾胃受傷，濁氣上蒸，故核大而破。加以入房太甚，水木俱憊矣。水竭火盈，致血妄行而不歸經，乃爾長流。此時急用烙治其標，烙已，以歸脾、養榮、七福、十補、培其本，庶幾內外兩得。此人愚不出此，屢以疏風降火虛其虛而損其損氣衰痰盛之人。有不速其畢命者乎。書此案。以爲食古不化者警。

倒睫三十六

從來倒睫最蹊蹺。病有根苗症有規條。太陰裂甚少陽驕。損了胎骨損了皮毛。將如雲霧淚如潮。丹也徒燒藥也空調。如非手法不能療。夾又防瘢烙又愁焦。

此症皆由患疾姿稱時眼不以為意或酒或慾或風霜全不禁忌致風邪深入久而不瘳然後內急外弛皮寬弦緊睫漸拳倒未免淚出頻頻拭擦不已毛愈刺人遂掃成雲翳日疾所有者皆具日積月累必至失明治雖見効任靈藥不能起睫睫不起翻終不淨而淚亦不止不得已用法夾之令毛向外方受夾落

再爲調護，可保無虞。若仍前縱恣，身手疲極，一有感冒，兩目交病，病必腫脹。一次則皮鬆一次，依然還元，其功費矣。李東垣謂攀出內瞼向外，速以三稜針出熱血，以左手大指甲迎右針鋒，立愈。倪仲賢亦從此治，且曰：夾治之法，徒爲苦耳，切勿施也。但以防風蔓荆飲、決明益陰丸、搐鼻碧雲散主之。則紫縮漸甦。寬縱自然，李時珍言石燕磨水塗之，聽毛自出。之三人之法，原從爲有先生學來，今失其傳。再有教拔去拳毛，以虱子血點者，以木鱉子、自然銅爲條，搐鼻者，以石灰烙落毛者，以魚膠、膠紫皮，若此藥，師醫廳可直借無是公。入鄞郡治鬼眼夾絕倒。
夾法用老竹一片。長寸許處。一分正中平破不可削
去鋒先扎定一頭。一頭斜側拔開。將患眼上皮安置
其中綠線絡住。教渠緘閉截瞪仔細看。見睫毛無
倒。又方著力扯緊其夾外之肉。礙生乍見生遮志潤
調厚薄。則易痊不痛血。氣虛弱人不必然。須看兩線
縫稍鬆一發。大便過血。務加縛緊。不爾決臘而潰。候
七日肉乾作癥。拆去夾將利剪剪落。所著臘之痂切
不可損動。聽其自脫。既脫以香膏不時於痕上搽抹。
外之肉色如舊。藥用竹葉石膏麥冬沙參湯上下牟

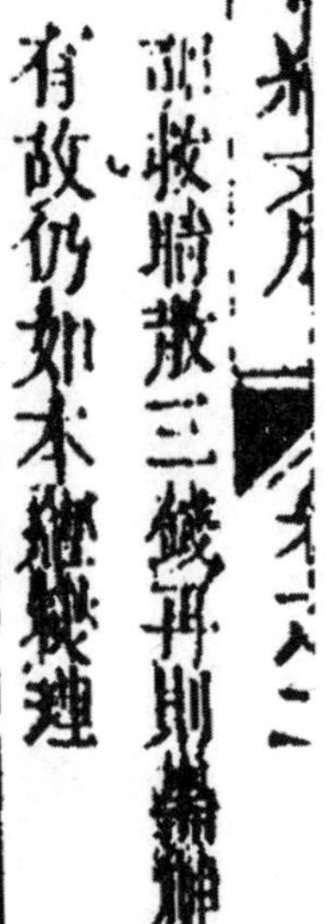

服救睛散三錢再則[illegible]散日內一錢次服[illegible][illegible]後服[illegible]

有故仍如本經[illegible]理

皮急三十七

皮急小兮膏血了兮筋脉紋兮瞻視眇兮憂心悄兮

此症謂上下胞漸自緊小甚則小如豆核眼將合矣皆膏液耗盡筋脉急縮故也然治而小者治之之過乃皮寬睫倒只夾外而失肉則後則復倒復夾遂爾肉焦血損目絡不舒而瞼日急小夫既已小矣年深日永欲令開視如常其可得乎或謂是症無害于視治亦不難詎知彼目慣病粗工只見症醫症酸可又以藥治藥致瞳子先傷然後始及外瞼瞼急毛卷夾且晚矣劣手胡亂施行已可駭謬於夾上之肉用

燦火燒箇不了。勢必腫而潰爛不待再灸眼胞潰發毁不堪今縱遇吾儕惟仰天喚可奈何奈若何已耳

○起燒乃外治粗工然眼目為人身華表必遵法從事除毛出夾正外不可在高右低更不得右大左小於婦女及有德名儒尤宜小心矜慎七日解夾再七日落痂瘢消跡滅治猶未治庶幾無忝厥職常見市人有三角者有疤痕牽扯者有胞肉全無瞞露驚人者雖眞人無知妄作亦由耳目昏憒不自省察之故爲人子不可不知醫其斯之謂乎

驗案三十八①

特對青銅斑鬢毛，意蕭颯，銷金帳暖醉酡醐②，夢魂飛候忽雨輪沿際黑如灰色，青梅子鶴耐清操，命根牢。

此症兩目無別弊，但上下外瞼煤黑，有如淡墨潑於舊棉紙，望之若米家山水，煙雨空濛。蓋虛肥之人肺脾稔虧，而飲食過甚，未盡傳送施化，胃滯濁積，自然火爲淤濁。且土金虧，則水木之邪由中凌上，故現前象。治宜辛溫大補，如進真武湯，次三進中決理陰煎，不令痰飲上溢，太璞還真，不必及瓜爲期。倘藥力不充，或貪酒以色，下氣從財，使本病固變蔽，積決堆瑤琴着以偎孟衣魁。谷然花面。嘴恐笑不成笑。哭不成哭矣。

此症婦人亦常見有患者。總由脾土衰憊倦於承迎輸送。致寒飲熱痰不下行而上走。現斯斑跡。或入事不齊。中懷鬱鬱。無時悲泣。因而木勝水傷。青斑黑點。玷污花容。飾以金丹若粉。斷為輕薄子。刻畫無鹽。其可哀也夫。其可惜也夫。

地傾三十九

血瘀傾翻形最惡，血汩汩，洋洋廓上擱。若使伊來纔小恙，不須兩手下攀着。合前弦瞼爛離坼，總淚殘風治無藥。

此症乃目下綱傾縮，內瞼翻爛于外，有若人翻轉而致者。蓋氣滯血壅，而又乘以風濕，遂筋攣皮急，能下而不能返。甚則赤爛，多眵與淚，本科呼為殘風風弦。好酒人往往有患者，治亦難愈。非風熱得，有腫有痛濇，用散瀉黃散、甘露飲治其內，砭且洗治其外，內外兼理。抑又不離者，輪廓已壞，痛楚但除。但照鏡自覺可羞，殆將有事風鑑，醫無庸議。

收淚不禁四十

楊子泣途為其可南北。墨子悲練絲為其可黃黑。推子何所傷開襟淚沾臆。有者哭相思。青青轉成碧。又如惜別離盈盈不忍。濁發我抒慷居參差作場滴露稀金風蕭清歎遊難節

此症目內外輪廓無恙。但淚稠如濁酒豆漿長流而不止也。間有臉腫緊合強擘則激而濺出時醫以為腦汁莫識所自。且小兒患此居多。無以為訛。詎知清肺理脾治之亦易易耳。或問故。曰肺非無為也。主降下之令焉。凡人飲食入胃脾氣散精上歸於肺。肺不

秋則不能通調水道，灌溉百骸，遂溢於高源漲大陵脩。爲腎爲淚，加以木火上亢，逼作勞則水溢而淚愈無從而滲洩，乃襲其所勝，出于氣輪目眥，淚因此言之，病固不在肝而在膽，不在脾而在肺也。然而不在恐脾肺俱困，懶於運精化氣，則神水內枯，保得長年日光終乎不亮。治法：小兒只六君子加柴胡、白芍藥，再則去柴芍加麥冬、五味子，服數劑立佳。男婦用白術清金散、九仙丸，脈形俱虛者，歸芪六君子、補中益氣加附子、防風、五味、白芍亦妙。〇此症目科常有，諸書無一語講及，何也。

氣輪枯落四十一

一圍徑寸突如球　絕似嫣紅荔剖開　欲識病從何氣得　地天衰老冷風摧

此症白珠紅脹長垂若舌捲下瞼形惡驚人輕者瞼不腫病亦差強但胗凝枯澀睛明久已漸失身子亦羸瘦留欲絕蓋罕見之病也懸揣其故此人資禀素虛客感賊風醫不扶正抑邪謬以散法盡處致損元閉弱滋淹服挹以隱作火王甚寒攻泄艮坤之土精敗所謂欲器③既滿又從而擠之而欲不覆得乎抑且抑涉於脾土具坤靜之德而運行乾健故能使心肺之陽

降。肝腎之陰升。今妖爲外感。苦木內傷。動靜升降。失其常道。天地不交而否矣。否極則清濁相混。隧道壅塞。精而爲熱。留而爲濕。濕熱相搏。滅銷截脂遂成枯落。雖金鎖固元。百合固金。生脉散。益營煎。大補徵和。漸能收縮退位。不似從前敢入頰間。而動人憐惜。本月終不復觀。先賢謂愛子之心。無所不至。溺愛嬖固兒殘賊於漁利下工而不專責。若父若母亦可謂慣慣者矣。假寐永嘆。中心惄④焉如擣。

黑白逼四十二

水天輪廓碧雲逼，金木颼西風乍知。潮隨日落，慘淡愁。火燒空，初若線，纚如虹繞青宵。望中目斷。夢後魂銷，則甚神膸。

此症左右白睛盡變粉藍深碧之色。今雖無害。而源遠流長，將來莫窮止境。所以然者，金德本白，被風木鬱蒸，青氣遊出，逼入氣輪，青白混融，致成藍碧。夫木承金制，尚能為禍。顧主弱賊強，焉不肆其暴戾。且風生水動，乙癸同源，腦神必有大小之患，則不大小，只微與而澀。係上膈濁伏虛火。與脾肺之絡微有濕熱……

秋天人多見之俗呼稻芒眼是也有小兒白睛微變青色黑睛稍帶白色黑白之間赤環如帶此心火乘金金木交戰緣平素病困已久服藥過當肝邪抑鬱不舒曲直動搖肉傷元氣元氣一虛肝邪愈困乃所閉鬱熱者亢而侮金金者兵象不勝則失機則爲五行正色金木相敵風氣雜作故宜青者而白宜白者而青也倘更腹滿飧泄則木火又犯脾土廢食必矣又中升入脾胃衰甚不能資生發化致木失春榮槁物如烟樹雲林或瞭子高低不平色濁如淤泥赤帶抱風輪而蟠刑常內勞外感厥疵之變有非毛頭所

能彈邈統以花果合熬九經歲長服無自各還本色

愚按淫者過也滋也淫熱者猶言濕熱浸淫也當指母而言蓋母有熱邪子資氣熱熱遂傳人反逆者正木制邪邪盛則害正如土證金能勝木肝邪安能大肺蓋金衰木旺反為所尅譬以小刀劈大木木未斷而刀早折矣倪氏撰淫熱反尅之病有去足厥陰木妊子火子以淫勝禍發反尅故肝受尅而目亦受病也由斯說是生木者其火勝木者亦其火也豈心有大小而火分君相乎讀者潛懷體認自然翻怒為笑

氣脹四十三

白眼浮於黑，虛虛勢漸高。圓長中忽斷，邪正一相淆。會結珠兒顆，無妨魚子泡。若然傳木火，勝復析秋毫。

此症睛無所苦，但氣輪一處二處虛虛壅起而不紅不紫，或圓或長，或中斷隱若魚腹中之白泡，乃氣自衰，癃寒濕相乘，而陽浮血澁。扶其正，四君子加桑皮、麥冬；抑其邪，自然消復。否則一變為水紅逼睛脹漸，再變為赤紫撥脈，生淚出畏明，澀痛，是蓋大苦事也。平肝邪，清肺邪，抑亦聽其自然耶。治後間有數顆結實如珍珠，終身不沒，不敢施刀烙者。然亦無妨搖爾。

從肺藏積熱治以清涼。夫暴熱則屬火發於目必赤

痛。頻自然無苦。祇如魚淚盧兜。乃肺之積熱非瘋風

喪心亡何紫蒙吾是

血翳包睛四十四

瞖彼樣錫，磐紫弗鬱，乃某青睛。赤翳嚴痛。無分乾宮，莫辨黑宮。黑白圍融，血肉合一。左右相傳，恐成痼疾。人見輒驚，人不識治。擯砭針，少凶多吉。

此症初起，或左或右，赤腫狂痛，淚流如湯，畏避不敢向陽，恍若熱風客熱。失治，赤脉大小縱横，貫過風輪，越宿加頭痛便秘，赤脉陡大，變成血障，障復實而成翳，厚漲震蝕，輪廓強攣，開視純白，無有些一撮血肉，故曰血翳包睛。厥症亦算險惡，入手須剃花鍼劆，或清毒逐瘀湯大劑煎服，服已，用砭針開導，以緩霹丹飛熊丹飛礬夜互點，看勢稍定。分珠微，不正散消風散、血湯、增減與服，自然惡化為善，險歸於平。倘醫不耐煩，患者嗜慾弗戒，難求必便至極⑤凸風儀，殊覺少好。

火天奪日圖十五

天廓由來即氣輪，不通傳導損乾元。火天見慣渾閑事，奪日誰云不駭人。

此症無因無故，一二日天廓盡情腫起，色紫碧，狀如收猪肺，有得怕人，甚者併風輪包倒。下見金井，故曰火天奪日。其實亦無害，蓋傳導失職，因火上炎，潔其本經臟腑，使邪從下出，更以生熟地黃飲、扶桑丸早晚互投，則腫漸消，而色亦漸白。如從傷寒赤熱爲治，未能中病，徒喪真元，倘斯人火邪已去，則鍊金燬木其利勝斧鉞多矣。臨症者尚慎之，無忽。

流金凌木四十六

憂思鬱結心神損，恚怒劬勞⑥肝氣虧。饑飽不勻倉廩壞，色慾無時水火虧。土氣既衰金自薄，風邪乘得易相欺。病兼五臟惟斯症，醫得無痾便是除。

此症目無甚大疾，但三處附處似膜非脂，從氣輪而蝕風輪，故曰流金凌木。狀如努肉攀睛，然色白而薄，位且不定，亦多見於陰鬱婦女。所以然者，婦人性雖柔，當不得好勝而善愁，善愁則氣降，好勝不勝則愁變爲恨矣。恨不能發故鬱，鬱則生火，火盛精耗，金木俱傷矣。得斯病，病成可卻而不可除，剪勿妄施鉤割。

徒致人喪明也。

症成可卻。蓋風輪患此。必有微膜與淚。或昏昧不自在。以歸芪六君子合生脉倍分兩為丸。歲月長服。則病不再長。或還少丹。駐景丸亦可。不可除攀睛努肉。明明薄在輪廓。只夠起鉗定。飛刀割之。立去。此則謂攀睛。卻是翳障。謂翳障。卻是皮膚。謂輕而無害。卻針藥無下手處。將得無恰便是。除此言。雖謬見理緊明。

天水昏黄四十七

氣輪絶似黄花色晴睛再彌昏應得胃家燥熱肺家蒸清氣已遺濁氣逼無因無色視而朦水少元虚兼血失一般息怒不經醫及至雙盲徒太息

此症謂白睛昏黄如敗葵殘菊之色蓋少年豪爽酒肉無算炙煿不忌脾倦不能化積聚之氣時常在胃胃口上連於肺肺因覆而虛中蒸蒸日久安得不爲所染故清白美質轉爲昏黄不正之色所謂楊花落混泥近硃者紅近墨者黑然水輪亦爾者金生水濁氣又行入腎也腎不受濁將還肺而肺不收則糾而

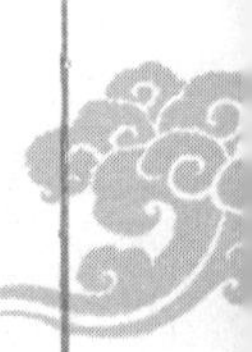

生火。故有朦昧視眇之證。稱爲天水昏黃者。肺爲天。腎爲水。乃所以狀其色而名其症爾。治宜葛花解醒湯。吞既濟丸一料。然有不能飲日亦爾。此脾肺氣滲。培元散加参芪歸朮。服一二劑舉効。若內外無些須氣色。但視而昏渺。年過五十者有之。蓋天真日衰。自然精光漸減。猶月之過望。星之向晨也。在少壯則不宜。非精神凋散。卽氣血虛衰。日復日。月復月。漸積甚而失治。則內障青盲。有不謀而合。不期而至者。其目在病時及病後。針砭生瘡。亡血視渺而惑者。已有其故。此不妨事。然亦當滋生賛化。精氣潛見而光自復矣。

迎風落淚四十八

戛戛錚錚聆聆高高下下花飛颺颺颭颭刮頭皮悄悄潸潸隨淚　忽忽溢溢冷冷行行爽爽徐徐明明白白火離離質實虛虛識治

此症不論何時何風觸之則冷熱淚流若赤爛有翳障非是恭木木二經血液不足不足則竅虛不密致風邪引出其淚且肝腎虧不耐風而惹火光溢出微淵若相火動也總以左歸飲八味丸十補丸加枸杞麥冬主之倘忽而不治液將潸潸有迎風則潸潸而淚者氣虛見光則暗陡而淚者血虛亦宜保重或用

人之哀竊而涕淚交流者，何氣使然？曰：心實令之，肺實行之，肝腎不與焉。夫人臟腑津液上潮於目，心悲氣併則宗脈皆搖，搖則液道通，液道通則肺舉其津液上溢，涕淚出矣。故淚不住而涕仍不止。彼迎風之淚不分冷熱，任流總無涕。經云：厥陰司天，三之氣，天政布，風乃時舉，民病泣出等。此之謂，是耶非耶？

無時淚下四十九

山鄉僻村，草茅委靡，早是蕭寒天氣，孤衾中夜不成眠也。枕上淚，疎疎清淚。並未悲秋，何曾困病，水木無端憔悴。借將賦粉餘衰殘，界長痂，裂花蓋臉。

此症，謂目無病，故時常如哀如慕，泣下沾襟，非前迎風淚落之比。蓋腎水不足，肝氣衰弱，液道不固一也；精血耗傷，津液不治，虛火內逼二也。清冷者其常，間有熱而淚者，乃正為邪滲，尚難免溢，水得火而煎熬，必從陽，不治終無完日。何則？夫津液者，所以滋潤空竅者也，淚盡則津不通，肝氣泄，所以絕神貪空竅

者也。惟聾則神不相不通不相聚門乃閉而目失聽

天論。目失所去。安得無乾澀視渺青盲內障之變。但

爲禍目疾人不爲慮、雖其害者多矣。甚夫沉酣香佳、

及過哭多憂婦女多有此患。治法、二氣交歸丸調適

而補。以大補藥其濟。倍加枸杞、故其、鹿角膠所謂痴

與脈俱。藥與病俱。參其物以治有功。評亂崇云、一症

惟用一藥、療未萌之先、氣純而愈速、欺世盜名、徒貴

淺陋人口實、

瞳神散大五十七

瞳神散，狀如何，異廓猶絲大不多。精氣兩衰風火湊，光搖銀海水生波。病來恩吾已知，縱遨天眷失人和。

此症專言金井散大，而明斜睇風輪，下無時窄窄一週，甚則一週如線也。益人性急暴怒，及癖酒嗜酥炙厚味，皆能助激其氣，膽生痰火，將膽膏十分精汁銷耗五六，致與風火交相充害，水輪因而不用，而神膏亦游走散壞，色變異常，視物如隔玻璃鏡，雖見不遠。惟大無小，此時細察無內障顏色，而能收者可治。然亦不宜緩。緩則氣定膏損，非惟不能收，併不能動。

聲若障，不成，成障而散大如故喪明必矣。一謂閉者怒而散，光遂不收，都無初漸之氣，不必服藥。又有為物所擊，散大時暴怒之病，亦不復治。若頭風痛攻神散而陽光頓絕，此為風變，不得混呼前者。

瞳神縮小五十一

兩目當空皦皦白分明好視時無大今無小。可知為至寶可知為至寶　因何倏忽木乾木稿瞳神收縮精光少看看盲到老看看盲到老

此症謂金井倏爾收小漸漸小如針孔也。猶因勞傷精血陽火散亂火熱不能鼓鑄山澤之氣升木滋水致目自澀而水亦隨澀故腎絡下縮水輪亦縮甚則緊合無隙殘疾終身。治宜大補氣血果能閑靜無欲使無形之火得以下降有形之水得而上升其血歸元而真氣不損或少挽回一二

原案

倪氏原機爲強陽搏實陰之病，抄書奴皆從之。庭鏡特闢其謬，可謂反古，竊亦有所見而云然。一少年武闈下第，目忽不見，瞳神小如青相油，菲斷謂遊渠，用抑陽酒連丸、搐鼻碧雲散、還陰清腎飲，湯未十日死矣。又一老丈亦得此症，近視略見指動，人咸曰讀微，余曰病也。診之，脈沉遲而澀，衛以八參養榮及理陰煎十餘劑，覩稍遠。一歲醫仍處倪方，竟失明。此驗之，其爲陰陽兩虛無疑。且即據原機而論，陽強陰實，水火所勝，何病之有？內無所傷，能視不疑，何藥之有？火强搏水，水實而自收，是猶日月對照，固當明察秋毫何微覺眊燥況燕神小老金井小之也于心胞絡何事至云又有神水外圍相類蟲側此眼目心腹之病何止邊鄙皮膚老朽瘋癲公然梓以行世不亡號有甚焉瑤函劇更其說而仍錄其方依次主治非故曰不從心外此決無佳謀然則少者之死與老者之瞽皆天也豈抑陽扶腎之為禍哉劇燈孤坐夏從中來不知瀕之癸自〇抑陽滋腎固不對症然遇偏陽餘夫眼亦或物未足深非碧雲散主風熱薇藉目暴赤腫痛鼻塞而噴嚏則邪從涕淚而泄頭雨腎自病焉無表證怎想到攻散法上實可笑而不可解

近覷五十二

雙睛近覷見生來，不是生來抑稟胎。其火不明真氣弱，真陰一點亦危哉。瞳神遠見尤元陽，視短孤陰自發光。斷莫春江明月夜，又隨人俗載花航。

此症，目稟賦無差，忽爾只見近而不見遠者也。甚則子立身邊，問為誰氏；行坐無晶鏡，白晝有如黃昏。陽衰過陰，病於火者。火病則光華偎斂，安望繼晷傳薪？又且火之所用，血氣在身為威儀，在目為神威，乃縱恣嗜慾，喪其元陽，則雲埋霧蔽，腎中真水僅足以同光自照，尚能健運精微，以燭照耀，而使木中之火疾秘旋盤睛。那消之嘗何如。鹽火之所以相滌豁。

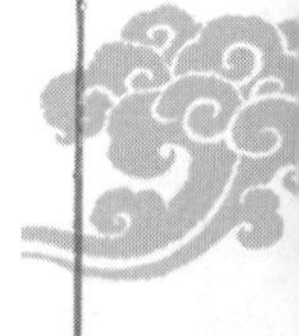

遠視五十三

近不模糊遠看明。虛陽發外損陰精。何能補得真元足。目睫昧昧數亦精。

雙睛自昔遠通靈。近列與精數不能。幾度支鎖臺上望。生憎羽化腳飛騰。

此症目漸見昏昧。能遠視而不能近視者也。甚則秉燭作書。舉頭落筆。出入非杖藜熟路。莫敢放步。蓋陰不配陽。病於水者。水病則從燥化。熱不逞滯虛靜。係又目水之病。變爲血。視上與氣。識視下與精。識若淫泣勞極。銷耗風力。則元神飛越。命門少火。竊恐爲毒龍所引。詎能使遠照之靈。絲藏方寸。與末斷天孫同

其貞明聰俾何以議治壯水之主以鎮陽光
火之原命門真陽是也水之主兩腎真陰是也真陽
之氣猶風日真陰之形猶月露風日培于外月露潛
於内内外相資則陰陽和協遠近發用各得其宜經
曰目得血而能視似升蘇論目見精氣為水火之交
而能神明否則能近怯遠能遠怯近不幾桑榆晚景
之漸乎至云根於中者命曰神機神去則機息根於
外者名曰氣立氣止則化絶斯可識二症之理外臺
秘要以遠視責其無水而滋腎似矣近視責其無火
以補心趙氏醫貫以六味丸滋水似矣以六味丸壯

水中所謂差之毫釐失之千里蓋火須椒附桂其故韭肉蓯蓉陽起石益之無益此陽衰隨陰下陷歲月久則光威漸縻不思銳進增入麥冬石斛茯苓草石決視愈知非水以歸地黃杞河車蓯蓉龜鹿膠壯而不壯加陰寒水受滋潛鬱河漢得春陽乃解不加峻補改用丹溪黃柏犀羚角命必傾

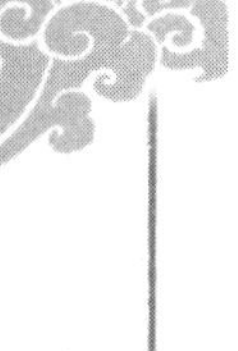

神水變色五十四

神水空潔色變多性天心地兩違和，願伊銷劫勿心膽。免令醫人嘆奈何。

此病謂神膏攪却元黑本色。看眼與平人迥異。而自家視物。亦耗然不爽。蓋陰精陽氣消爍殆盡。致內風虛熱。長居臟腑。非獨向溫柔鄉打斫伐損傷腎水者也。夫人水穀入胃。化為氣血。在上為津液。升於目膏。爲神和。符則瑩而清明。失則燥而渾濁。一定之理也。然以陰陽消爍。胖于目本。而色斯變焉。所變不一。大約飽酒肉厚味者。色多黃膩。兼齋茹蔬食菜羹者。色多肯與碌碌沉滯境遇者，色慘淡不能，亦難勢利者，色鮮鮮如初生猶，此是病最逆。恨參遲且不悲，若是人雖稍抑委曲，究竟怨不經意，每每害成內障。治之奈何？經曰：有者求之，無者求之，虛者責之，盛者責之。順天之時，而病可以期。

有內障欲成未成，斷不能撥，自視亦混沌，略見，當以此名名之，病情始協。

神氣枯瘁五十五

氣瘁神枯見亦稀。更兼原委少人知。陰陽不猜真元失。生日無常死有期。

此症輪廓無傷。但視而昏花。開閉則乾澀異常。撥瞼細看。外面養睛神水。有若蝸牛之涎。延游於黑白之間。徒光無潤。須臾風輪內外氣象漸變枯焦。如死人。故曰神氣枯瘁。急令瞑目靜坐半晌。再撥再看。狀如前。少間始復。此臟衰火作。雖真元未必遽絕。而白致之術。或耗竭液。爰得斯疾。忽而不治。倘其能久[illegible]乎。其致病不識。所以大約不澈。悟悠二字。及時理會

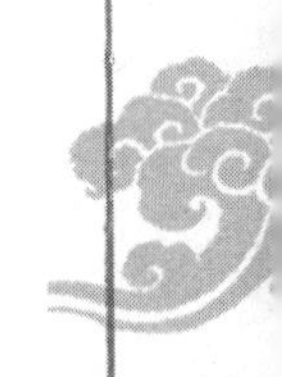

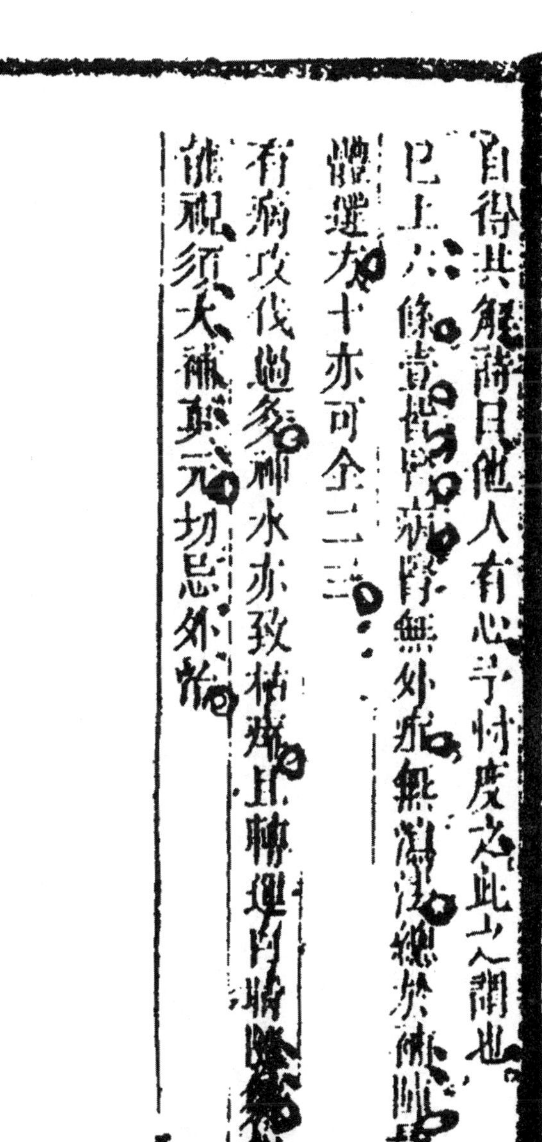

自得其能。詩曰：他人有心，予忖度之。此之謂也。

已上六條，意想時病者，無外症，無治法，總於臨時量體選方，十亦可全二三。

有病攻伐過多，神水亦致枯瘁，且轉運內臟，陰[illegible]竭。誰視須大補氣元，切忌外治。

陰風障五十六　障倒者此證已前屬陰障最不可解

大道行不去。可知世界窄。未晚草堂昏。幾疑天地黑。心迹非無素。變喘絶壁壘。何以蔽幽光。惺惺重側側。灘川古族民。元氣能培植。相識半百人。共子度晨名。秋風寒不成。浩嘆鄉關飛石。

此症世呼雞盲、一名雀目、本經曰陰風障。至晚不見、曉則復明。蓋元陽不足之病。或曰陽既不足、午後屬陰、何未申尚見、子後屬陽、何丑寅不明、曰午後雖陰、太陽離麗、日陽而時陰、陰陽分之陰。子後雖陽、太陰躔黑夜、陰而時陽、陰陽分之陽、月其類也。故偷明非其之然有燈月亦衛者月太陰燈亦是陰陰安能內助乎陽而容光必照焉且五六天地中合人身藏府十數既與天地相參則陰陽之氣無時不中亦無時不合乎且陽氣生某午陽氣隆日酉陽氣息氣門乃閉人而陽不勝陰則氣必下陰勝陽氣下降則陰氣上騰雖有火光月色終不能視必用春陽回令光明神光各一料早晚量服再用升陽益陰上品紀藥盡無一劑則精氣沖和自然而愈不則變內障者有之白變青盲者有之若驕恣不遵戒慢或衣食不適口體致陰陽否塞爲中滿中消而死者患者其毋忽諸

内障五十七

無故雙睛白似銀失明久作已亡身神仙不泄天機妙
漫把金針暗度人偶爾從高跌下無意被人一指神
水撓而渾年久凝成翳也不怕不怕自有金針在
此症昔目無病失明金井之中有翳障於神水之上
曰内障非精藝莫識所以正凝爲能祛知障在睛内
猶懸布幔於紙窗之上外人安知其蔽而不明也初
起目昏次視惑次妄見甚乃成翳色白或微黄或粉
青狀如星如棗花如半月如劍脊如水銀之走如有
脂之凝如油之滴水中如水之凍杯内名曰圓白樹

曰滑曰澀曰深曰沉曰破散曰濃厚。先生一目。向後俱有。其致病始末前後已詳言之。無容再贅。今專究其針治如後。凡不赤痛。左右並無頭風。瞳子不欹不側。陽看能小。陰看能大。年未過六十。過六十而矍鑠。知晝夜見影動。皆可針撥。反此者不能。即不反此。其翳黃如橘。紅如硃。濁如水晶。昏暗如羊眼。綠如猫睛。皆不可針。又有外看無一毫犯禁忌。針入翳堅如石。沉泊黃精花。軟如皮膜。碎一孔而不能者。着針睛珠病纖不勝力者。逼睛沉陷針難轉撥者。須龍手勿强。爲針後有頭痛。用熱艾熨法。痛甚按穴灸。嘔吐當燥間。白睛紅，當歸火行，血過睛急痛，安神養精，佐以利小腑。過此膽神有油氣，視而睆睆，大益榮衛，如欲補小，加辛以開。發散大倍酸以收。但不宜用芎桂薑附香燥之物。然新血作針，內。過此障落無光者，陰陽不交，障久復上者，再針亦可。人能調養精神，紀藥亦保無虞。倘以為愈，而不小謹慎，日夜思所以斬伐其命脈，致无元憔悴。若焦君燥，必轉為風變，而後乃令雖華陀再見，亦無如之何也已矣。有頭腦被物打觸，或跌撲倒撞，瘀血流出，眼眥滲，大神水，當不及醫後往丹成症。輕止本目，重則左右相牽。本經曰：驚振翳。

受病因不同於他而治法則一然要知右邊受傷先損右而牽左左邊受傷先損左而牽右右牽損者可鍼先損者忌鍼損輕者可鍼損重者忌鍼耳

訣曰

無因自爾漸昏朦偏是昏朦色界通妄見蠅飛花亂落或如烟霧火流紅這般病業非傷性水不滿涼木有風彼時藥石差標本邪正相持氣混融始然一眼如烟霧次後相牽總一同年久與薪全弗見變名內障暗朦朧漫漫長夜何時旦金針一度日當空生成內障有多端可能醫治十來般分明一一知形色行

針方可獲全安。鴨舌古針今罕尚。三稜用亦不相宜。痴虛老弱兼娠婦。前後調和藥餌期。咳唾咽播仍未許。無已預服補秘丸。不雨不風天氣好。致齋申微待針完。八法通神心勿怖。但是閑人只靜觀。存血術疎急住手。慎犯黃精豈等閑。乾廁利貞巽地善。針人補水靜無痕。三日啟封雖見物。花明水動莫多言。若然使性違將息。纔不傷生竭邪。內障金針針了勝。針痕瀉者痛微微。軟帛纏頭金紙貼。仰眠枕以穩爲期。眼外忽疼禁不住。皆風牽引莫他疑。或砭或藥歸經竅。否則還將灸法施。欲吐鹽梅含嚥下。吐來端坐邪出燥三劑羨粥溫溫服泵動牙車車匪穿大便小便輕叫喚。行雲行雨絕相思。如此耐心三十日，徐行出人會親知。一切有情身外事，病從此永分離。

不塵子曰：內障之疾，其故有四五。藏有偏勝，衆府失調，陰弱陰強，理虛陽無補益。心肝脾肺腎，各遂其初，以樂天和，一藏或有餘，四藏俱不足，此五藏有偏勝也。門膽大小腸膀胱各司厥職，少違功令，爲燥爲溼，此衆府失調候也。天水不下，地水不上，急而欲滋之，遂使龍雷見，此弱陰艱強理也。壯火食氣，氣食少火，是曰陽無根益之欲分質，翻致不能禁此虛陽無神法也經曰心者五藏之專主目其竅也又爲肝之竅腎主骨骨之精爲神水肝木不平內挾心火神水莫制爲勢妄行上爲內障此藏病也府脈系絡於藏循於目其精氣亦上注而爲目之精精之窠爲瞳子瞳子受傷則系絡仍敗邪火乘之上爲內障此府病也黑水神珠法於陰白眼赤脈法於陽陰侔陽齊故能視陰微不立陽盛亦孤上爲內障此弱陰病也勞役過多心神倦怠相火代行其事相火一衰百脈沸騰上爲內障此虛陽病也故藏病者氣虧血損邪中之則神光自現而精散精散則視歧故以一爲二

病者痰停火伏脉中六則隨眼系入於腦入腦則
目眩以轉故視定爲動險豫者則昏微昏常見空中
有黑花從則視渺視近神水淡綠色已而純
白則不見陰病者視物惑亂狀類不一甚則若螢若
霓時發時止神水變色如煎然雖有藏府陰陽虛病
之分而障成則一究其原皆從五味四氣七情六慾
不知節之所致也由微至著而人不猛省懲伐血氣
方剛仍加斲喪或安地命元理聽其自然再則戕鎦
銖之利方真藥假信庸劣之醫始輕終重堂堂之軀
同於木偶雖留且貴如聾如紅鳴所是誤之過與諱

曰天無二日一物無所生人無兩目一事無能爲可
不慎哉是以疾之初起必於藥石之外正心寡欲惜
視徹光益心正邪不入寡欲水自生惜視則神不勞
緘光而常潤又且目爲心所使心正則非禮勿視
安得華壽長思又夫志氣過人動靜收斂所以精力
云乎哉寡欲不但延年且免兆難利晨心爲目所誘
動物交物則引之不見可欲使心不亂是視宜惜也
不着於邪物則心無妄用是雖在纖審如是而行則
五藏之病衆府之病脇陰之病虛陽之病虛者可補
弱者可强有調有偏不偏不勝內障矣自而療而愈

有病之者，久之災也。天災可追，吾將持金針以度之。針用金者，非貴之也，蓋取金與金合，不傷肺氣，猶礁石引鐵之義。故必須上好赤金子打造，長可六七分，人皆與縫衣針並類，略鈍，不可太利。下用銀鉗一管，長五分，以象牙削柄，約三寸半，緊閫入內，通體水磨圓直，恰好利用，則珍重藏者。臨事祭，以蠲潔無不應乎。名曰神針，不亦宜乎。

右人針用三稜，用鵰舌，用馬口鐵造者，雖效諸衛第，未得指授，率意爲之，鮮不敗事，無若吾此者之圓淨穩便也。有某士，中年落魄，託醫生涯，師心自足，恥問前遠聞人有獨得處。備加意鄰薄。一日閱余刪目。後陰訖其欵式。雖出治入瞳神一痛而破。可見金針尚不假妄施。三稜鴨舌而可漫然嘗試者乎。好自用者顧以此生爲戒

凡針畢其人年形苦樂。須爲調停臟府外。前二三日須少進潰散之劑。平其氣血。及時取新汲井泉水一盆安置架上。患者對盆正坐。醫家側立以手勺水頻頻於瞼內外澆淋。覺冷氣沁入腦戶。則脂髓越凝。擬而無血。且使肌理頓木。不知痛怯。於以下針運斤成風。自不粘滯矣。若冬月及老弱人。茲法不施亦得

撥眼要精八法。六法易傳。惟二法巧妙。在於學者心靈手敏。久之自然有得。八法者。一曰審機。患者以冷水洗眼畢。正襟危坐橋上。靠定頭項。勿令轉動。兩手撚珠。心無妄想。如撥左眼。醫師用左手大指、食指分開眼皮。即就二指捺住白睛。次用右手大指、食指、中指執針。令緊而直。名指略按眼眶。庶可動而察輪靜而觀。第二曰點睛。針鋒就金位。去風輪與銳眥相半。正中插入。毫髮無偏。隨用疾速。淺深徐頓補衛。三曰射覆。針鋒深入。無礙即進。黄精慢慢斜回針柄。會須進不搖。從進而得所。四曰探驪。針消黄精。如意運用。

使不暈不悸，不妨直自內眥橫從外眥。五曰擾海，神龍既見，霧雨潛興，閉目片刻，則風雨自息。然後重截雲頭，輕收虹腳。六曰捲簾，隨離撥落，開手自能上去，必加力捺下，又放上來，務期上而不高，下而到底。七曰圓鏡，翳淨，用針幹於金井中央，週遭浣滌，細看瞳內神水澄澈，顏色指動，一一映照，自爾遠可識人近能鑑物。八曰完璧，迴針將隙送至護睛水內，虛處遲遲出針之半，少息再出，恐膜復還原位，切莫緩在半日，急於一刻。此八法之大槩，其中妙處，不傳深造，自得者尤在三四法之間。夫探驪得珠，謂問誰能沒海射覆知名。亦不過偶然猜着。顧名忠義，不幾介人賊汗。孰謂胸有成竹，固可恃而不恐也。其他六法，惟撥海一針，幼年捷得，無跡可尋。其終如鷸羊，自可捕風捉影。端不若前法之微且險也。故曰六法易傳，雖然金針治目，可謂力能回天，心神工巧，八法備之矣。或以爲易而忽之，或以爲難而矜慎，縱心靈手敏，均不可語於道。如撥右眼，則用左手焠左目入法，左目用右手。右目用左手，一定成法。故學針先須從左手講究。張氏云：頭腦論謂左手不便，事只右手由大背插入目。過數針，此後作解事，直插可入，橫眼能轉，迎醫

固不遑而心實賴於右

行針之日齋明盛服灑掃戶庭堂口橫設一案置香燈茶果等類於上醫者冠帶而主人居後再拜稽首而言曰某年月日下土某跪臚告於上下神祇曰惟天地萬物父母民有疾傷厥心肚藥而克某構腹不學未能變化成方勉治針經用匡不逮今某立身行已無聞於邦家既此復醫偶晝作夜五色昏迷若沉湎音色其或有過刑宜從輕愛爲殘疾大可矜憐知悔斯已敬以自新恐衛與數衡剛濟惟爾神尚克相予俾疾瘳毋諱伊戚永辭天休是用告虔而默鑒其心

禮畢，禮式大衣，抖擻精神，執針於爐上，且熏且祝，曰：

假爾針神，有靈助我，入法開彼雙睛，日遶其精，月合其明。我不辱命，彼樂餘生，假爾針神有靈。

開婦人眸目用金紅簡，照帖式書破一通，其辭曰：

伏以玉燭調光，中壺照任靑之鏡；銅烏獻瑞，南陔補白華之詩。茲發萊於臏質，衍培元氣，兼江錦以掌璽，啟廸瞻神。言念某氏，望族女娥，名家閨範，非儀開雅，宛然林下清風；性質溫嚴，委的閨中韶秀。一燈五夜，綉帏停針；寒雨幽窗，梭停轆織。然而才優於命，受用多讓鄰家；抑且女慧於男，教育真如彼婦。嚱嚱⑧文雁

⑨奔翮高翥。秩秩青蓮，並頭早折，凡茲劫數，誰實安排，
大都結習未除，或者善緣欠滿，東土昔無羅剎，庸犯
戒言，北堂雖祀觀音，罕教慈訓，緗裙射血，會隨業遊，
佛擯，場只悲鳧，經恒慎剪，變波履式，人謂嫦娥不死，
桂宮兎杵，曾得擣藥，何為古稱仙子，了凡七夕鵲橋，
歲歲渡河則甚，爾問我蒼端洪誐，諧既奕祇言知添，
罪惡但賞，惟從來不生，每事多磨，罰合就輕，未老雙
睛遮蔽，春花紅若錦，不窺園已三年，秋月白臨霜難，
移步至五尺，真所謂魄未下世，魂早離形，庭鏡少治。
儒釁長逼，醫術窮財，毋衒得冷，戶那般豐儉，見義當

勇為近功，用補瀉過，是以直行厥道，遲討他求。伏願上天勿念前愆，能自新，厚加保庇。本師訓誡，瀉湧可為法。默運傳機，銀海熖廬，川中頃刻消雲霧。金針宜化，指下分明有鬼神。此後餘生，申今再造，無任存誠至微激切屛營謹啟。

此余向昔治某婦而作。其婦美而賢，能只一子，種痘為夭，因子死，憂成病，壽亦不祿。婦晝夜悲泣，得圓醫，內障告神，針之，雙目如生，因錄以為則。若夫子無恙，亦解前蓮，何勿用或有別，精修補增。人與某某姓名須實填。

圓翳非謂仿圓之圓。乃兩事相粘中央，夾有濁水猶
包子壁餞之象。凡針撥動盪邦，不能脫落者，是須針
鋒望巽廓空中一刺，其濁水滾滾下流，球溢出於盆
井之外。再豎針向內打圈按下，則瞳子瞭然矣。
滑翳亦非光滑之滑。乃圓翳未粘，針人能散能聚。散
之則大珠小珠上下交流，聚之、仍合而為一，所謂如
水銀之走者此也。是症不多見，針亦莫能奏効。學者
識之。

附案九條

目瞽既久，生猶死也。一旦復見人世，縱術用多金當

亦樂從。況有不愛錢有施恩之天賢乎。乃以六九歲
視爲容易。不怯不謝承。劉埋究頗許是蠱蛇蠍蜈蚣
合爲一體。承心徇行。未見方其機竅見者不然擊節
冠決非烈士
邵武羅東山。携與湖英撫子也。年三十亦貧閑吳甚
棄婦張歸寧。母氏。母頗有升合足供樂衛貧家人嫌
然婦老而無出。醉怒而來殺言再出或明時提學爲
歲試扶背告驗案弟姪見之。教由建諭余余交友有
天。嘗主伊宅。其利其有錢命東山父率至是賴其力
求治。一切使喚皆取給焉。幾資贈於乃兄艾秀聰鑑

憐其貧病，而樂以襄成也。能兩目針而重光，堅隱不忍，反以瞋黑痛楚，日夜號泣。父母疑視，虛與時進，旋亦泣，益頻流益張。余直叩，不能禁，乃謀歸。明年春，秀兄子廷珍補弟子員，因同儕語，若近況，始知已具足補者。又明年，南天折倘父母八十壽，總無一字存問。不論受恩惠。朗交亦無既不情。

余既精針法，焚香告天，願有治者，不問貧賤，咸與醫藥。豐人僥倒，生而得無星內障，父母驚異，愛逾常兒。比成童，纖毫不見，乃知為雙盲，欲溺死者再，倖撫而育之。誨以誦文，頗爲人知，亦朗朗可聽。每與人樂施足瞻命行年二十余至其里爲針一月膜去而入物不識教以手捫之再問對無差因悟蘇長公曰愉識有其事非寓言也媼答曰伊父母羞産瞽人呼爲僥倒今成人矣再四稱謝越五年媼棄世僥仍還本相負鼓板曳杖而去莫知所之

陳鎭陸瞎子形瘦小如老猿年近六旬不生髭髯妻男亦無然不甚貧窮麥田蔬圃儘可自怡適余遊上坪見之目可治詢其由乃夏夜出浴爲虎攫去越十數高岡放下濺嗅戴舐齧其陽事而去得命歸驚且慟成斯症本里張蜀瞻不信世有是術掃榻留停聽

針其一。並非如永壺秋水纖塵不染。故喜極大呼曰
虎口餘生今日復聞東垣風景何以為先生壽陸惶
恐無以應有頃引指探吐嚬蹙作痛中狀在庭各三
兩偶語余笑曰此羅東山故智也吾與若少退安矣
及使人偵之果然
贋醫者唐三流出於同里余宅予曾見曰此可針
而愈也衆以為大言強施之針入即光明所見云黑
如漆加之狂痛索錢米為意乃行明年與白水將作
鼠竊被人執縛送司余氏子遐諸塗始知前言非謬
三流盜小人狗彘不食其餘者也

泰邑龍湖章靜山。慕余術。既受業。他症畧臨。惟未見
內障徧閱卌一孤貧藏六牙針之鬚眉畢現直細詰
光其爽似仍對如三流言嗟夫人世之事非人世所
可語為長仍不云乎連上所治五龍東山三流固驚
賴蔣陸與饒與藏果何作用而昧心至是
西城薛伯恭之子二乞亦生而雙盲家人不知也識
週晬盤什物一不能取亟邀與迎視曰此內障非金
針不開然須長而曉事始可施行嘗數方教依次攝
服使養木七氣常有厥症不變凡歷十五寒暑欲申
前議而家落矣歲乙丙伊胞兄環聲從兄惟潔嘗試

邀余旅章江茶話之下。詢乃弟近境，曰家風太敗，憔
姪目如初，先生矜善寻肯念屋烏之愛，恩及瘵人乎。
咨不才着落相請，余敬諾，十月回，内子搜尺牘出閲，
知已代邀，會得錢五千，寄彼札，訂期而往，薛君不知。
情惟激勸，至伊館，夜盡力懇開，罪翌午勉對，一目睛
湛如鏡，閲人物，條言見像，言無親，圖頼謝金耳環極
勤，錢送余歸，止出二千文。餘推其妹，未得，余鄙其無
籍。商人謝請好善樂施者，遂行不復再歯。後二乞代
鄉人收者，見余回頭不顧，可謂心盲矣。
衛聰子同卑齒，名從見，曾居游坊橋，年五十，止一子

沒死，目暴盲。時九月神會戲班，大家觀者皆嘆賞頗名。料余必戲歸，至排上求治。審係驚振內障，益予死以頭撞柱石號泣故也。明日，頭名偕族姪松谷踵門議禮，許謝三金。余曰：銀數如命，必須封定始下針。松谷力肩承，余不許，可曰：是症針入病除，轉瞬多以不見脫騙。訂以某月行針。至期，表妹夫科捷暨伊叔父到村來說：開年割開彼人瞽目，特往觀問。松谷何在？曰：已備物先去。二人因余所敬愛，又屬一家，信而不疑。比至寓室，衆醫所許三兩在座，施針纖芥能敢？衆方譁駭，松谷潛袖銀肥遁，頭名趁前謝曰：家兄自帶有錢，何必稱

貸親友飯罷送至府上日將入顱名邑不小索錢無
有還蕣松谷婦應来下來翌午復往埠上瞭子已凌
晨返游坊去矣人心險毒叵測至如此其極耶。
丹陽曾斗先余孫婦族叔祖也因妻死憂成内障迎
余治睐視如圓翳及針取濁水奔騰風輪倏若䔥烟
術滌心悸甚急罷手煎蒸藥湯與服令就寢少停鼻
息如雷禁勿驚覺是夜無事晨起揭封水澄精湛鉋
細能辨余原不校利況屬親道詎知口蜜腹劍見面
諄諄致謝對人言翻謂爾時非曉醫理一針錢幾命
言下似自出藥而愈者嗚呼此老孫婦年子如東

如儆罹今舌耕餬食金不以我爲德綿亦東山之流亞歟

上盤江子蘇石匠生理一日礮中擊碎石節彈左目側睄右目幷得驚震發央程以珍求余針識銀困雨針入瞳即下程問見否江不答余叱曰爾德薄不可有光仍將瞳撥上忙曰見見其子婦慫出叙銀交程手爲質乃如法畢事語曰世風不古又曰人心叵測於金針一道傾教多多矣

時復五十八

不知時復症，歲歲至期來。將謂無深患，終乎是禍胎。往經各乎愈，過後猶未治。與夫目表殘見入，輙波累其咎，暨留難弱根組未去。

此蓋目病不治，擱忍而愈，或治不得當，懲戒有犯觸，其脈絡遂致深入，又不治之，令邪正擊搏不得發散，乃年之月，月之日，如花如潮，至期而發，過期而又愈。久而久之，及激發者，然後始有症，不治不得。未發間其所發因何病，本既發驗其形色，部分在何臟腑，對症主治，終有不復之時，斷不可拘於運氣月令，慨以及用之劑投之恐未中病，庶已中藥矣。

有用經上工治愈，遲則二三年，速則八九月，再遇則一月數作，謂時復。亦過此病根未除，雖然謝醫停藥，或久因禁束，一時獲然，乃遊於風霜，放恣嗜慾，此從一彼召，氣血逆因，而徑注瘀滯，就路次從原經絡而發。世人多咎人留酒碗，非也。臨斯症，更宜相機投藥，蔑費被前醫某方，即定心服，所謂薪盡火傳，焉知來者之不如今也。

有目患瘡，但見人病輒發，此一時之氣變使然，非自內病。皆生於氣，怒則氣結，恐則氣下，驚則氣亂，夫目憒時，復則箇中甘苦備嘗，見人病甚，不禁悲惻，而思及自己倒時，神氣衰慢，縱外邪來必傳染，而一絲未了，宿業感而遂通。是以般數偶見人方呵欠，卻身子疲倦，則當面學樣；口任燃，偶說若梅子，便舌下津生，其致一也。列於本班，格致之餘，敢謬以古人不見我為恨。

逆順障第五十九

障胡名逆順。上下圍將至。轉睛失風輪。瞳神憔悴矣。爲治當如何。平肝滋腎水。旣治了無功。固金添妙理。

此症風輪上下生翳。厚薄闊長不等。色昏白。赤脉週匝。紺暈朦朧。多淚。熱虛風濕。痰滯燥。經絡滯於陰。先發左目。滯於陽。先發右目。陰陽皆滯。左右齊發。險不赤脉。珠無朦痛。亦不可輕視。若睛傷膏壞。頭加棒擊。不能辨物者。又不知其變何症也。

混睛障六十

輪廓天然成五色。五色昭明守黑而知白。黑白有時不務德。黑轉爲黄白轉赤　黑白難分名混一。輪廓未傷病九痊。得但是年深藥不的。夜光終始非璧。

此症皆一色掩白之際。輪廓雖與。細視瞳子尚見。摩久而不變。不治亦不愈。世之患者最多。其亦宜善明眵結淚流與他病同。病情及治法亦如之。間有障厚而質渾似鹽酥黑豆。綠纏而粗。恍若碎交磁。鈎得劫藥難淺人。不知進退。藥但全無。惟以苛以丹且數且點不應。復手擦舌舐。挑耳根灸臂膊。無所不至。非徒無恙而又笑之。或病輕當愈。彼醫適際其會。不自省悟。輒誇援爲例。此不才之甚者也。更有令渠佩桃符、照水碗、扎衣角、背負足噴飯。余承師訓、參較有年。各症俱得其理。凡經手治、雖不呻吟、決無差悞。然除刀針以外。其所用藥。不過發散、消痰、順氣、行血。滋陰、扶陽、疏風、降火等劑。且人以藝高遠遊。非敗症不果延症。既敗。參茸補和處方。故病家咸以非專科藥而疑之。不知藥非專科。固專科之不能用也。正如倪迂晚年。燈下作竹。傲然自得。晨起展視。全不似竹。迂笑曰。全不似處不容易到耳。可爲解嘲。

浮萍障六十一

噴生或聚開燃熱鬱於腦。渾如雲月遮開視星展小。來時痛澀多。去後亦欠好。來去若萍跡泊療休草草。

此症如翳非障。或圓或缺。痛則見之。不痛則隱。來去無時。聚散不一。因謂之浮萍。盖原患風痰頭痛。謬工虛虛實實。致元氣摧殘而病。曾未去。庸工知補其虛。不致治其實。以故燃熱深潜腦戶。遇歲氣不和及八邪感激則觸而禍發。性柔者常一季數次。剛急者一月數次。不等。雖不藥仍瘥。終始留成痼疾。醫宜伐手洗髓。由常人情。病根乃絕。

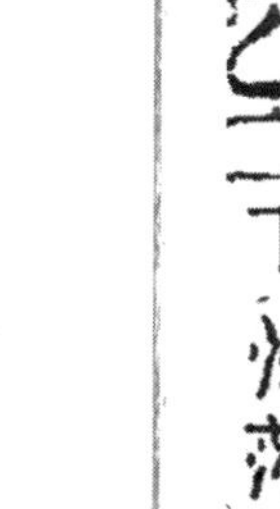

已上四症皆久血又久攻散之法不必講切其脈問其近境及嗜慾便溺越鞠逍遙疏川菊花茶調清散撥雲補心還少三丹再則人參固本生熟地黃散度拾臧丹點其障刀去其瘀雖主政如慕言端不犯醫門法律

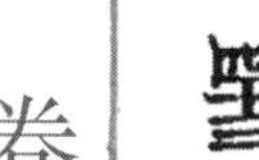

黑翳如珠六十二

一丸黑翳有來由，蓋震風雷慘不收。莫怨老天慳薄命，此中原不似蠅頭。

此症初起微癢，繼而澀，已而痛如刺。日久則赤脈流淚，畏明長閉，風輪上浮起一翳，黑而圓，其大小高低不等，狀如蟹睛。然非因輪破而得，且內外夾攻，乃所謂蟹睛者，不必自落，落後再為料理，痕跡都無。恐不能發，食而非宜，病候如前，預防一二。

此症少見，平生只遇一貧家子，形瘠而能勞，瘰癧如是，猶拾薪賣草，辛苦自若。余憐之，贈以四君加黃酒灼爍痛止能開視再進此劑覺焦小遂除連加白芍麥冬半夏子末三劑青睛平復與助脾餅子四兩全療然此亦偶中恐有粱壯夫須依蟹睛未服藥求破治法

物損真睛六十三

物傷何最險風水氣三輪黃白兩般色淺深一樣疵血亡先益氣神倦且安魂已破加沉陷湯丸免入唇

此症言目忽被金破木打傷跌傷追在輪廓之甚者初患必赤腫痛澀急進救睛散黑神散稍癒始見傷痕或黃或白白者害遲黃者速而險有赤障翳疼症必變再用排泥金看効否發本科藥對病調變準愈其爲細尖之物所觸淺小可治若傷大而深及內損神膏外破神珠者縱然急治免得枯凸明終喪爾嗟嗟千金之子坐不垂堂知命者不立乎岩墻之下豈

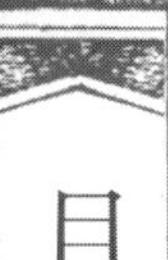

不云乎。彼異脩物損乎金也，木也，人也，蓋夫形也。然我為治擲亦逆天行道者也。

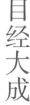

飛塵眯目六十四

大道原荊棘，風起沙塵飛。眯目不能行，淚障荊扉並。安待松滋候，一洗碧霄晴。

此症風吹沙土遊絲，偶然撞入目中。而淚出不止，痛澀難開。又一種毒蟲名金蠶，吐絲網竹樹間，誤觸而不即出，眼必腫，腫極不消，神珠潰裂耳。其絲纏易治，只濃磨好墨，用新筆點入目中，少閉，仍用筆拭出。不出，磨人指甲與竹鼠齒，和墨研塗，無不出者。倘則痛退極消散，藥俱不必。奈人不知此，且擦且吹，致氣血凝滯，淚散爲物，若上瞼不動，隨成大禍，甚有不可救者噫。

竹䶉一名土豚，毛色蒼碧，身肥大而足短小，食竹根。粤人常於竹山挖獲，其齒上下四個，長八分，生取下備用。

潁川十齡，先秋成時，沿溪撲螢，倒仆，傑拂一物於目睛，牽脹起。本里有眼醫二，一曰痧風，一曰中蠱毒，兩投我丸，復汗鍼下，驗愈腫，痛尤烈，不能耐，無已，延余。心知飛塵眯目，拭未出，術翻胞，見穀大一顆，週圍血淚，雖落，視之，乃穀也。哄堂一笑，厥病如失。然穀有芒刺，不受塵埃，半點侵之，青睛何當剩粃？三日竟成

氣戕嗟呼瞽者意也乃無辜之疾皆至大哉二瞽之
意深矣哉

瞼廢六十五

衆人皆醒我獨醉。衆人皆醒我獨睡，誰知非睡亦非醒。目睫一交永由閉，忽聞客自遠方來，手挈上瞼向明開，豈願能開不能閉？定睛看殺可憐才。

此症視目內如常，自覺亦無恙，只上下左右兩瞼日夜長閉而不能開，攀開而不能眕。理有不解，嘗見患者一行一動，以手指起眼皮方能視，針藥無濟。以此傳老愚意，兩胞絡脈之間為邪所中，血氣不相榮衛，麻木不仁，而作此狀，與風中肢體同出一轍。人謂除灸以外無治法，是或一道。有初生小兒十數日不開眼者。此由產母過食辛熱，散其胎氣，或本兒脾倦所致。乳哺充足，弗藥而愈。然終始嬌怯，不易成人。若臉外眥顛微現眵淚，此脾肺虛而有濕痰。以清空膏滴入目內。更煎人參、貝母、麥冬、雲、紅、夏枯草，盞一小酒杯。立開。

風引喎斜六十六

六氣中人風獨酷。最輕亦自傷。口目喎斜對客實羞慚。便面好將紈扇遮

此症睛珠自然歙側而顴唇亦歪在一邊。醫家皆呼口眼喎斜。一曰唇眼相邀。蓋風本濕土二氣爲屬。本藏虛。故衝引經絡。中中則血脈渙散。喎斜不遂。斜而能正。正而復斜。喎而能合。合而復喎者。正容湯加味地黃飲子。背風湯可治。若已定性。不移。久暫雖愈。終身矣。靈樞言。足陽明之脈。其病頰筋有寒。則急引頰移口。熱則筋弛。不能收。故僻。僻者偏也。亦以真氣

爲邪所陷。上不得出。下不得泄。則偏引於一邊。左寒右熱。偏於右。右寒左熱。偏於左。法當灸地倉。承泣。不効。灸人迎。經曰。陷下則灸之是也。一說謂濕淫所勝偏於左。風淫所勝。偏於右。皆有微理。務宜參詳。備作意。從事。將不利於斯人。

睛凸六十七

怒氣併邪橫入肝，入肝筋脈早傷殘。逼睛凸出不堪看。
風月素號精血濁，濁醉觴數暴胃皮寒，一般爲禍請從寬。
目形類丸遥類擱下，稍若帶閃動極元虛，筋弛忽逢邪。
擱滯長垂成怪疾。

此症謂睛突然凸出眶外，非魚睛因滯而慢慢脹高者比。其故頗多，有虛風贅極撩出者，有酗酒狂嘔激出者，有熱病關格脹出者，有暴怒吼哮挣出者。究竟皆水衰精敗，脈絡焦脆，邪火亢害，内無從洩，則上走空竅，洩之不及，故濺湧而出。至打撲猝凸者，不在此論凡出來全離睛而神色不變可乘熱捺入但筋脈損動終是無光凸而猶含者易入光且不慮其戀空如鈴膏液轉爲血肉不能收矣至乃不知不覺通睛和盤托出長垂至鼻而不能收縮世謂之肝脹不知此神魂將絕證作肝脹特論勢必用蹺風之藥落井下石耳何以言之夫肝所以藏魂心所以凝神此人元氣大虛則神魂顛倒所得之症皆奇況且肝主筋心主脈神去魂失則筋脈弛散強之際邪自斂出是以隨意直下精氣爲心觀者駭目而醫者縮手然業已如斯雖未見慣亦必敢用斂肝盛作好生安置

睛內，令螺閉瞼嘿坐，煎大補元湯，調溫經益元散，乘熱呷之一碗；假磁石淬醋對鼻薰蒸，肝得濃厚酸氣，雖散合收；俟微汗欲發，用襟將冷泉水於胸前背心不時噀之，俾脈脈一撚，脈絡一線，濾晝夜可定，然後道情懶發，或可僥萬一之倖。

東鄰吳氏女，夜窗繡鞋，目忽不見，初以為燈落，舉頭覺有物在額間，撥之乃睛也，捉胸大慟，家人驚呼，余亦起視睛，天嚴寒，系已僵，浣小碟，置溫泉，將睛滴發，片刻納入，眼治以前法，越月而瘳，然神光衰微，妙語莫能形容。

平生閃睛凸多突尚有奇症二種經書不載謹編附症末開發來學一小兒右目前病血井隨散風輪漸大漸高絶脊幾睢陽死爲厲鬼殺賊之像越一夕高大如酒杯直挺射二寸許日夜叫哭尋睛破并腦側血疊請如名外科一醫割與眼平而斃命一婦生無固無故左目通睛脹出大寸半上圓硬下微尖而匾垂長幾與鼻齊無能觀不爽繼復於大眥側氣輪內另生毒物硬如石儼若皮膜包着樞機將黑睛礙過一邊始昏眊作痛甚尤難耐終焉潰睛消傷痛連頭腦不能食與坐起其勢亦必死而後已總二症幻變無

風藏府分屬亦背常何為凡病縱横險須風生火火生風風火酷烈睛始壞未有一患即爆凸者且風火合在心肝部分怨災及脾肺金論無因下垂主氣脫却臟實又加毒結此脾肺火亢後先翳釀應傷殘若目形於左眼將謂漸耗真睛小兒元無知識將謂非怒照報責生有甚奸回顧百藥不對坐以待斃嗟夫天道之微渺人事之不可問方書未足以盡信也有如此

疔翳六十八

一雙青白眼，無人覓有釘。神醫拔不出，狂醫足求生。

此症初得身熱惱寒，突如赤腫大作，眉骨太陽痛楚，瑜時生翳一顆，白色，失治其翳直釘入内，則混睛加障，赤絲環繞，晝夜不辨，目翳之奇惡者，因以疔名。蓋血氣崩頽，水中春陽下陷，陰風上騰所致。何以驗之？身熱且寒，繇發赤腫，非氣血崩頽耶。率爾生翳，便侵入内，非春陽下陷耶。痛在眉骨太陽，非陰風上騰耶。且陽陷火必鬱，故赤絲環繞；陰騰寒乃勝，則混睛加障。人如病此，但失明而不焦槁，亦靠造化。

此症十有九不治，卻非人深信，亦必皆用藥之結果。立案存驗，庶無後話。用藥有二法，須詳診脈息，弦大而數，不妨大攻大寒。若濡小沉濇，當先補元氣，氣王自然推邪而出。其疔漸小，再點磨之丹，無小差謬。疔落而瘋蝕不破，否則不凹。願凸學者，其敬聽毋忽。

孔某氏婦，六日攜季子發眺，左日暴得茲證，至十一延余。已喪明四日矣，包頭挾纊，眠食大廢。診其脈浮大微弦，明係元虛傷風，風癘變熱，遂用補中益氣合加味逍遙，日進二服，痛止神安，思得蔬食，復以歸脾增附子防風投之，夾衣脫去，煩燥如失，故後凡點那之藥，無不應效。一日其疔忽墜，狀如小小橄欖，剪之不斷。月遂見物，未幾竟愈。或曰，此婦撫孤守節，操作自給，從無怨尤，藥餌之功，殆天玉女於成也。雖然叔慎姆師，受天之祐，或有之。彼男兒狼心狗行，臻上壽而目若童年。即閒抱疾，終老遇余治而獲痊者，抑又何為。

氣翳六十九

寶鏡晶瑩號照魔。懸空誰把氣微呵。願言此後珍藏好。免得昏朦費洗磨。

此症目赤痛胗泪都可。但青睛如濁烟籠罩。色澤欲死。甚者若混鏡呵氣。不能照人面目。從側面視之。始隱隱微見僉井其。自視雖近能見物。然亦何齊關帛。竟其病源。乃熱症寒藥。交傷脂膜。而又斬惜藥餌。神勞哉久。不爲將息而致。分明是外障。而風輪光滑無障可去。故曰氣翳。敢不能治。若暴病翳退。似此者。此元氣未復。不得與於斯論。藥煎藥內增減十穩。

裴兒余兆文次子。年十六。長夏病風熱亦腫。醫旣瘥。雙睛得氣翳。狀如死人目。怕看兒親往南豐求治余。以祖母至戚。冒暑偕行。觀症固怪。切脈亦亂。來問所喜所便。曰腹滿不思食。惟渴而喜飲。小水多。問所見曰晝猶夜。因悟醫藥過甚。邪雖去而藏氣大損。乃以附子理中湯加歸芪。傍晚復處左右合歸方與服。翌日風輪下際。如新月清朗逾常。遂依此進藥。日開一線。恰計十五日全清。後又一人。翳得氣障。發乎晝。以補中益氣湯。夜八味地黃丸。遞投十數日亦好。○眼科無此症。亦未必用此藥。學者觸類而長。庶幾得余心傳

暴盲七十

銀海雙涵照夜珠，猝閉淪瑩漫燃妖。匪神作祟妖爲僞，寶氣潛摧血暫離。患者救去其病，後愁善病不須醫。鄞盟以破黃粱熟，說與純陽亦皺俳。

此症謂平素別無他病，外不傷輪廓，而內不損瞳神，倏然盲而不見也。其故有三：曰陰孤，曰陽寡，曰神離。傷陽者多六慾，傷陰者多七情，傷神者兼情慾而有之。有少年知識未開，老來世事已休，忽得此症，不在三者之列，蓋關格之病也。關格者何？乃陽臟不和，氣留在脈，則陽氣大盛，陰氣不得相榮於上，故曰關凡外感是氣動邪從氣入而上竅不利者皆謂之關也陰脉不和血留在臟則陰氣太盛陰氣不得排衛於下故曰格凡格病由血生邪從血出而下竅不利者皆格之類也陰陽兩盛陰中無陽陽中無陰陰陽相離則精神俱絶氣血不相營運此臟府交受邪也故曰關格總而言之非頭風即癆瘵元虚不少之人不慮此能保養而藥治以時不日自愈否則成癲疾其症最速而異人皆疑鬼神爲禍先巫後醫不知急治可復緩則性定藥無用矣鬼神其何能爲何道其何能爲

是症暴逢。毋論爲陰爲陽爲神爲關格。急煎獨參湯數錢。乘熱頻服。然後裁定藥品。十補勿一瀉。或保無事。八問其理。曰血者氣之守。氣者血之衛。相偶而不相離者也。故神安於其舍。而目明。今而暴盲。益氣先中於邪。氣既受邪。必傳與血。所謂氣病血亦病也。再一有失脫。則氣爲孤陽。有如烈火。血爲獨陰。幾等寒水耳。斯時有形之血。不能速生。幾微之氣。所宜急顧。是用甘溫之參。以固元氣。所以權輕重於緩急。經曰血脫益氣。陽生陰長。此之謂也。敢問其次。曰歸芪六一湯。家貧無措。將以塞責可矣。若夫發矢中的。獨參功誰與歸。

血氣之屬。至蠢而笨者莫如豬。僧道能致人捨身獻產。而不能使豬屈膝受戒。豈豬能闢異端。特敬奉異端者。藝祭過於豬耳。信巫不信醫。及險惡若懸首[illegible]症。先符後藥。遷延不救。安得人書此數語于家。用貽明訓。永杜此患。功德勝禮佛念經千萬。

偃月障七十一

遲遲偃月障。濯濯風輪着。漸漸掩瞳神。薄薄人雖覺。腦有濕濕停。用遣怒氣剗。莫待翳花生。昏昏難立卓

此症風氣輪交際。顯有障如偃月。薄薄蓋向下來。其色粉青。乃非內非外。似從白睛中滲出膏液者。初不覺。漸及風輪之半。始現形。再則環風輪俱生障。上畧障。狀類翳花鋸齒。遂損光。蓋真陽衰憊。好動能勞。丹燥滯鬱元首。及飲食之人。酒賦果腹。寢興無常。混陽蒸變而成。由淺入深。不爲調燮。遂至靈光頓失。雖輪賊求治。無能爲矣。有輪上輕微。而輪下濃厚。曰仰月症

瞳神欹側七十二

獨睛輪目人爲有，諸眼方瞳世間稀。到見杏仁椒棗狀，不時瞥見未爲奇。

此症全非歪斜，有如杏仁、棗核、胡椒、半月等類，乃陽明燥極，傳導失職，未及運化水穀，以滋膽腎，致與風內動，神膏因而滑涸。涸則水輪無所憑依，勢必東倒西頹，故作偏狀。所謂破巢之下，焉有完卵者也。若夫睛破膏流，徐徐而得者，必曾患蟹眼。蟹眼平，瞳子突，不能復，瞳輪外亦有跡膜，終身不脫。人目似此，見光不治猶治，不見治猶未治。

天旋七十三

天旋白眼過於黑。患者仍多容易識。明君東邊反顧西。業已進門似欲出。人雖作者若生嗔。若不傚人人緣傷。小時了了未經師。長大無從妨藥石。

此症通睛偏於白。眼斜視。黑睛常墮下。傾幼時所患者也。故曰天旋。其致非一。有嬰稚中目病風熱上攻腦筋急縮者。有驚風天吊帶轉經絡。失於調治者。有眼於燈下燈前。小兒矚光既久。目系凝滯而偏者。有乳母襁抱側乳。長夜不換手。臥側者。凡此急乘時治之。若長成筋絡已定。氣血成性。不復愈矣。然無害於明亦不免猪頭羊眼之誚云。

常有一家父子兄弟。皆犯此眼。詢其昔病形。則前爲腦脫。詢其病情。形易相同若此。厥理殊不可解。

陰陽圖七十四

君火煎相火煎火退風輪現兩圈陰陽一樣圓。心戀戀意戀戀何日臟神快朗然披霧見九天

此症黑睛上生二翳一中虛一中實兩翳連環如陰陽之圖故名有白中黑帶微黃及細細赤脈絆住而光滑深沉者皆不能去大約多為險症翳退而現尋其源流耐心治之或稍見效又有兩目各留一翳者治對照謂之陰陽圖尤為膚切

冰瑕秋月七十五

症多宿翳後神水儲晶瑩俗例秋江月朗玉瑕冰潔一般情致。觀光宜恁留槐市恁雙眸無滯當前風物興頭眩跡又將何以。

此症亦是宿翳若隱若現或片或點留於風輪色光白而甚薄看雖易淨其實不然掩及瞳子者微覺昏而視短淼淼有窈窕的點點不到不曾補得元神傷水清澄足或浮雲暴症內除未淨而水研過點火熬水冷砂礦而成玉質瑩瑩晶光洞徹余故有冰瑕秋月之喻須耐心歲月堅攻稍退但是症十有七分

前後雖背長年從事。且去翳之藥，遊點越膝，內嬌似艷膩嬌者，必紅腫備至，人見輒云，眼不醫不瞎。此卷斯急罷手。有凝睛障盡去，獨存一翳，潔白映人，本科曰孤星伴月，呼此名亦通。

凡宿翳不在厚薄，但見質而光滑及如雪如粉，有透風輪之背，異廓之面，均謂之廢疾。不必言及醫藥！

[illegible]虛潭呈月七十六

有翳圓如月，陰陽總一般，當當瑺上立，朗朗水中看魚

心神聯散，精虛氣不完，要將根底去，是必得仙方

此症微翳混蒙瞳子。人雖不覺，自難耐其昏眊，名曰

虛潭呈月。蓋朕其光滑深沈，似無而實有也。凡一切

險惡外障，致目失明者，愈後必有此，既不能治，不必

究其始末。

俗本於此類分出許多名色，而論與治法則同，可謂

真不憚煩。且幸是醫書，若作史記，恐筆墨價直連城，

豈限紙貴。

⑩ 旋螺出殼七十七

夏侯死抱喉脂根，阮子生成白眼貪。那更有人驚世俗，石螺蒸出横瞋神。

此症乃神珠被頭風痰火所蒸，色死而實，絕似煮熟田螺，其肉凸出，與平陷亦如之，故名。往見世人患此，初不經意，及症已成，求醫之切，有不遠千里而願爲執鞭者，爲之太息。

劍橫秋水七十八

秋水澄澄寒露浮，生芒不動劍光寒。瞳神此夜藏何處，樹蓋妖氛子細看。

此症係物擊所現傷痕，色白或帶焦黃，中央略厚，兩邊薄些，正中横於青睛之上，故曰劍橫秋水。輕重不一。重者雖經上下風輪而瞳神被掩，視宜無見；輕者終是礙，愈視亦暇昧。縱有神丹，止可稍減一二。倘日久流泪，障翳嵌陷，或再加微絲組織，終身不瘳。又有熱府附燥，或點或服幾藥過設，一線剛風上逼，則瞳睛輪初不覺病退，中正白翳宛若有如針定羅盤

喻此名亦似為治較前尤難所謂長劍倚天外非具拔山之力不能揺動

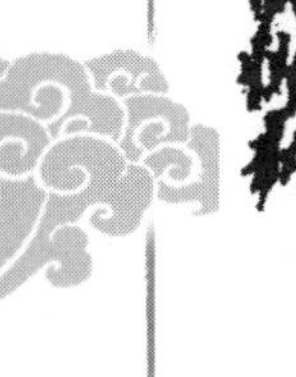

瑪瑙內傷七十九

此翳薄而實厚形色渾如瑪瑙[illegible]障深[illegible]蝕透依舊依稀蔽者恐生變

此症風輪生翳半掩神光或自睛際侵來則能瞻不得作痛在外細看則顯然在內漸而磨缺不淨其色雜或蒼黃黑或微紅狀如瑪瑙之屬藥頭風痛攻擊火燥損同律液氣凝結所致雖障有餘水輪流滑而未動者尚可一二亦堪劑矣

青盲七十

青盲不似暴盲奇，暴盲來速青盲遲。最怕龍頭神氣竭，又嫌清瘦精血脫，與夫憔瘁但不泥，青鞵紗衛觧熊功。吁嗟乎暴盲，目光閃爍如飛電，日月星辰皆不見。吁嗟乎青盲，斯人有疾誰知覺，孔子見之未必作。

此症目內外並無翳障氣色，并不大不小，瞳與常人一般，只自不見，初起視斜視短，間有神膏綠與水輪黃色者。其因有二：一曰心腎不交。蓋心者神所舍也，宜散而安；腎者精所藏也，宜固而秘。不安不秘，是為交不交，則精神潰散，精散則銷陰而視斜，視斜者猶

下弦之月向晦也陰斂則銷陽而神短視短者猶燈
花之燈末剝也精神俱散陰陽兩銷則發微陽檢目
滝滝如長夜矣一日甲己不合盡化爲脈粗乃金相
水瑩澄之不滯曉之不漏已爲腑臟爲後天黄庭讃
陰之首萬物之母土木合衛生生不已甲己不合乙
戊先傷肝傷則血不和目不能辨五色腎傷則五臟
失養不能逐精歸明於目且膽寄王於肝肝有賊邪
胆汁自壞故燥上炎而睛綠瞳食氣於胃胃有壯火
則脾亦散氣故中氣燥熱上蒸而睛黃睛綠甲己
真色真色已破真元索然則元府出入之路被邪遏

抑不得發此靈明，目雖有若無矣。此二因病究竟皆得於七情六欲，最不能治，有抱元守真靜，併無時無節，或稍痊可。如年形衰邁，性氣浮燥，汁亦無滋。○關格者，乃病之開鎖，解見懸育元府。元府者，河間謂十二經皆有之，乃神氣出入升降之道路門戶也。元府幽邃，則閉塞不通，五官四末，行時不用。由是言之，青盲即懸育，經脈即元府，關格即閉塞，懸而似近，異而實同矣。○經脈即元府說的是，然余更有妙解，盡經條乎足三陰三陽之經脈，乃通五官四末之脈。元府則脈中流行不舍晝夜之氣血，譬諸花木，根幹絡也，枝葉

脈也雨露滋蔭不如充本根節傷則枝葉萎枝葉傷則花果落一定之理也又如人放紙鳶扶搖而上直干霄漢命脈在此一線倏而風翻不用乃線斷耳人與紙鳶兩不相妨此症其近之

五風變八十二

五風變症有五色爲綠爲青爲黄黑俱翳風結白於精明喪瞳神收不得

此症乃火風痰疾烈熱交攻頭目痛急金井先散然後神水隨其藏而現其色本經謂之五風如霧山之籠淡烟者青風也若藍靛之合藤黄者綠風也黄風擬朝暾之照泥壁黑風恰暮雨之曉紫門惟翳頭風純白而已五者皆目之大變故又曰風變病至此地救無路矣小兒有症痰症及癱瘓火症目疾久閉熱鬱蒸濕皆能患此幼稚無知失明纔覺亦不復治如以

藥在而强餌之，恐令豎子笑人不識膏肓處也。

已上十一症俱無治。既無治，立甚方。當見市醫當有治易治。却不能治。辭治甚而治至不治。遇難治無治偏許治。不憚勞走。治甚而贈藥包。常原其弊，乃學者亭轡執泥而致。何爲南人有言：人而無恆，不可以作巫醫。益巫所以交鬼神，醫所以寄死生，作於無恆心、不守素業之徒，神弗福而藥罔効。故夫子善其言，述以垂訓。更引易不恆其德，或承之羞。咎人不玩占辭。朱註雖云賤役尤不可以無常，於全章意旨不相聯屬。且賤役等犬馬，有何恆德。兼通經術，聖人責以讀易又周禮春官司巫掌羣巫之政令。春官不祈說鬼巫紛職而蒞祭祓除不祥之際。所役樂掌。太醫歷朝設命設醫官草木定方劑出入皇宮。茂對天問匪異人任。賤役云乎哉。便是草野員師。春陽秋露燮理和鈞。非侯拏朱門車馬恭迎。不至。至則分庭抗禮。士大夫莫敢傲慢。如其人日為賤役。不知所謂。子夏曰雖小道。必有可觀者焉。此泛言一事之微。中有至理。隨時自領。隨在有得焉。誅切定。農圃。譬下夫農圃何道可觀。大祇播種栽灌。觀其生發氣象耳。樂衛當日樊遲請學。夫子易鄙而斥之。小謂么兒跌箸水碗售奸本無穴機有何妙理若精易者難⑪不惟泄造化之秘使人不迷于悔者吉凶而開物成務直為道統文字之祖至聖如孔子載贊裁讀韋編三絶不休是豈小道醫書始於黃帝內經理深辭奥與大易殊途合轍無論起死回生延人祿命即金針一則由一歲皆至二十三十或三十至五十六十遵法施行須刻能視試問何者大道有此神應有此恩澤及人徹嫡翁不分上下優劣一以醫學醫人賤為小道賤役三復其論譏毀圖厥謀之不若後世業儒者咸恥之儒者既恥則供斯役宜非賤必愚而無恥者故天下往處有名

士。而無名醫眼囿醫科之一。小而又小者也有裴君子。雖其事事見以古今所授受止於此余性樂施予。苦無財恩救時恨無位欲治醫活人病藥未克全曉勉就人所不肯人所不能人所已要者伐毛洗髓曲盡精微纂聚成書復授壽治人無不驗乃謀付梓學者然治書而樂者鮮請除去經生固陋潛心靜讀十得五六終身享用不盡枝寄人籬下受其鉗制及坐彼青氊不得稍行厥志相去何啻天淵

有治不能治易治治至不治眼見多多附一案於症未可想其餘澀與雲脊容制楚固天行赤熱治出右

偏風又以偏風治成鬪睛鬪睛認作黑泡以針剌破
痛牽腦户牽兩臉腫滿神膏流出無多買舟還請余
治愈明年黎俗中元賽神潘素嫺絃歌晝夜縱遊忽
惡心發熱走語子乙學人子乙老醫也且厚潘郎寓
中煎四逆湯加黃連與服有頃冷於冰改用麻黃附
子細辛湯向患甘嗽腫經宿宛如覆杯迎視十餘載
皆驚却余至仍力辭蓋病實形羸彌留欲絶無從入
境導人執余手泣曰是兒已辦後事但盼而不死拜
德多矣甚愚良从曰得之遂以瓜蒂散灌而探吐出
穢汁升許始能言云胸膈眉目若燒若炙急行通利

及開導法。陽同脈絡。徐徐養陰。淸燥越月見痊。治無

陽爲余壽于乙。亦與席曰。斷先生膽大得榮此曉夫

理。隨心見機兆其朕。景雲瀏情聲色。精神不見銷耗

故大暑鄰耐。傷氣妨脾。食不化而蘊熱恐心不吐下

奪其氣。因徙以脈涎爲寒熱。剤理中。既藥而反厥。明

係火極似水。又以寒在少陰。謬施溫散。幾使辟雍弟

子遊學攀援嗣滑稽。佻達以讒解懈。由君子觀之。斯

人之道行宜發人士莫非姿者不殘聊與贅之所以

多也。

無治說。易治。但藥求治。仍不可像數。始業一二以微

後學之妄而無恥、且謂防小人藉以進身為害、而莫
可究問者、鄙武與見、曾起家刑書。年五旬只六齡一
子患傷寒、眼逆非非瘴、大病為、城中諸生、藥醫藥治
王雙盲。特余在將樂朱宅、與親往求視、睛已凸、但翳
尚浮嫩。可刀藥平施、俟睛熟。試器鑱刷、果翳星碎下
幾星、如盧膜。鏃燭斃瞭者咸驚喜、以為有治、放寬心
調理、至四十餘日、能知五色、見人影、居無何、有光瀉
入宇、松圃者蹤門自應、與呼兒出、辭醜、良久、酬封是
爽、緊我為政、只十二日明矣、貴某號作家、奏功酬始
此其難耶。今來無剔。貴人不欲達、享人混得虛名。而財

難世界。窓先生一帖其所發也。殆其言。歸內聽下
。楊余聞辭往建陽。渠亦不留嗣徒。日來錢市藥以惱
復。挽余對使楚其札而不問。惟草一詩贈寡粘於座
右。以爲行斯道。及信口醫而輕忽名醫者勸。
樵川古昭武。文名甲上府。博學兼通醫。玉熟而罕覯。
眉眼有專家。城中廿四五。鋤刀弗師今。方藥徒執古。
彼此偏和裏。奚玉錯攻補。嗟嗟好兒郎。四凸慘雙瞽。
乃翁素郎懇。任錯迎江浙。愧無能爲俟。精良自苦。
葉氏光滌家。冠服亦楚楚。大首十二川。鬚髮若能數。
舉家喜欲狂。另牯防閉阻。怕示奚襲空。丹江餘子毋

目經大成　卷之二下　五鳳

厥術極而疏陰入翳膈腑蟻戶晝不閉吾將失竊所
傳闕作箴章弼銀燦且舞歌曰哦之曲與松圖藝
遊遨近威呪詛佛心神乎黃不塵化灣垂離絕猜伍
大江以西左幾偏穴閩本耕誰予侮君不見延斤成
風都料匠莫敢班門弄花斧又不見漁陽摻撾⑫禰正
平逃罰色齊名羅浮幾松乎松乎非稱魯妙喻敵逃舟
氣巍巍初生犢乎吼高岡不畏南山白額虎
椷村童氏子其友人包麝且壻也於大街發兒絕貨
兩目無故爆氣斜聯則如常托婦翁邀余治曰此初
起者旬乘來威症而藥之無害只酒與餅生活宜謝

手益熾火，斷坊氣性火，卅之人嘗不得日夜蒸薰，蓋
頒之百務交劇。弟姪已惟遵解訓衛而已。乃處方教
依次煎服，求錢漸愈。理肆中事如初。明眷杪，目暴發，
日甚一日。余遂出遊，五月回延視，醫矣。適有負藥囊
迎市云邵武人，專治眼科。使者童曰：是症人皆謂青
光，負元陽衰，水火爭相激射，逆逼吾不忍，歎為廢疾。
所且述其言，決於余，曰：我愧不能醫，壽藥人勿藥耶。
包固老倒，代議銀十兩，全好始交。儕諸謝面往贈，但
片合散，覓與余所調變無異。由是宿宿信信，局中人
下無疑忌。八月十九中夜，潛啟門出，走間為歸，應是

我犬月往外走動耳。䝟既鳴不返。驚起燃火燭箱見
鎖開。所有銀廿餘一。宗拜錢壹一千。及所破被帳。喚
人四路追尋蹤跡。無有。其後。有人言是賊借求病看
爲名。常在市井撈摸。眼見其先生論症用藥。然識不
忘。故大胆包醫。假扮翁婿。遂以爲學有根柢。承春恐
後。然不虞有是黠賊。是小人。會過君子。非虛語也。吁。
亦奸似忠。大惡偏和。凡一切面生可疑之人。樂爲吾
用。始受微利。終償其害。百十倍不止。讀斯集。謂持
家郎有民社之任。引而伸之。小可以喻大。

似因非症

怕熱羞明

目閉羞澀極，俛首復低眉，向日誠然也，當爐亦有之。心、肝脾上熱，風火血中推，病退猶如此，斯為榮衛虧。

此目於明亮之處，則痛澀畏避而不能開，凡病初得，雖頗痛、皆如是、常有月夜不能燈、落日閉戶嫌猶不敢稍視者、病原在手少陰、足太陰、厥陰三經總而言之。不過氣盛、血熱、邪在陽分，亢陽侮陰，得火而然。譬夏日當午，人望而畏、更與火灶相近、孰能耐其炎酷、是以陰黑空曠之所、則清爽然。又有一說、暴發而怕雖為有餘。治則與火患為不足者。不痛無淚而致乃血虛。血虛則脈升必少。而腎氣亦弱。所謂真元敗脈。目竅乖閉。詎能運精華以敵陽光。治法藥病如斯。火患滋陰地黃丸。不痛無淚。平氣和血湯。倘兼有他症。須對症依脈。再思而後處方。即不立方。若地斷無八私議。

乾澀昏花

如淚如花覩自在。且乾且澀愁無奈。皆因陰奪不伴陽。精神傲行淚虛。惜恐瞞人生障礙。

此目開閉總不自然。而視亦昏渺。多因勞瞻過慮。耽酒恣慾。乃火熱傷神水而致。循夏夜燃蚊香久坐及睡臨目。一時澀痛不堪。得淚乃減。可見水少熱熾之故。若不戒謹保養。必變枯瘁。不則色澤不潤。細細赤脈纏縈。生眵與淚。終其世無寧日。治宜駐景丸、還少丹、滋源腎木丸、人參固本丸、金水六君煎。咎帚抑邪所謂本立則清氣自和。邪去而源泉隨化。醫作火症妄施攻散。會有聚縮歛側之患。

此目十人有五相似。豈肉食之爽口耶。抑尤物之移情耶。務宜痛自樽節。以保神光。或曰見俏色而遠之。要眼何用。可謂善戲謔兮。不為虐兮。

目痛

倏爾赤睛痛澀如刺。若屬下虛上則實。裏急外多躁寒熱。時來去風痰作。有無認真陰分病。主治不糢糊。此症病勢已蘊熱睛驟然痛如針亂刺也。夫熱痛屬火。明係水不足而火有餘於藏府。既乖奈何復見厥象發其八不善調養。或貪勞力役精。致水下火上。水火未濟。邪氣搏擊若瘀滯鼓脹之愈。其證候必來變者。書曰。病加於小愈。禍生於怠惰。是之謂也。醫宜怯本病因証進養心湯。全眞散。人參補胃湯。務使痛疎或止。庶免坐而失事。有目未病忽在此在彼如針如炙乃夏令失序疵火為殃須詰其始自何輪今止某廓可知將犯其經體虛視勞斯染淋濁之病榮氣不上潮於睛多有患者又目先得前證繼而赤爆頭疼寒熱交作或旋去旋來如風樂瘧疾狀多屬榮衛虛損腠理不密外邪激動風痰治法一體橘皮竹茹湯金匱腎氣湯清其金而降其火逍遙散五苓散疏其風而利其水則得之矣

目癢

由來癢病果何爲。爲火爲風爲血虛。有病卻癢癢愈甚。癢而無病病遲遲。點服藥情無治法。請投絕境覓仙醫。

此目癢非常比。乃如毒蟲行走身上。令人職慄。幾不敢搔撥者。其故非一。有風邪之癢。有火邪之癢。有邪退火息。氣血得行。脈絡通暢而癢。有抱病之目。久不治而癢。癢一番則病重一番。總之治後而癢。病必去速。無故而癢。病來定險。若癢難禁。時時頻作。目覺低陷。及癢極搔擦而目脫出者。斷不延矣。淚多者。血虛生火。須驗目內有無形證。以涉其病之進退。如無形可點。只疼難忍耐，皆點飛熊丹。不退，審症火，再不休，須端詳切脈用藥。如弦浮旋出，此風邪，治以香蘇散、芎蘇飲；脈數而微乳，茶調疏肝散；因嗜酒而致者，葛花解酲湯；若沉遲濡小，須大補，大熱不則必犯手。諺云：白日看鬼祟，不路跌村人，此之謂也。臨症須矜慎，毋忽。

覷惑

今日前然明日。一年暗計百年。頭皮斷送有誰憐。落冉脊花當見。風月青樓往歷。賞翫烟火神仙。式歌且舞興齊然。不從衣論有變。

此非人有無妙。但自覷物色顛倒紊亂。失却本來面目。如觀正爲邪。視定爲動。赤爲白。小爲大。一爲二之類。損厥由來。損人一臟一腑。有真陰真陽一團真精師神者。百骸滋其培養。瞳睛賴以神明。除不得已之事。有所煩擾與。夫臟氣加臨。莫能禁御。務宜恬自珍惜。毋使稍有枉擾。倘放逸其心。逆於生樂。以精神徇智

功以憂慮猶得失以勞苦猶財利以身世猶情欲種
種行藏皆能斷喪真元真元一敗則臟府不和而神明
失職四八之形氣以爭病作是故怒氣填胸正氣避
位而邪勝於一邊或飲食先閉過其隧道藏氣不得
發越則視正為邪素有頭痰客感風氣風痰相搏上
干空竅或陰虛寒戰牽引目系而陽光散亂髓海不
營則視定若動左右者陰陽之道路也並行而不相
悖一有差錯歧境轉多視小為大視一有二藏氣精
明所稟五色其徵兆耳火水未濟陰陽失其守使則
氣乖而亂視赤為白視黑為赤然此都無大患但濕

明，在躬嬪子，安可有此。萬一轉覽爲常，則妄見內障不旋踵而至矣。治法：十味益榮飲、瑞竹四神丸、滋陰地黃丸。因虛下陷者，益氣、歸脾湯，夜吞都氣、益陰丸。此而不應，當集思廣益，求儀所樂、所苦、所好惡，併脉息、形體，就前方增刪，或補陣另選，所謂自具爐錘，鑄古今，兩情未有不合。

凡病藥合式，却不應手，必有不合式處，慮度未及，須如斯症，殺想集隘，未能並指，唯舊學者觸類而長。

妄見

一抹微霞照眼明，飛蠅舞蝶趁斯睛。何來旗旆開還捲，不盡絲環滅復生。把酒待蛇先在盞，聽天螢火亂搖星。妖氣如此因何致，水落風騰火上飛。

此目亦無外症，然無中生有，如遊絲結髮，飛蠅舞蝶，蛇旗絲環，諸物之狀，色或青黑，粉白，微黃，看在眼外空中，飛揚撩亂，倏滅倏生，仰視則上，俯視則下。本科謂雲霧移睛者是，乃酒色財氣，男兒與女血過多，悲泣思忿之婦，如情既留連，欲無寧止，加以被風冒日，不慎寒暑，者勞筋餓膚，憚力役作，眞陰元陽隳敗殆盡。

致臟腑空虛，虛生風，風則邪從風走，而精散，虛生火，火則痰因火結而形成，故妄見物色如前，忽製飄舞，九遼，腳夜光九早晚兼進，或晝謂金貞散，夜煎金貞一氣湯，日月不惜，所以漸小漸除。倘吝錢惜費，而又近酒親花，不善顧養，則怒也風也火也，都歸肝膽二部。肝膽之位，而津液無端，而不能升運，精華以滋化源，則精明之體，久而不用，諸日受病，純水穀之氣，未必復其天性，故深日久，痰水遂凝而爲翳，隱隱障於瞳內，目內障諸水池雲淵，清則清矣，使無活流以決之，則濁而垢生，勢與理所必然。龍木謂肝脂流下作翳。

非戕也。大凡病到內障，雖擅八法神鍼，可治者十有四五，不可治者十有六七。所謂藥能治假病，鍼不趣殘病。其見如螢、如燈、如電過霞光，治失明多在青盲風變之例。即幸而成障，針之未必愜意。若久立久視，一時昏花，及鞠躬拾物，蹲踞倏人起來，頭眩眼花，螢星烱烱。甚而瞑黑，少停始見，亦惟欲靜，耗精氣，故稍煩勞則水火不交，而神光擾動。傘形雖壯，厥日消漸減。仍服上藥，不則八味丸加減八味丸尤為切當。

電光夜照

黑夜無風雨，電光何自徹。驕陽越命門，神珠顛靈纏。攤昔昔何分，明座人面識，莫快目亞雖，膏肓犯在幽。

此凡於夜間無燈無月，若電光閃爍，倏然見物交睫，則一片白光，橫於眼外，通宵不輟，甚而白光中恍惚能見指動，光非謂之神光自現，蓋人稟賦素弱，好動而有內病，極勞飽欲，精血大損，一縷不絕，真陽未能栖養，陰水反隨邪上炎，故得是病。急宜大補元煎，送加減八味丸，或駐景丸。煩燥不寧，暫投養心丹一二服，使無根之火降而歸經，自然神光內蘊，英華不致

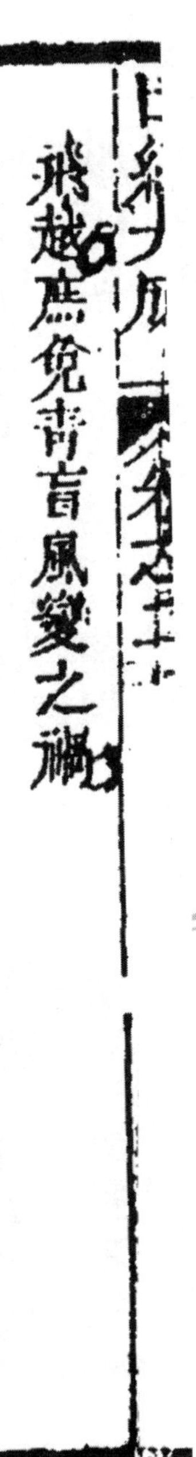

飛越庶免青盲風變之禍

目暈

乖氣衝腦上眼也。舉頭見月暈如虹，其實月色天象也。燈火同何皆亦同。

此目別無甚病，但見燈視，及隙漏之處，則有礙大一團環影，暗外其色內紅而外紫綠，絕似日華月暈，故日月俱大。意者若不能禦，如水火相射，則乖戾之氣激而上浮，故能無中生有。嘗謂日與雨交，倏然成虹，其象亦紅綠相間。朱將務謂虹為天地淫氣。又曰虹見則雨止，非水衰火盛陰陽乖戾之徵乎？凡人勞極久視，廢眠強泚，便有此幾，可覺而不可常，須四

君合補水寧神湯立愈或平氣和衷湯進一二劑亦妙若以恙小而忽之併不加培養喪明之前驅也語曰蘖來不札將尋斧柯慎之哉

補水寧神湯附補陣第十二加減八味丸方論內

校注

①黡(yǎn)：黑痣。《史记·高祖本纪》：『左股有七十二黑子。』张守节正义：『「黑子」许北人呼为黡子，吴楚谓之志(痣)。志，记也。』

②酕醄(máo táo)：大醉貌。唐姚合《闲居遣怀》诗之六：『遇酒酕醄饮，逢花烂熳看。』

③欹(qī)器：古代一种倾斜易覆的盛水器。水少则倾，中则正，满则覆。人君可置于座右以为戒。《荀子·宥坐》：『孔子观于鲁桓公之庙，有欹器焉。孔子问于守庙者曰：「此为何器？」守庙者曰：「此盖为宥坐之器。」』杨倞注：『欹器，倾欹易覆之器。宥，与「右」同。言人君可置于坐右以为戒也。』

④惄(nì)：忧思，伤痛。《诗·小雅·小弁》：『我心忧伤，惄焉如捣。』

⑤擫(yè)：同『擪』。用手指按压。《淮南子·泰族》：『所以贵扁鹊者，非贵其随病而调药，贵其擪息脉血，知病之所从生也。』

⑥劬(qú)劳：劳累，劳苦。《诗·小雅·蓼莪》：『哀哀父母，生我劬劳。』

⑦餙(shì)：同『饰』。

⑧嗈(yōng)嗈：鸟声和鸣。《文选·宋玉·九辩》：『雁嗈嗈而南游兮，鹍鸡啁哳而悲鸣。』王逸注：『雄雌和乐，群戏行也。』

⑨奋翮(hé)：展翅，振羽。清吴炽昌《客窗闲话·张慧仙寄外诗记》：『终当奋翮云霄，岂池中物哉！』

⑩醢(hǎi)：古代的一种酷刑，把人杀死后剁成肉酱。此处形容田螺煮熟之状。

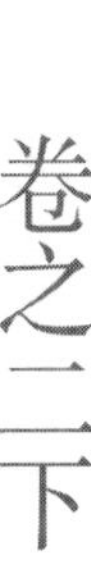

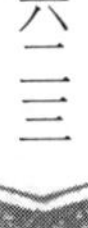

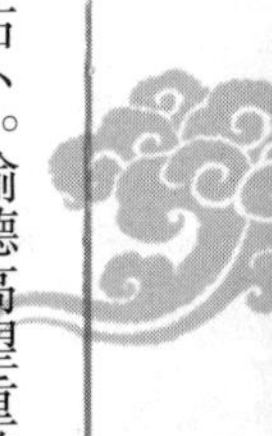

⑪蓍（shī）龜：古人以蓍草与龟甲占卜凶吉，因以指占卜。喻德高望重的人。引申为借鉴。《晋书·王鉴传》：『歷观古今拨乱之主，虽圣贤，未有高拱闲居，不劳而济者也。前鉴不远，可谓蓍龟。』

⑫掺撾（càn zhuā）：古代乐奏中的一种击鼓。宋苏轼《兴龙节集英殿宴教坊词·问女童队》：『掺挝屡作，旌夏前临，顾游女之何能，造形庭而献计。』

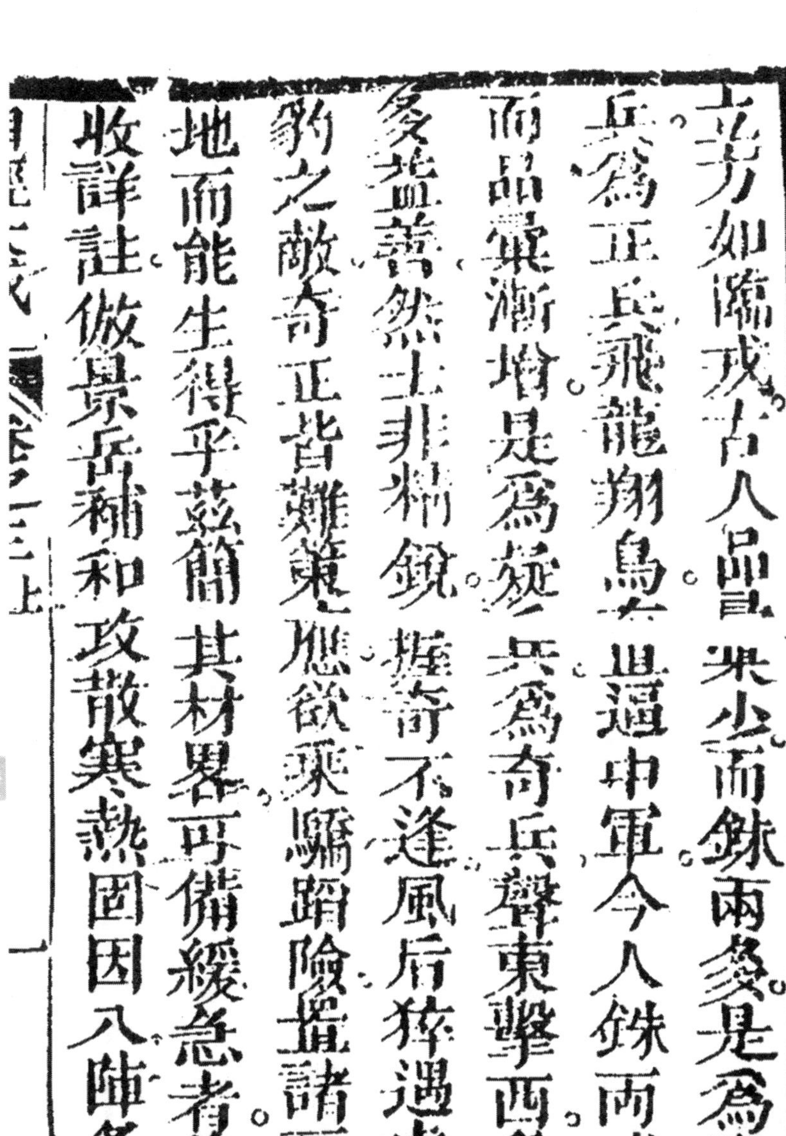

士芳如滿戎古人曾。衆少而銖兩爻。是爲勁兵。爲正兵。飛龍翔鳥。出遇中軍。今人銖兩減而品彙漸增。是爲變。兵爲奇兵。聲東擊西。爻爻益誇然。士非精銳。權奇不逢。風后猝遇虎豹之敵。奇正皆難策應。欲乘驕蹈險。諸死地而能生。得乎。茲篇其材畧可備。緩急者兼收詳註。倣景岳補和攻散寒熱固因八陣各

陣列名若干凡百執事卿已知彼法吾言而慎行之則方從圓用百戰百勝矣

盧汀不塵子漫題

目經大成目錄

卷三

補劑

四君子湯一　四物湯二
八珍湯三　十全大補湯四
人參養榮湯五　補中益氣湯六
調中益氣湯七　全真一氣湯八
龜鹿二仙膠九　八味腎氣丸十
六味丸十一　加減八味丸十二
金匱腎氣丸十三　大補元煎十四

左右合歸丸十五
參苓白朮散十六
奏功散十七
獨參湯十八
歸茸六一湯十九
花果合歡丸二十
固氣湯二十一
既濟丸二十二
還睛夜光丸二十三
全真散
助陽活血湯二十五
冲和養正湯二十六
益氣聰明湯二十七
補氣益陰丸二十八
滋陰地黃丸二十九
補陽湯三十
人參補胃湯三十一
女人理血湯三十二
補心丹三十三
淡竹葉四神丸三十四

養心湯三十五　又方三十六
生脈散三十七　歸脾湯三十八
七福飲三十九　補脾湯四十
還少丹四十一　駐景丸四十二
十味益榮煎四十三　平氣和衷湯四十四
助脾滲飲子四十五

和劑

人參固本湯一　逍遥散二
粉雄逍遥散三　神效黃芪湯四
越鞠丸五　葛花解酲湯六

柴胡疏肝散七　藿香正氣散八

二陳湯九　香蘇散十

芎蘇飲十一　參蘇飲十二

疏風養榮湯十三　救脇散十四

黑神散十五　紫泥金十六

撥雲丹十七　正容湯十八

又方十九　杞菊飲二十

青州白丸子二十一　益黃散二十二

升陽益胃湯二十三　培元散二十四

保和丸二十五　七味白朮散二十六

橘皮竹茹湯二十七　　生熟地黄飲二十八
小柴胡湯二十九　　清鎮湯三十
扶桑丸三十一　　參麥自然飲三十二
黄連湯三十三

寒陣

抑陽酒調散一　　九味蘆薈丸二
又方三　　芍藥清肝散四
三黄祛熱煎五　　消凝行經散六
防風散結湯七　　竹葉瀉經湯八
逐客飲九　　抑青丸十

普濟消毒飲十一　八正散十二
雙解散十三　黄連解毒湯十四
龍胆瀉肝湯十五　左金丸十六
凉膈散十七　瀉青丸十八
瀉黄丸十九　導赤散二十
導赤各半湯二十一　瀉白散二十二
冶金煎二十三　竹葉石羔湯二十四
人參白虎湯二十五　犀角地黄湯二十六
清胃散二十七　清氣化痰丸二十八
當歸龍薈丸二十九　消渴方三十

消蟥湯三十一
秦艽鱉甲散三十二
四生飲三十三
滋陰煎三十四
通關丸三十五
烟煮大黃丸三十六
七制香附丸三十七

校刊目經大成卷之三上

平昌愼齋魏定國鑒定

廬汀不塵子黃庭鏡燕臺氏筆乘

上邑族弟香泉必智學源參閱

男錩非在田省畊原訂

孫　玉峰瑛懷校刊

門人胡鵬南騰霄　同校

族叔　文標庭樹

受業

存亡之幾介在真元斷而不盈何以爲用必須補方。

四君子湯

人参　白术略澴去油曬乾蜜拌炒　茯苓人乳浸蒸　甘草蜜炙或剉片蜜拌炒

目色枯瘁聲息低微開視無力脉來濡小此方主之。蓋動以氣爲主血其配也氣治則生氣虧則病氣亂則危氣絶則死夫人目見上症但氣虛耳虛不難知目色枯瘁望而知聲息低微聞而知開視無力脉來濡小問與切而知也是亟宜補氣右方人参清而潤能補五臟元氣白术甘而温能補五臟母氣茯苓淡潔滲濕中之

①甘平和乖戾之容氣。四藥雖庸。而謂停得中。②不易之君子也。故曰四君子。○詩曰。從來國老③消草白朮參苓備養生。簡遍藥籠無此物。燮調端不近人情。

四物湯二

當歸　地黃醇酒蒸晒極熟　芍藥酒炒　芎藭酒蒸熟

血榮氣曰華。血行疾沸作。一或不然。則鬱乎中。搏反出於外。向云不足。今敗血爍燥。而風欲動。致乃目赤不退加療與痛。今主四物味厚之品。以養肝。肝氣和而血自歸經。芬而香之當歸辛香微苦。可活其血滯地黃甘苦微寒。可滋其血燥。血冷則凝芎藭能行。血熱則走芍藥能斂。對症而用。同調元之金丹也。若上下失血太多。氣息幾微之際。一杯不可妄投。○詩曰芎藭苗長青于豆。芍藥花開艷似蓮。之子當歸懷慶地。贈伊相就人前。

八珍湯三即合上二方。

血氣俱虛者。進此方。生人所倚賴者氣血而已。氣血周百骸父母何可使其俱虛。須四君四物合劑平補。形氣既得。邪氣不入。故八珍斯八者曰八珍。

十全大補湯四八珍加黃芪肉桂姜棗佐煎。

肌瘦色枯膚陷髮脫此虛損肉極欲成勞瘵宜用大補氣血。經曰氣主煦之血主濡之。故於八珍中加甘温之黄芪以助陽固衛加辛温之肉桂以煖陰益榮榮衛充實邪不攻自退矣所進而論十物雖大補必虛勞血微煖者有痰飲煎投乃得若只肉極膚長而無別證須五味附子鹿茸山茯苓等共。庶藥與十全而病無不一如金匱曰虛者十補勿一瀉之其斯之謂乎○詩曰四物四君時呼八珍再參芪桂十補全真。

人參養榮湯五

人參　白朮　茯苓　甘草　黄芪剉片蜜拌炒

橘皮　肉桂　當歸　芍藥　地黄　遠志綏火炆

去梗　五味子

脉極，肉膶驚悸，健忘，寢汗，發熱。食少氣短。肌瘦，目枯，毛髮墮落，此方主之。○經曰：脾氣散精，上輸於肺，此地氣上升也。肺主治節，通調水道，下輸膀胱，此天氣下降也。肺脾虚，則上下不交，榮血無所藉以生，是故肺虚則氣短，毛髮墮落；脾虚則食少，肌瘦目枯。脾肺兩虚，自無血以養心，則百脉懲極，寢汗發熱，驚悸健忘，筋肉不時振惕。右方黄芪、白术、苓、草、橘皮、遠志，養氣之榮也；當歸、芍藥、地黄、五味、桂心，養血之榮也。熥曰：人參撚其榮魁耳。

薛立齋曰。氣血兩虛。莫能名狀。勿論其病。勿論其脈。但用此湯。見可以言喻已矣。○詩曰、養榮即十全。出芎入五味。再加陳橘皮。將殘藏遠志。

補中益氣湯六

人參　白术　黃芪　甘草　當歸　柴胡　橘皮
升麻酒炒

中氣者。脾胃之氣也。人身營衛。皆稟受於穀而後治。故易曰。坤厚載物。德合無疆。一為饑困勞倦所傷。則衆體無以資其生。是以李東垣諄諄以脾胃為言也。在方人參、黃芪、甘草。皆甘溫之品。甘者味之中。溫者氣之中。故曰補中。蒼朮辛苦而燥。當歸辛溫而潤。燥可劑中。潤能澤土。復用升麻降濁陰於濟。柴胡行清陽於腠理。則宇宙太和之氣。長居脾胃。自然充發春榮。故又曰益氣。凡勞苦傷神。復感風寒。寒熱交作。目發赤腫。頭痛如破服外感散劑。病愈甚。用此方獲效者。益脾胃中火以甘溫養之自退。書曰勞者溫之。損者溫之。甘溫能除大熱。此之謂也。○升麻、柴胡、均屬涼散之劑。而升麻味苦氣厲銳於柴胡遠甚。血氣虛衰人非所宜服。東垣專主内傷。參例入補益。以脾胃之症始得則熱中。繼而氣高身煩頭痛而渴。其脉空大。其皮膚不任風寒而生寒熱散與外感風寒頗同法當甘寒以瀉火辛溫以升陽並愈所謂補中求行而行不礙真元行中求補而補無虛積滯誠本氣自病之良方也後人不明其理徒以是湯妙在升麻升地氣於右柴胡升天氣於左乃大力如人參芪术草絕不提起凡陽虛下陷及中州虛損似瘧疾而類感冒偏用參芪倍入此二物當不旋踵前證未妥再為發明且以警慣用升柴殺人之不悟者

調中益氣湯 即前方木香易當歸蒼术換白术

脾陽不調者常作腸鳴飧泄膨脹諸症脾陰不中者會有神倦目暗言微等事甘溫能補衰弱故用參芪甘草

苦燥能平敦阜，故用蒼术。升麻輕清舉陷下，抑鬱柴胡是已。芬芳辟穢中，陳腐橘皮是已。夫陳腐辟，敦阜平，陷下舉，衰弱補，寧復有不益之氣、不調之中乎？于以名湯，諒哉。〇飧泄一名腸風，蓋風邪傷人，必入空竅，而空竅唯腸胃為最。風既居於其中，引導之機，如順流揚帆，不俟脾之運化，食入則出，以故飧已隨泄。不知者以為脾虛完穀不化，急作長夏與中洞泄及冬月飧泄之泄，而治熱劑大補，風益潤劝，有加無已，每至束手無策。其實用此方倍加桂枝，俾風從肌表而出，一二劑隨瘥。再者肺傷於燥，亦害飧泄，所謂肺移熱於大腸，久為腸澼是也。脾濕則泄，亦此矣。倘想到脾虛，以燥益燥，則一轉為痢，再轉為秘，欲泄不得，其泄奈何？倘有所觸，附討於此。學者記之。本方加五味、芍藥，發中有收，亦名調中湯。詩曰：補中益氣許參芪，橘草升柴术與歸，白术易蒼歸易木，調中益氣又須知。

全真一氣湯八

地黃　附子制去辣性，用生姜炙熱，蒸極熟。　白术器煨淨油，蜜炒　五味子　人參　麥門冬去心　懷牛膝

右方地黃、白术先後天首選之品，功專補脾陽腎陰，但

性質燥濕不協，妙在五味、麥冬、牛膝，引入肺金，則納氣而滋化源，相尅正所以相成；再有人參、附子驅駕藥力，助益眞元，自然火交於下，水布於上，旣濟之象。一得燥潤偏勝之勢斂矣。誠土中藏陽，水中補火之良方也。一切虛勞發熱，喘嗽吐衄，服清熱消痰等劑，致目赤痛如錐。進此不惟對症，而病本可冀潛除。○詩曰：金眞方意本歸藏，朮附人參配地黃，炒入麥冬牛膝味，相生相勝濟坤陽。

龜鹿二仙膠丸

取半老鹿茸十觔　生龜板十五觔　枸杞子二觔

眛而白上　黨人参二觔用銀鍋如法熬膠聽用

精極變遺因而瘦怯目暗此方主之○精氣神有身之三寶也精極則無以生氣故令瘦怯氣少則無以生神故令目暗龜鹿稟陰陽英華最完角與板又其血氣之屬煎膠入藥所謂從其類也再入参枸杞普於滋補則三寶遂爲身主肌日長而睛明矣夜夢遺交不泄

詩曰龜靜故壽鹿動斯靈啖以参杞厥德彌馨

八味腎氣丸十

地黃八兩　山茱萸　山藥四兩　茯苓三兩

丹皮酒蒸　澤瀉鹽酒炒二兩　附子　肉桂一兩

火水未濟兩腎失其常職此方主之。○君子觀象於坎而知腎具水火之道焉既具水火則既濟未濟一定與陰陽無別所以真火王冬不覺寒真水足夏能耐熱凡畏熱又畏寒體氣未爲裕如故安居以八味丸資累肉勞人入房甚陽事愈舉者陰虛火動也未及交陽事先痿者命門火息也且腎主二便而司開闔水衰則火獨治能闔而不能開令人病渴小便不出火衰則水獨治能開而不能闔亦令人病渴小便不禁是方尤爲對症。蓋附子肉桂温熱可益其火地黄山茱濡潤可壯其水火欲實丹皮瀉之鹹酸收而戢之水欲實茯苓山藥之甘淡制而後之水火得其平則出入升降不違天性矣若乃精已耗而復竭則大小便道牽痛越痛越便越便越難甚且欲大便數至圊而不能便畢若猶未盡欲小便而不利既便而有餘瀝此丸如備恐日服之不足漢武帝嘗病消渴張仲景進此方而愈先哲元機今猶可想

六味丸十一 即前方去桂附

腎虛則熱水沸爲痰此方主之○腎中非獨水也命門之火並焉腎不虛則水足以制火虛則火無所制而熱症生矣氣虛痰泛宜腎氣丸補而逐之火病陰火上升

津液生痰不生血宜壯水以制相火痰熱自除地黄滋陰補血本藏之主藥也然遇氣則滯用于止遇血則流走於經不能挾其一綫入腎故以五者佐之懷山脾藥也水土一氣且能堅少腹之土眞水之源也山茱萸肝藥也水木同位借其酸澀以斂泛溢牡丹皮木瀉心火爲水火對居瀉附即所以益此再有茯苓之淡滲以泄陰濁之濁泄以降陰疏瀹決排使水無不就下厥工乃竣此即前八味丸也錢仲陽以治小兒稚陽純氣確見陰虛致病乃去桂附而成此方應手神驗開辟新甫因悟凡病陰虛火動用丹溪補陰法不効者以此代之

立應汪訒菴謂六經備治而功專肝腎。寒燥不偏而兼補氣血。苟能常服其功未易殫述。自此說行枵腹之士奉為養生聖藥。男女老幼競服不疑。詎知丹溪二物除腎衰不能滋水制火。致上炎為燥熱。從生風生痰。目赤痛小便短澀外他症罕並用。倘可無故常服耶士材曰用此方有四失。地黃非懷慶則力薄。蒸晒非九次則不熟。或疑地黃之滯而減之。則君主弱。或惡澤瀉之泄而減之。則使力微。自陷四失。輒歸咎於藥之無功。毋乃愚乎。余謂非如前證。用此方者。亦有四失。不得擬無故而丹皮尅伐。水不得充足。無故而澤瀉滲利。火並不炎上地黄制之土何曾健燥茯苓滲之有此四失顧謗觧藥之補奇毋乃痴乎況此方薛氏加減甚繁可見凡症凡藥皆有活法未可以六味槩百病也姑述一二於左一變爲滋腎生肝飲本方合逍遙去白芍加五味用五味不用白芍者既滋宜助既生焉制也一變爲滋陰腎氣丸本方去山茱加柴胡五味歸尾去山茱不欲强木用五味補金制木也歸尾行瘀滞柴胡疏木氣也一變爲人參補氣湯本方去澤瀉合異功補血生脉益爲發熱作渴理無再竭故去澤瀉理無再竭便當急生生脉之所由來既當生脉異功補血可因而轉入也一變

爲加味地黃丸。本方加柴芍五味。緣耳內痒痛。或眼花痰喘熱渴便澀。總由肝腎陰虛火鬱而致。陰虛五味以補之。火鬱柴胡以達之。芍藥以平之。一變爲九味地黃丸。本方加川楝、當歸、使君子、芎藭。盡是厥陰風木之藥。以補肝必有蟲。皆風木所化。仍是肝腎同治之法。一變爲益陰腎氣丸。本方加五味、當歸、生地。其列症有潮熱晡熱。胸膈飽悶。此肝膽燥火。敵伏胃中。雖合都氣不加歸地何以消胃中之火。而生胃陰乎。再則有加五味者。有加麥門冬者。有加杜仲牛膝者。有加歸芍。有加柴芍。有加益智仁。有加紫河車。游龍戲海。變化無窮。學必死

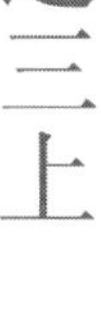

守六味。爲古今不易之良劑也哉。此方丹皮澤瀉水火兩泄。過服亂服。目昏陰痿。君者從火化精潤必矣。減精至再。脉息反加大數。不思大補繁之一味。求精折之不思澀能除熱。一味皆以堅腎加黄柏知母。進而變術者五年服見三人。再越十霜二十載。不知其凡幾矣。言不盡意。臨書悵然。

加減八味丸十二　六味丸加五味子二兩肉桂一兩○補水寧神湯附內

黑夜神光自現。此方主之○神光自現。本經曰。電光夜照。熱蘊龍雷之火上游故耳。急用前方加五味肉桂。去五

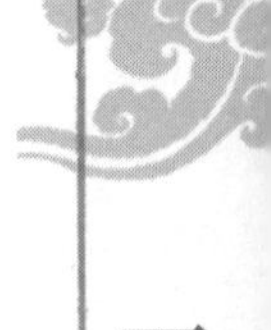

味雖各殊皆靠究其功多專于脾肺滑則腎水隨足得

桂內助亦能引無根之火降而歸經所謂熱因熱用從

治之妙法或者畏其辛熱改用黃柏知母恐靡靡殺

無物不壞且人身小天地也。陰陽晝明夜晦自然之理

今瞑眼遠近見物其皆於天地何疑有甚悲此以為精

華燥發育而不稱余語以病因兼授治法陽德之陰壓

為無用此及日間不見央人按方購藥果無用矣君心

腎不交而得斯症須歸芍生熟地黃麥冬五味參苓滋

陰養血清火安神所謂補水宰神謂也大劑服五六日

覺後光猶熄然後按脈而消息之雖變骨或妄見可使

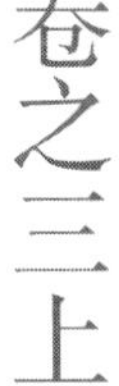

收之義。輸口詩曰：補水金源生熟地，寧神當倚麥門冬。參苓白芍辨平淡，亦在酸鹹五味中。

金匱腎氣丸十三

地黃四兩　棗皮　山藥三兩　茯苓　懷牛膝二兩

車前子鹽酒炒　澤瀉　牡丹皮一兩　肉桂

附子一兩五錢

小便不利，腰重脚腫，或腹滿肢體浮腫，喘急痰盛，此方主之。〇脉解篇曰：諸邪浮無所依，故嘔欬氣喘，腎勞則[illegible]竭[illegible]虛，小水不行，水不行故肢體脹滿。是方山藥茯苓甘淡者也，甘能制濕，淡能滲濕，是治其脾脹，澤瀉丹皮，鹹寒者也。鹹能潤下，寒能勝熱，足止其喘咳。辛溫從陽，附子肉桂是也，用以服龍雷之火。濡潤從陰，地黃棗皮是也，用以壯天一之水。水盈火沈，則療盛腫項之患，頰指如失。乃牛膝車前子者，下行之品，瀉熱留中，腹滿便秘，必假藥為決瀆，使邪從溺出。就症論藥，功不在八味之下，故均曰腎氣。○詩曰：六味首善懷慶地，茯苓山藥棗皮繼，與夫澤瀉牡丹皮，陰虛火動治者易。七味加桂八味附，鹿茸五味桑十補，十補更除附與茸，本經仍舊呼都氣。八味車前牛膝增，尤名腎氣藏金匱。

大補元煎十四

人參　山藥　地黃　當歸　枸杞　棗皮　甘草

杜仲

血有形之陰也，可行可斂；氣無形之陽也，可升可降。今症候危劇，精神失守，氣血俱大壞矣。壞則與升降行斂之劑，皆不相投，故以甘平之人參、山藥、甘草、杜仲，補其真陽；以滋潤之地黃、枸杞、棗皮、當歸，補其真陰。陰陽平補，則無形有形互爲資化，濟屯履夷，大都此爲先著。

詩曰：草長山皆藥，人歸地亚黃，醇醪煎棗杞，爛醉杜家莊。

左右合歸九十五

地黃八兩　山藥　枸杞　棗皮　兎絲子炆極爛

當歸　鹿茸脅炙　龜膠四兩　杜仲炒去絲

牛膝三兩　附子　肉桂二兩

兩腎皆水也，由左右言之，乃有陰陽之分焉。故左虛則火不安其位，而妄動，燔灼眞陰，發爲咳喘、衂吟、虛熱往來、自汗盜汗、頭眩眼花、喉燥舌乾、腰肢痠軟、心跳不寧。右虛則水無制而泛濫，反尅脾土，發爲膨脹、翻胃、泄瀉不時、小水頻作、虛淋氣疝、肢節痺痛、腳腫面浮、神疲氣怯、食減增嗳。乃用地黃、棗皮、枸杞、當歸、牛膝、龜膠味厚質潤之品，以滋左腎元陰；山藥、兎絲、杜仲、附子、肉桂、鹿茸甘平辛溫之品以培右腎元陽陰陽足則精血滑充神氣倍壬是謂兩腎在位兩腎在位則水火有所歸矣故曰左右合歸○詩曰桂地伏兔龜杜陵產牛鹿杞午附譙歸山山藥可劑

參苓白朮散十六

人參　白朮　茯苓　甘草　山藥炒　扁豆炒熟

薏苡仁炒熟　蓮子肉去心　橘皮陳　砂仁去殼

桔梗各等分棗湯調服

脾胃虛弱或吐或泄飲食不化此方主之○脾胃為百骸之慈父母也脾衰我弱則失其運化之職遇寒則吐瀉

濕則泄瀉，飲食不消，衆臟無從稟氣，自然虛憊，日甚。諸病叢生。是方參苓蓮豆山藥甘草，補脾之品也，且兼能除濕；砂仁橘皮白术薏苡，和胃之品也，并可以行滯；再有桔梗通天氣於上，棗湯合地氣於中，則痰去益速，而運化之職復其位矣。○詩曰：參苓白术縮砂仁，豆草青扁橘梗陳，薏苡粟同蓮子肉，合成山藥脾虛人。

異功散十七　加半夏作湯，即六君子

人參　白术　茯苓二錢　甘草　橘皮一錢

中氣虛痰不利，見諸損症，主此二方。○經曰：壯者氣行則愈，怯者着而成病。東南地卑濕，兼尚酒食，宜人之有痰然而不病者氣壯足以行之也今彼人痰氣亦利而現敗症則中氣大虛可知故用參术甘草敦厚之四君子以為輔使其真元不喪則小人不復敢覬覦耳雖然今之病猶今之人也奸險百出古君子未必能因時制宜乃佐以爽利之橘皮庶可建其奇勳故曰異功再加半夏之剛克恩威並濟無邪不服是故痰隨氣上亦隨氣下痰以濕生必以燥去橘皮行氣半夏燥濕固治痰之妙品也其德不及四君才或過之以故呼六君子至外如火動加山梔仁血動加牡丹皮雖穩而效速此伯者之道不可使聞於君子○詩曰異功四君加橘皮

醫人參莫六君居，與連或梔或柴芩。增一增二本經宜
外相異功十二味，香砂芎桂附歸芪。○本方加青皮烏
藥白芷名八物順氣散，治呕喘挾痰憊悶，亦深長可味。
詩曰白芷變烏藥，青皮轉陳皮，不知四君子何以別妍
媸。

獨參湯十八　炒燥加麥門冬，或童子小便，身寒

一加附子

一切虛脫危敗，急症大劑煎服。○天地生萬物，一氣
而已。稍有乖戾，則害成，感觸人為兩物之靈，非氣治不
是以長年凡病，深痼猶存氣息。務人參秉洪鈞

菁華以成形，故能續稍留欲絕之命，使其一息尚存，維情緒多端，可以次第變理。此獨參湯雖有益，遇身寒加附子回其孤陽也；煩燥加童便、加麥冬，靖其虛熱也。或補益湯，但可療真虛假証，涉假猶然攻之，故越人有實實之戒。然則挺生理中，樞藥非苦思十日決不敢用。阿呵。

歸芪六一湯十九

倦困勞役，耗其陰血，則孤陽飛越，肌熱煩渴，面目微紅，脈芤，芤淨太重，按全無。人參不便，急棟北黄芪六兩，當歸一兩，合煎與服。說者謂當歸固滋血主藥，黄芪則補氣者也。何六一顛倒處方，而能益陰制陽，蓋有形之血不能自生，生于無形之氣。故耳前證純象正陽明，但陽明由外感蘊熱而致，且脉長大有力，倘心粗氣浮，悞以白虎湯投之，死無救。

花果合歡丸二十　金櫻子煎膏攪勻爲丸龍眼

紫芋湯下

白菊花　款冬花　槐花各一兩五錢　密蒙花

忍冬花　火麻仁炒　胡麻仁　柏子仁去殼炒搗

厚紙射淨油　郁李仁各二兩　酸棗仁炒　蕤仁

仁　胡桃仁各三兩　女貞子久久蒸晒　五味子

楮實子　茺蔚子各二兩　桑椹子　覆盆子取紅
黃可食的　枸杞子　兎絲子　巨勝子炒各三兩
一切內外目疾俱虛非實此方主之氣質味藥之三
才也溫潤藥之四德也總三才四德以治不三不
四之症此方其庶幾焉何爲夫氣之清者莫如花氣以
行之清可去濁五花足以平不正之邪味之甘者莫如
花次質味以滋之甘能補虛九子足以復既耗之精質
之潤者莫如實中之仁質以培之潤能潤燥七仁足以
退無根之火乃合櫻桃龍眼棗肉爲丸作湯者欲泥膈
緩行凡藥必有先後是花是果同氣連枝穩可與五七

九子之餘。虛虛實實之人。無不賞識。而花神有靈。當亦樂識于人。故曰花果合歡○詩曰忍菊蒙槐款冬花核棟棗樺火胡麻。郁李葳蕤仁七種。兎絲巨勝覆盆加遂有女桑茺楮杞五味融和九子佳。樓寢丸成封固好。樣何逢島呪仙姝

胃風湯二十一

人参　白术　茯苓　當歸　芎藭　芍藥　肉桂

風濕外停腸胃上脹。自嘶下泄鮮血。或便如豆汁瘀泥。此方主之。○風陽邪也。血得之則善走。故下鮮血。濕陰毒也。血得之則敗壞。故便如豆汁瘀沉脈經延於大腸

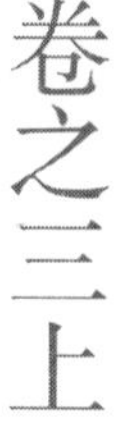

故目睛膜想看似有形積熱，其實土金衰虧。治法補其虛而行其濇，風濕頓除。爰用十全去芪草地黃。蓋芪草甘緩，地黃濡膩，均不合式。以老瘀症虛方大都如是。能滲而泄膩腸，及虛脾亦有效。○詩曰：目風十全物過補，草芪出，地黃胡不收？濡滯行不疾。

既濟丸二十二

磁石八兩　硃砂四兩　沉香二兩　六神麴一觔

將磁石擂巨，火中煅極紅，醋淬不拘次數，以手拈即碎為則。水飛過。硃砂亦飛。沉香細碾。神麴取淨粉，分一半水和作餅，蒸熟，入藥搗勻，攤晷爽。然後攪蜜爲丸。

梧子大，晒乾為末，磁礶收貯。初起內障，每服五錢，如此數十日，俯視不明，仰視漸睹星月，即其效也。亦治心火乘金，水衰反制，昏惑妄見之病。宿病時復者，進此一料，永不再作。素沉寒及虛肥之人，不相投。

心腎眼目之鎖鑰也。心勞則視惑，腎勞則視昏，心腎交勞則視而不見，故主是方。以磁石鹹寒鎮腎，令神水不外移也；硃砂甘涼鎮心，令邪火不上炎也。火水未濟，先調脾胃，故兩用神麯，生者發其生氣，熟者斂其暴氣也。水火既濟，須資傳導，故獨選沉香，益味微苦，能降氣，微辛能升也。又磁石法水入腎，古人於腎虛及種子多見飛近代泥於金石不可常服一說視爲仇藥不知磁石性能吸鐵本科尊尚之者非獨取其滋水抑假藥引肺金夜氣入腎俾子母相生水得金而清則相火不攻自去嗚呼神醫之妙在於幽微可爲知者道難與俗人言也○詩曰磁石專滋腎硃砂獨鎮心二經分水火制化妙術深

還睛夜光丸二十三 陽煉冬白蜜爲丸脉形虛弱無火除連犀韮加茸桂

人參 山藥 枸杞 當歸 地黃 肉蓯蓉二兩

炒苑 茯神 麥冬 五味 吐絲 棗仁揀去殼

蒺藜炒杵去刺　棗仁一兩五錢　菊花　防風
石斛取金釵　牛膝　茺蔚　羚羊角一兩
犀角鎊　黃連五錢

陰精素弱陽邪欲起此方主之○陰精藏府皆具不全在腎陽邪風火即是豈責在府今既云素弱則竅實灌既不因風火等情相因而起發為目疾治當扶邪養正陰陽丸廸夫扶邪養正利以緩不利以急利以柔不利以剛乃用人參山藥五味兔絲枸杞棗仁蓯蓉沙苑當歸地黃理煩亂而安神防風羽作伏神麥冬石斛牛膝黃連蒺藜茺蔚羚犀角疏風濕以清熱此正治也

與前方出入互用。久而增氣睛自還矣。睛還雖夜亦胡不光。○詩曰、還睛藥選當從蓉。杞紫參藜味得中。犀羚角比牛膝健。菊地牲臧芎藭雄。叶納風汁機不解密門連茹奏神功。

全眞散二十四

黃芪　枸杞　當歸　地黃　蓯蓉　龜膠　棗皮

五味　人參　棗仁　山藥　黃精　各等分蜜水調

精血銷亡。形容憔悴。遠視昏花。口不甘味。此方主之。上症皆虛損也。經曰、損其肺者益其陽。黃芪枸杞當歸是也。損其腎者滋其陰。地黃蓯蓉龜膠是也。損其肝緩其暴氣須棗皮五味損其心蓋其神志須人參棗仁其山藥黃精可充糗糧○口不甘味相與補脾損爾外有痰飲加白朮茯苓有從火加麥冬天冬血不歸元加肉桂鹿茸虛極加附子乾薑曰三服經何無間則五臟皆治○爰名其方曰全真○詩曰全真在龜息還當知藥味枸杞地黃精棗皮仁亦美昔者幾人存從容談化理○

助陽活血湯二十五

人參　當歸　黃芪　甘草　柴胡　白芷　防風

蔓荊子

治眼之藥多半苦寒服之太過則真元不能通達九竅○

生脉收縮耳故用黄芪甘草當歸補氣活血過寒又傷陰重陰則虚陽下陷淸機沉斂耳故用白芷防風柴胡蔓荆疏風助陽因名助陽活血眼睫無力常欲垂閉及瘾澁難開此方主之久病不痊眵淚長流者倍參芪或加五味子白术○詩曰助陽活血數歸芪甘草防風次第施白芷柴胡蔓荆子人參倍入更相宜

中和養正湯二十六　合補中逍遥二方加黄連葛根防風石斛

右方爲肝木不平内挾心火致賊邪潜乘土部因而瞼脹睛疼乃用升麻柴胡橘皮防風葛根解肌而正衛人

参當歸黃芪甘草白术補虛而調榮。榮調衛正。自然風定火息傳合之勢無有矣。但土既受尅。餘邪未必盡去。再以黃連芍藥靖其熱。茯苓石斛利其濕。則脾胃沖和生生不已。服餌如失。總名其湯曰沖和養正。○詩曰沖和養正歸芪葛。橘草升麻地芍藥。苓术柴胡石斛增。北風離照人咸若。

益氣聰明湯二十七

人参　黃芪　蔓荊　柴胡　葛根　白芍　甘草

地黃

目疼耳鳴欲發不發。此方主之。○目以司視。既疼弗明耳以司聽，聵鳴那聰。然發不發，久久不瘥，蓋氣衰而肌表為客邪所纏爾，爰用柴胡、蔓荆、葛根侵肌而解表。人參、黃芪、炙甘草補氣以起發，其地黃、芍藥耳目並治滋，且欲視聽如初。藥固可啟迪人，因病而獲益者，或以疾小而息忽，則不聽不明，未免貽笑於九思之君子。

詩曰：芪參益氣蔓荆行，斂發芩還芍地能。怪底葛天柴氏子，暮年眼耳遍聰明。

都氣益陰丸二十八　都氣丸量加紫河車、羊肝、蓯蓉、當歸

陰精生氣，氣生神，苟一虧損，則壯火食氣，神無以生。苟人

昏惑妄見。乃取古拂氣法。一體肝腎之藥。水木同治。肝腎足而明照之靈依然。遮蔽於兩睛之翳。有若造化陰爲霽。旋若老年人及久病病愈。皆可製服。○詩曰。益陰丸子拂氣加。味滋真茯苓肝腎悉備。

滋陰地黃丸二十九

大地黃三兩　當歸　枸杞　麥冬　人參　茯苓各一兩五錢　天門冬　五味　白芍　女貞各一兩

瞳子散動。視物不清。此方主之。○瞳子本水輪。於廓爲巽。瞳子散動。水風相搏。浪濤洶湧之象也。且瞳子靜斂則能鑑。今而散動。宜其視物不清矣。法當女貞等藥天

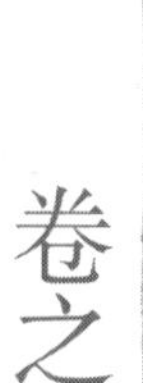

冬麥冬平其風實參歸從蓉五味枸杞補其風虛虛實調則巽地白菁倍地黄以鎮火又以資水水之源再不致風威風所撼乃特表其能而名方云○詩曰滋陰地黄天麥冬人參五味肉蓯蓉女貞枸杞當歸芎十物爲丸定水風○一方熟地黄山藥人參當歸五味天冬地骨皮枳殼黄連柴胡甘草黄芩治木火侮金白睛赤痛不効去五味枳殼用桑白皮百合亦佳因附於此

詩曰懷地天冬麥令早人歸山骨無柴草芩連枳殼招爲新五味最調分倆好

補陽湯三十　人參養榮湯去白術遠志肉能治

防風

陽不勝其陰則目翳生。或陷下從久不退乃朝露障目之象也合主以人參養榮湯益陰而補陽去白芍藥遠志者既補不欲瀉加羌活防風者非取泄表實也夫欝之氣使不助其壯火耳。是亦所以補陽也故名

時曰補陰益陽合養榮妙無遠志益精明再制芍藥舒肝心氣尚防風活不成

人參補胃湯三十一

羌活　獨活　茯苓　澤瀉　人參　白朮　甘草

黃芪　防風　當歸　地黃　柴胡　芍藥

此方為傷寒愈後，因復大病而設也。夫四時之氣，皆有寒，人感之皆能為病，不獨在冬月也。感於外曰風寒，感於內曰生冷，表虛外感，裏虛內感，表裏俱虛，則內外俱感。兩感者，其病發無不治，今幸而愈矣，臟腑真氣猶未來復，故濁陰不得下，清陽不得上，清濁不分，則餘邪聚結，凌空竅而為目害。是方羌活、獨活，發陽之升者也；茯苓、澤瀉，導陰之降者也；參、朮、甘草，大補脾胃，內充則邪合難容；蔓荊、防風、大寶皮毛，外密則風自不入；當歸、地黃，滋水生血；柴胡、芍藥，收耗行經；大腹十劑，使榮衛通暢；更餌以蒼益之，大抵則清者歸陽，濁者歸陰，升者升，降者病斯去矣。世醫漫不經意，槩曰傷寒時眼，及症已成，又曰熱毒所致，一以涼藥投之，卒為廢人。既廢，不咎其病拙，卻委之天數，至死不悟，良可發嘆。甚有追求前人過失，槃怨旁非者，情令大兄嫂婢脫履批其頰。詩曰谷風澤地，吹术莫獨當，活補胃得參苓黄芪柴胡併藥。

艾人理血湯三十二

人參　白朮　黄芪　甘草　當歸　芍藥　桑皮

地黄　阿膠　艾葉　防風

實火之血，養陰為先，水勝則火當退聽；虛火之血，兼補正爲先。氣壯則自能攝血。今男子衄血、吐血，婦人産後血崩、亡血過多，致睛珠疼痛，眼睫無力，羞明不敢仰視，甚則眉骨太陽俱爲痠楚，進十補歸脾不効，及从病血虛。致衰臟損胃，而生虛風，理宜歸地棗膠以養陰，參草芪术以調胃，艾防芎藥以定風。藥行身熱，外加滿局涼其血。涼遍身寒，更益補劑煖其血，務使五藏和諧。然後心有所生脾卽統之，脾有所生肺卽行之。肺有所生腎卽攝之，腎有所生肝卽藏之。血根於心，血極於肝，肝自衛目視。如茫肉輪振跳者，服此亦有効。○詩曰：參芪歸地血病好，血病損除加术草。血燥防風膠棗宜，血風芎艾㪚仍妙。

補心丹三十三

天門冬　麥門冬　當歸　栢子仁　酸棗仁

生地黄　硃砂　丹參　元參　人參　茯神

遠志　五味　桔梗

心者神明之官，過於思慮憂愁，久久則成心勞，心勞而神明傷矣，是以怔冲健忘，目暗澀，且心主血，血燥便難，血燥便潤心，火不能生土則不時下利，心虛火內灼，則口舌生瘡。生地丹元參解心熱者也，砂神栢棗仁安心神者也，天麥冬五味合人參清心氣以生心津，遠志詰櫝得當歸，覺心鬱而養心神，諸藥導於補心，故名。从病不瘥，必有隱情，情極則體羸，皆成勞瘵，勞瘵如湖萎，萎爲治至死，只六味八味，不知情欲致病，責在心君。經曰：主不明則十二官危，處以此方。誰曰不宜。○詩曰：天門冬閉麥門開，五味三參遠志來，栢棗人歸懷慶地，茯神儘教植丹崖。

瑞竹堂四神丸三十四

枸杞一觔　花椒　小茴　芝麻　酒拌炒，炒畢篩淨，乘乾速杵成粉，再入白朮、茯苓、白菊花、地黃一兩，研勻，蜜丸。

兩腎虛損，眼花白障，此方主之。○左腎陰水也，陰衰則陽火衰治而生花右腎陽水也陽衰則陰氣上逆而有障是方四制枸杞所以益精亦所以助陽右腎與之宗苓菊地所以利濕亦所以生陰左腎與之兩水既盈丘火潛息而病亦尋瘥以神名丸有以也夫○詩曰枸杞新收揀一斛椒茴麻炒杵如塵搗茯苓术黄花地煉蜜為丸號四神

養心湯三十五

黄芪　茯苓　半夏麴　當歸　芎藭　栢仁

棗仁　人参　遠志　五味子　甘草　肉桂

心藏神神足則方寸之中慧靈生焉。故心別名靈臺曰神室血少而虚則邪氣襲入令人怔忡而有驚悸經曰靜則神藏養氣所以寧神故用參芪苓草又曰燥則消亡潤燥所以益血故用歸味二仁乃芎藭半夏調肝醒脾益心之子母也肉桂遠志引經報使從心之所欲也欲遂子母安血榮氣王而神不返其室是誠何心

詩曰參芪芎草桂棗栢更五味夏歸詣黃芪養心資捷志

共二三十六

當歸　地黃　五味　鹿膠　人參　黃芪　山藥

茯神　麥冬　栢仁　棗仁　葳蕤仁　甘草

黄精蜜蒸　龍眼肉

心統萬幾，人身之君主，倘失德且不自愛重，則令由下出，十二官次第解體。宜歸地、五味、鹿膠、龍眼肉養其榮，人參、黄芪、山藥、茯神、甘草益其衛，栢仁、棗仁、柴仁、麥冬、黄精蠲其燥。如是則乾綱整，政教日新，再相佐輔，德遂長，玉燭調光，無用憂心，惱甚小矣。稟氣素虧，無論勞處及病後思慮焦勞，驚悸不寐，自汗夢亂，服此覺勝前方。○詩曰：五月麰寶地，長芪鹿山參，麥草離離龍涎栢，棗香焚後當定精神致九思。

生脈散三十七

人參五錢　五味子三錢　麥冬二錢

熱耗元神氣短倦怠口渴而咳自汗出此方主之。肺主氣火熱耗傷則短金為火勝不能生水則渴氣少則倦怠自汗虛火乘肺則咳此小人道長君子道消之象也人參補肺麥冬清肺五味子斂肺一補一清一斂養氣之法備矣名生脈者以脈失氣則微得氣則充旺

註人將死脈絶服此能復生脈學從治無一效詎知脈絶由陽氣獨參可也不則須四逆回生等湯豈五味麥冬之所宜乎謬言貽害不仁甚矣東垣曰夏月將此方加黃芪甘草服之令人氣力湧出可以推廣其義。

詩曰麥冬清著。五味辛酸。胡云生脈参力充完。

歸脾湯三十八　龍眼肉煨薑大棗佐煎

人参　白朮　茯神　棗仁　遠志　木香　黄芪

當歸　甘草

脾虚血動或鬱結作痛此方主之○趙養葵曰心主血脾統血肝藏血凡血症須按三經用藥此方是也愚謂血本藏府精液從火而化故其色赤猶水銀之升靈砂也未必便生於心但思慮過度心血先虧耳心虧則脾何所統而肝無所藏致妄行不歸或鬱結疼痛爰用参芪棗仁龍眼肉以補心苓草白朮大棗以理脾木香遠

志當歸生姜以和肝脾。張介賓曰。此方之木香特因鬱結疼痛如無疼痛必須除去以避香燥其於氣虛血動不尤善乎又遠志味辛而散凡多汗燥熱亦宜酌用名言可采諸家方書刻出許多病症皆以此湯主治命名歸脾吾不知其所謂□詩曰歸脾參朮稱巨擘芪草棗仁仍得得茯神遠志再勞鹽龍火當從風木息

七福飲三十九　身冷多汗去遠志用黃芪

人參　白朮　當歸　地黃　棗仁　遠志　甘草

因産乳斷未莊血動目瞻心悸此方主之□萬物於益於人孕育其始基也不胎教而能寡過生子必壽令嗣

則有是病或真以三陰虧損情欲之過竭恐不免不有
以藥之所生雖佳兒期月未保未可知也況壽乎
右方人參白朮甘草補胃氣也胃氣補太陰治矣當歸
地黃滋精血也精血滋厥陰治矣棗仁遠志寧心而交
腎心腎交少陰治矣未太陰治則氣能攝血而動者可
止厥陰治則精能配氣而斷者可續少陰治則水火不
相射而生明照之神去遠志汗多忌服用黃芪蓄身冷
須屬也此療此方打鬱衍滋其用匪婦婦子子更相為
命俾之自然獲福故曰七福飲口乳血也從脾肺運化
而出故其色白其味甘其氣腥氣血先白兩聖之人無禁

常見鄙婦之乳，而醫用穿山甲、漆艽、䗪蟲、通草、舒物，教以雜猪爪煮酒，謂之下奶，不效，復想出許多做作，茫茫逕成瘀瘀者可為痛哭流涕。○詩曰：七福藥何斯木參，逍遥蔞懷地黍，當歸還更粉甘草。

補脾湯四十

人參　黃芪　五味　紫菀　桑皮蜜炒　地黃大

蜂少許和服

氣虛咳嗽，因而目赤生眵，此方主之。○有聲無物曰咳，有物無聲曰嗽，聲物俱有曰咳嗽。有因風、因火、因痰、因食之分，知為氣虛，則與四者無涉。此肺衰不能生水，而生火致作是症。柔以人參黃芪補其肺，黃芩桑白瀉其肺，地黃五味滋其腎，連進數劑，俾金王水生，水生火伏，痰自去矣。○詩曰：補肺藉參芪，五味桑白皮，地黃兼紫菀，金水兩相需。

還少丹四十一　治脾腎虛寒，飲食少思，發熱盜汗，遺精白濁，真氣虧損，肌體瘦弱等症。

地黃　山藥　棗皮　杜仲　牛膝　枸杞　遠志

五味　茯苓　小茴　續斷　楮實　兔絲　巴戟

此水火平調，脾腎交補之劑也。夫腎為先天之本，脾為後天之本，二本有虧，則未老先衰，故見上項諸症。物之

秘方大成　卷之三

滋潤味厚者，可以補本物之輕明味淡者，可以補火。所補術至則老可還少，故用上項諸藥。○詩曰：由來還少丹方，楮實山茱藥少良，杞兎杜牛巴地續，茯苓遠志有茴香。

駐景丸四十二

龜膠　鹿膠，合蜜和丸梧子大，硃砂為衣。

枸杞　地黃　茯苓　當歸四兩　陽起石醋煮

磁石三兩　巴戟天　五味子　葳蕤仁　牛膝一兩二

肉桂　沉香一兩五錢　夏枯草　菊花　楮實一兩

治婦失榮，致肌瘦面憔，目昏澀淚出，時見黑花，主此方。

境頗而美。意快而足。凡此皆謂之樂。一不致頭昏羞忍辱。蕩盡傾於常人。甚則意境俱非。不堪回首。險陰心病。銷耗元神。故得消症。本科目爲失榮。最不能治。雖歸地、五味、磁石、雞仁、鮑膠、左盤、真精、皆得天馬騰空。鯛類便發縱杞、戟、鹿膠、陽起石、桂、沉、右腎真氣。不奈木雞妄挑。嬲而難遏。至若菊花、懷牛膝。一清一利。楮實、夏枯草。以發以開。日光乍爲一活。其紫紫綿綿之緒。幽揣不化。能保將來無復結之禍乎。方名駐景。要亦得此。聊以銷病居之歲月云爾。子女有勢。毋藐使有嗣無窮。所以毋盡者。益天道好還。留餘地爲退步計也。易曰日中則

肰月盈則虧。觀象玩辭，可以修省矣。○詩曰：桂沉樹實

當陽起枯草，糞仁斗不凋。磁石地黃杞菊繁，巴陵鳳味

從蓉理。

十味益營煎四十三

人參　黃芪　五味　杏仁　當歸　地黃　甘草

橘皮　山藥　肉桂

亡血過多，目昏而感，頭眩盜汗者，益營煎主之。○營者，陰

中之精氣。益營者，提綱挈領之謂。人知前症陰不足。

然以味厚之歸、地、黃芪、五味子、肉桂，不知陰根於陽，如

參、芪、山藥、甘草、酸棗仁，敦厚和平，正血分之先天也。故

茲十味陰陽平補，而獨名益營云。○詩曰：益營十物謂當歸。茯神。人參山茱萸懷藥地黃交趾桂棗仁粉草北黃芪。

平氣和衷湯四十四

人參　地骨皮　枸杞　麥冬　天冬　五味

附子　肉桂　當歸　地黃　甘草　知母蜜炒

虛損血枯，痰涎上湧，面赤煩渴，目痛如邪，此方主之。

目痛煩燥，當責君火，然曰虛損，曰血枯，必其人其症，有難以名狀者，焉以和平與味，準可匀其宗氣，故曰平氣。再晰其義，痰涎上湧，水不歸元也。面赤煩渴，火不就位也。苦寒直泄之藥，惟病初起，元氣未壞，勢方隆蘊，脉鼓而數者，暫取治標。稍久洪虛，便不可服。王太僕曰：治熱未已而中寒更起，且胃土傷而絕肺金孕育之源矣。斯以地黃、麥冬、天冬、知母滋水清燥，不令丙丁與龍雷爭衡。當歸、全地、枸杞、五味養陰制火，誠恐厥陰與太陰交戰。其人參、甘草、肉桂、附子大益氣血，乃元首股肱承運而治，所謂為政以德，奉令之人樂而奔走市義者也。故又曰：和衷恭有肝火者，除桂、附，用丹皮、芍藥。○詩曰：麥門全地桂花紅，知母栽當附子對，杞地味甘人莫戀，合當歸芍決天冬。

助脾散餅子四十五

人參　黃芪　白朮　山藥三兩　當歸　半夏

茯苓　甘草一兩　砂仁　香附搗成粉用鹽酒蒸

極熟　橘皮　六神麯取粉　麥芽炒　各兩五錢

小兒一切目疾，以此收效。凡小兒寒暑可慎，飲食大難節制。蓋盒餅分甘，老人天性，而顆多嫌惡，稚子畏卿。是故父母無貴賤，當悅伊適口果腹，病從口入，乃有熱濕鬱積，從而上目之禍。今云收效，幸諸症已除，但君以參芪朮草助脾陽，臣以當歸山藥助脾陰，香砂橘夏之佐，疏其濕也，查麥麯芽之使，利其積也。夫濕去則鬱除，積行則肌解不助之助運所以深助之也然煉蜜印餅又其助脾之五侯鯖者與○詩曰朮草參苓橘夏茋山查、僕藥附當歸砂仁蜜麥芽舂成麴印餵嬰童助肺脾

病實形虛，攻補不可，欲得其平，須從緩治，兼補方。一

人參固本丸一

人參 天冬二兩 麥冬 生地 地黃四兩

本，猶俱也。肺氣根於丹田，故肺腎為子母之藏，必用人參益肺，二冬清肺熱，地補腎，生地涼腎，腎水足自生水，且使腎能納氣，水足可勝火，而後火不刑金，二本固則肺勞虛熱等證，計日可痊。○詩曰：人參固本二冬二地金水同療何偏而易。

逍遙散二 碾極細，淡薑湯，入薄荷汁少許，調

柴胡 當歸 白朮 茯苓 白芍各等分 甘草減半

肝燥勞熱咳嗽而渴往來寒熱月事不調此方主之。肝藏血虛則燥而病矣故骨蒸潮熱月事不調肝火乘肺故咳嗽口渴肝邪移膽故寒熱往來是方之製燥當滋養當歸與之木盛恐土衰白朮與之柴胡升陽也合芍藥則斂風而使木得條達茯苓滲濕也得甘草則和中。且令金能發越再用生姜散鬱溫寒薄荷利氣疏逆則肝氣漸舒前證頓除以故有逍遙之名。

羚羊逍遙散三　即前方並加牡丹皮梔子仁或去梔仁加橘皮黄酒炒連

怒氣傷肝血鬱月經此方主之。肝主怒怒則氣逆故傷肝肝傷故血鬱而目暗越人云東方常實就使氣逆自傷疏之即所以補之也乃用逍遥加丹皮梔仁大丹梔色赤入血味苦從火既伐肝邪自疏肝氣薛氏以治上症誠有卓見羲葵以梔子屈曲下行既用黄酒炒連復增橘皮益取其辛臊之氣引連入木木平則心火亦因而息且火不刑金而金能制木又得左金之意特以治肝較薛頗勝愚常以羚角犀角磨水調是散效尤速乃更今名○詩曰逍遥散只六味藥木草柴苓當歸芍加味梔仁牡丹皮或去梔仁酒連着本資姜薄隊湯調目經改用羚犀角

神効黄芪湯四

人參　黄芪　蔓荊　芍藥　甘草　橘皮

睛痛昏花癮澀難開此嗇病發過服攻散或由飲食勞倦傷脾耗氣而致故以人參黄芪扶其正蔓荊橘皮祛其邪芍藥甘草既和且平除其澀痛飲畢開視如常因名其湯曰神効〇詩曰神効黄芪人參爲寶豈在蔓荊芍藥橘皮

越鞠丸五　加砂仁半夏薑棗煎即六鬱湯治仝

香附　芎藭　六神麴　梔子仁　橘皮去白

蒼朮漂淨油麪粉炒各等分

越鞠者發越鞠鬱之義夫水火升氣血榮氣血循臟腑治不平不榮不循不治是謂之鬱胸膈痞悶飲食不消脉人緊數莫辨曰氣鬱遍身痛或關節痠痛遇陰寒即發脉緩小曰濕鬱喘嗽氣促脉沉滑曰痰鬱昏瞀身時熱便赤脉沉數曰熱鬱四肢無力月經失常脉濇曰血鬱噯酸腹飽不能食脉緊大曰食鬱是方香附和氣蒼术燥濕芎藭調血梔仁瀉火神麯消食橘皮利痰總而言之皆理氣也諸鬱以氣爲主氣暢則鬱自舒矣外如濕鬱加白芷茯苓血鬱加桃仁紅花食鬱加山查麥芽砂仁痰鬱加南星半夏海石瓜蔞仁熱鬱加青黛氣鬱

加鬱金或春加防風夏加苦參秋冬加吳茱萸此經所謂升降浮沉則順之寒熱溫凉則逆之耳趙氏謂逍遙從越鞠而出青勝於藍其然豈其然乎○詩曰越鞠丸仍六味芎朮梔香麴橘加苓夏縮砂實姜棗煎即六鬱

葛花解酲湯⑤六

葛花　砂仁　白蔻　木香　人參　茯苓　六麴

白朮　乾薑　澤瀉　橘紅　枳椇子

酒食內傷睛黃瘀肉不辨晨昏此方主之○酒乃水米造作本應無害然必由麴蘗醞釀或水火蒸燉滋從燥化故大熱有毒古人名為禍泉虛與人及驟受外熱一

觴三雅，通行榮衛可也。以其甘香滑辣而過飲之，則傷胃損氣。氣傷故瞤黃，胃傷故痰，肉不辨晨昏，昏中於酒而不醒。耳葛花、枳椇專解酒毒，茯苓、澤瀉通利滲濕，行滯消膩宜砂仁、木香、神麯，橘紅止嘔，扶胃須乾薑、白蔻、人參、白朮。有酒癖，有酒量，不爲酒困，偶爾沉酣，作可旋服。若癖溺成勞，夙從平飲，如前症外，定加吞酸、嘈雜、濇泄、嘔逆，甚則噎膈翻胃，水漿不能下咽，是湯徒能解醒，不開起死。至若好氣之人，酒以償事；好色之人，酒以助慾機；謀慾者酒中常吐真言；謹慎自操，酒後每遭奇辱。身家之禍，又豈葛花輩之所能解哉？毋謂吾有此方可以終老醉鄉矣昔蘇文忠每食二盞⑥不設酒客至饌三之酒一偏提而已其言曰安分以養福寬胃以養氣省費以養財有味哉前輩風規也能錄事列茲以律酗徒賢於藥師千萬○詩曰解酲有葛與參朮白蔻木香枳椇橘姜茯澤麯縮砂仁於飲不須推擇矣

茶調疏肝散七

夏枯草四兩　香附子二兩　甘草一兩

山梔仁五錢

目睛夜痛淚出不止及點服苦寒之藥反甚者此方如神○睛痛淚出者肝候也理當瀉火不効則止安得反

甚。蓋夜為陰，涼藥又屬陰，所謂寒水太過，復則大風，故劇。夏枯草四月開花，夏至則枯，秉陽氣最純，故治厥陰目痛如神者，以陽治陰也。香附甘苦，木根於土，栽者培之土之義、且木能勝土，用防未然。其山梔治茶黃濕幽直之火，不致動搖為風，正所以疏肝也，故名。○茶本食物，消滯，昔人賞識頗多，鬭茶、經、茶譜、茶錄暨諸詩歌可見。不知質固多，藥釋滯滌煩，而性實苦寒，代胃消磨，愈損者力愈猛，非飽實深厚味，不可嘗其鋒鏑。儉素之士，假後一二甌足矣。若以書齋供具，汲泉添火，無夜無明，或澗蘚欄板，瓷其盞，一曲七碗，未有不耗元神，難容撒甘家必留舌本。小便不禁者有之，渴𥨸無厭者有之，甚則喘急咳嗽，胸腹虛脹，穀食漸減，面色如金，其不爲傷腸物也幾希？今親友會晤，願併前說，惟皆攝生者重諒有同心也。雖然，余平生知己，大半都由茶酒，倘爲東道主，拘此不令盡歡，恐交疏隙起。其實禍藏嗜斯，二者更深耳。○詩曰：水嫩破芽香藹蹤，一夜膏霖死復甦。因所山梔香附草茶澆，不慮夏中梢。

藿香正氣散八

藿香　紫蘇　白芷　大腹皮　茯苓三兩　白术

桔梗　半夏麯　厚朴薑汁炒，二兩　甘草一兩内傷外感。致成霍亂。憎寒壯熱。急調其中而疏其表。白术茯苓甘草半夏厚朴桔梗大腹皮調中藥也。中調足以正不正之氣於内。藿香白芷橘皮紫蘇疏表藥也。表疏足以正不正之氣於外。内外暢遂。邪逆潛消。霍亂吐瀉交作之謂。戴元禮曰。肥人多中。以氣盛於外而歉於内也。治之必先理氣。此散是也。吳綬曰。若太陽傷寒頭痛發熱骨節疼痛。此方全無着落。傷寒發熱脈沉而小及夾陰傷寒陰虚發熱等皆不可用。○詩曰。藿香正氣橘术苓芷桔朴甘蘇相霍爲治借大腹皮一盃病去。

二陳湯九

半夏陳　橘皮陳　茯苓　甘草

一切痰飲爲病咳嗽脹滿嘔吐惡心頭眩心悸此方主之○痰雖本乎水成乎火結乎氣相見乎濕稠濁爲痰爲熱清稀爲飲爲寒皆由脾虛不能運化食物腐氣留中偏傳經脈而成病故在肺則咳在胃則嘔在心則悸在脇則脹在背則冷初起發熱頭痛類外感表症久則潮熱夜重類陰火內傷走注支節疼痛又類風症但肌色如故脈滑不勻爲異是故痰以燥生半夏之辛熱能燥濕茯苓之甘淡能滲濕濕去痰乃消痰從氣結橘皮之辛溫以利氣甘草之甘平以和氣氣治痰徐瘥加生

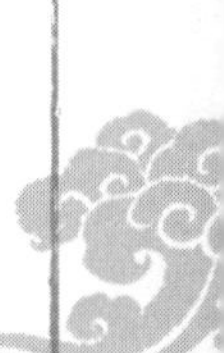

姜黃連曰加味二陳。治嘈雜不快，瞼赤勝爛而痒。加當歸地黃曰金水六君，治肺腎虛寒，水泛爲痰。○詩曰：二陳謂橘夏苓草。無妨添，金水六君內歸地，亦云云。

香蘇散十

紫蘇　香附二兩　橘皮一兩　甘草五錢

感冒風寒，頭痛發熱，目病而無六經之證可求者，此方主之。○南方風氣柔弱，傷於風寒，俗稱感冒。感冒者，受邪膚淺之名也。經曰：卑下之地，春風常存。故東南之區，人感風證居多。所感之氣，由鼻而入，實於上部，客於皮膚，故無六經形症，只紫蘇香附橘皮之辛芬，疏邪理氣。

甘草之甘平。和中輔正前症隨痊。

芎蘇飲十一　枳梗二陳湯加芎藭紫蘇柴胡乾葛。

六氣襲人。深者爲中。其次爲傷。輕則爲感冒。今人外有頭痛發熱惡寒。內有吐痰咳嗽氣滿情狀。此感冒微兼傷中者也。今用芎蘇柴葛以解表。表解則頭痛發熱惡寒愈矣。枳桔二陳以和裏。裏和則咳嗽吐痰氣滿除矣。

參蘇飲十二　仍用枳桔二陳加參蘇前胡木香乾葛

外感內傷。發熱頭痛。嘔逆泄瀉。痰攣咳嗽。眩暈嘈煩。此方主之。發熱頭痛，外感也，餘症，內傷也。外感宜解表，故用葛蘇前胡；內傷宜補中，故用參苓朮草。其木香枳橘桔梗半夏，亦其燥濕清芬行滯，既足正邪異之氣，又以破痰飲之積，是大有功於前藥也。元戎謂此方治一切發熱皆効，或然。謂更入四物名茯苓補心湯，尤能治虛熱及吐衄便血，言過其實。○詩曰：參蘇飲藥是橘皮，甘草前胡枳桔俱，苓葛木香陳半夏，內傷外感用無虞。參前木去芎柴入，飲號芎蘇治亦如，香蘇散備廣橘草，六經無症皆施之。

疏風養榮湯十三　四物湯加羌活防風白芷荊

補遺

血爲邪勝睛珠痛甚及吐失過多此方主之○血所以養睛者也今勞役飢飽重傷脾胃則血衰不能宣發邪氣乘之是爲邪勝又復吐失過多遂虛生風風生火睛愈痛不可忍得芎歸芍地補而行之荊芥羌防升而散之風自疏而榮自養因以名湯服後痛止眼瞼無力常欲垂閉者中其痛矣然由吐失多而睛痛須炙入理血湯此恐不合○詩曰疏風養榮湯荊防羌白芷再增四物煎血邪無復起

救睛散十四

當歸　地黃　血竭一兩　磁石二兩　硃砂
芎藭　沒藥　乳香　丹參五錢　木香　獨活
防風三錢

打撲損睛此方主之。〇窒堅而固。八風莫貫其隙。帑藏而密。投鼠不忌其傷。夫人卑以自牧。重而致威。一切凶狂惡少。不敢以非禮相犯。乃所謂貞瑞者安所損也。今不幸慢觸於物。受傷同於拳棒。故但用以拳棒之藥。脫化處方。或詢其義。曰當歸地黃。養陰衛青睛也。磁石硃砂鎮火清神水也。且傷則血瘀。或妄行。須芎藭血竭沒藥丹參之苦辛。和而行之。血病氣亦病。再生風。必乳香青木香獨活防風之溫凉平而散之。推此不退。另增別病當因症議治慎毋固窒○詩曰頭目遭撲跌難活防血竭丹参采鮮肥硃砂取明徹煉合歸地石粹成木屑乳没酒藏調煩痛有如揭。

黑神散十五

棉花子一 敗蒲扇 新荷葉 少婦髮俱炒焦存性各一兩 威靈仙 骨碎補 續斷 防已

延胡索 血竭七錢 紫金皮 乳香 没藥

獨活五錢 丁皮 木香 大茴香 山漆三錢

紫泥金十六

蛤蟆炙乾 土鱉炙 蟹殼炙蝦蟆炙乾 白蠟 當歸 血竭去子 虎骨鐵酥醋淬炙 乳香 沒藥 硃砂各一兩 桂心去皮 沉香 木香 自然銅火煅醋淬水飛 琥珀 蓬砂 遊砂麻油炒各五錢。 麝香二錢

跌撲折傷。三家村亦有能治之者。蓋藏府本無病。又明知患在其處。所以藥無不應。但手法與工程邈邈。分優劣耳。余少好武事。洞達箇中淵微。每丹成。市人爭買云。服之不惟去疾。兼耐刑杖。恐名聞當道。緘口不言者十餘祀。今日受重傷。非是卽瘵。勉出二方傳世。老其技與

功力。乳香、木香、大茴、丁皮，理氣行瘀者也。威靈仙、骨碎補、獨活、防已、續斷，除濕疏風者也。山漆、血竭、延胡索、沒藥，利血而消熱。棉花子、敗蒲、荷葉、髮灰，逐瘀而生新。夫瘀逐則血行，氣理則濕除。无以和榮之當歸、肉桂，行衛之沉香，伏苓安神定魄，得琥珀、三砂，健骨壯肌。有銅虎熊膽，宜其痛止腫消。顧厥名如曰黑神、曰紫泥金者，本其色而贊美之也。○詩曰：紫泥金背錦蝦蟆，樂聞當歸識物華。桂木乳沉香若麝，麒麟血泊赤於砂。自然活虎銅為骨，大抵靈砂灰作芽。且喜蠐螬如蟹螯，夜繞月石上懸秘。○黑神街中棗斷髮，靈遊蒲鞋可斷秋路逢

丁皮萍補衣。乳沒木茴香噴發。吵山漆蒼柴金灸獨得

施伊快活樂。

撥雲丹十七

蟬蛻　蛇蛻炙　木賊草　蒺藜　當歸二兩

芎藭　白菊花　地骨皮　荊芥穗　花椒一兩

甘草　密蒙花　蔓荊子　桃仁　黃連

薄荷　花粉五錢

密蒙不散。昏由陽虛陰勝。風濕襲蒸故耳。乃用荊穗蔓荊薄荷以升陽散風。楮實花椒甘草以益氣利濕。陽衰血亦病。芎歸木賊蒺藜蛻和正平陰盛。能束熱。黃連地

骨皮天花粉兼淸散風蟬蛻蛇蛻蒙花蒺藜菊花本經專治翳取其明目去翳退赤止淚撥雲見日會此其誰與歸。一切風障客熱此方主之。〇詩曰退雲丸裏首蟬蛇。木賊蒺歸芎菊花。地骨蓁椒皮最好。蔓荊楮實子爲佳。草連兩用全甘苦。蒙穗齊收理正邪。再有蒺藜蘇薄葉。天花粉下見仙娃。

正容湯十八

羌活 白附子姜汁製 秦艽 膽南星 白殭蠶

半夏湯泡淨薑製 木瓜 黃連酒炒 防風

甘草 薑汁好酒各一杯和服

筋華肉惕，病在土木。木主筋，土主肉。木不務德，以風勝濕；土有所御，致以濕陷之。風濕挾久痰火，徐作，土木俱困矣。故口眼喎斜，一見矣。人先以南星、白附、殭蠶化其痰，繼以防風、羌活袪其風，黃連、甘草清其熱，終以秦艽、木瓜舒其筋，姜散風邪，衝行藥勢。服數劑漸減，隨以青州白丸下一二兩，俄若瑞肅如初，故名。○詩曰：秦艽甘草白附子，姜蠶消瑞蛾死。南星半夏曉風生。瓜埧羌活祛伊阻。

又方十九

天麻姜制　黄芪　人参　白术　茯苓　橘皮

半夏　神麴　麥芽　黄柏鹽酒炒　乾姜
澤瀉　蒼术

痰重飲食之人。常發頭痛。頭旋眼暗。嘔吐惡心。氣促心神顛倒。身重而倦。四肢厥冷。脉大緩。或伏。症與風卒喎斜大異。而致病則一。是故痰厥發。冷濕勝寒也。非橘皮半夏不能療眼黑頭旋。風虚内作也。非乾姜天麻不能除。人參黄芪。益氣實表。且能止熱蒸之自汗。二术麴麥補中消食。又可蕩中州之滯氣。用澤瀉者。濕不即除。導歸小便。所以安退步也。用柏皮者。寒被陰勝。恐水兼火化。所以防未然也。此方藥味本庸。而功力甚速。善用之者脾有不驗。○詩曰蒼黄术麥已芽生半夏看看麯蘗成好與姜陳同一醉天麻澤畔采参苓。

杞苓飲二十

薄荷　甘草　天麻　荊芥　防風　甘菊花

當歸　連翹　枸杞　青葙子　白芷　密蒙花

水不勝其土則濕風肉作。發為痒淚。土反勝其木則濕熱上溢。發為赤爛。荊芷防風荷菊疏表邪也。歸以當歸枸杞正所以和肝。肝平則濕風息而痒淚止矣。天麻青葙連翹燥濕熱也。佐以甘草密蒙又兼能理脾。脾沛則肌膚實而赤爛愈矣。肉輪一切潰爛久而不痊者此方圭之。○詩曰、槐藕飲囊天麻。青相荆薄密蒙花防風歸芷芬甘草、風熱衛皮赤爛瘡。

青州白丸子二十一

川烏一兩　白附子二兩　南星三兩　半夏七兩

右四生物、作一家磨極細、絹袋盛置磁盆、泉水擺出粉、粉盡後澄、則換水。濃相天寒熱、露晒三五七日。陰乾、糯米煮稀糊、丸如菉豆大、每服二十丸、姜湯下。兼風、薄荷酒尤佳。

風盛則痰壅、痰壅則氣升、或寒或熱、發爲嘔吐泄瀉、口眼喎斜、手足癱瘓、小兒驚風。故用半夏南星之辛以散乘熯濕。川烏白附之熱。以溫經逐風。浸而暴之。殺其毒也。喻嘉言曰。此治風痰之上藥。然熱痰迷竅者非所宜。青州范公亭井泉清冽。浣物逾潔白。擬以名方。益美之也。○詩曰。青州丸子。川烏白附半夏南星四生合做

益黃散二十二

橘皮一兩　青皮三錢　丁香二錢　訶黎勒

甘草五錢

小兒面黃。腑脹。食不化。及滑腸。腹滯。主此方。○胃主受納、脾主消磨。今能納而不能化、責脾虛。滑腸者。腸滑而飧泄也。腹滯者。腹領之下多凝滯也。面黃睛黃皆土弱

不能攝水之象。火能生土，故用丁香。甘能補土，故用甘草。澀能止滑，故用訶子。乃青橘二皮，取其快膈平肝，能抑其所不勝爾。〇詩曰：益黃青陳橘，丁香訶黎勒。小兒脾氣虧，甘草同調燮。

上症總須理中等方，此散恐不合式，學者審諸。

升陽益胃湯二十三

人參　白朮　茯苓　甘草　橘皮　半夏　黃芪

羌活　獨活　防風　柴胡　黃連　白芍　澤瀉

風熱不制之證，當從涼散。服之反體重節痛，口乾無味，二便失常，飲食不化，灑淅惡寒，此益脾胃虛衰，不能鼓蕩陽氣。燥濕水木。致濕淫於內。體重節痛。飽悶不嗜食。而食亦無味。甚則陰勝濕愈盛。故濡泄惡寒。大便泄下。久濕仍生熱。故口苦舌乾。小便秘結。是方異攻散中虛濕淫之主藥也。羌防柴獨。除濕痛而升清。半夏連澤。燥濕熱而降濁。恐有黃芪之助陽。芍藥之理陰。則散中有補。發中帶收。脾胃互益矣。如中病除。連澤羌獨。加砂仁當歸爲妙。○詩曰。升陽益胃只參芪。术草柴苓夏橘皮。白芍黃連防有得。獨羌活澤用何爲。

培元散二十四

山查　神曲　麥芽　半夏　砂仁一兩　橘皮

蒼朮　甘草　白芷　藿香　厚朴　芎藭　香附

紫蘇五錢

胃主人身之坤元也。至哉坤元。萬物資生。易不云乎。然資生固有發生之術。而發生不無傷生之患。此醫藥稼穡所以並垂於世而靡廢也。今小兒因食致積。挾積轉邪而入。一意伐木。盤桓方圓不合。徒自戕及坤元。乖行殊令生生之機蕩然爾。右方山查神曲麥芽橘皮。銷積行而進。香附砂仁半夏蒼朮甘草。燥寒濕而理虛痰。白芷藿香厚朴。疏氣結也。氣不足。加人參白朮。有餘。加黃連芎藭香附紫蘇。行血滯也。血不足。加黃芪當歸。有餘。

加乃炮炙如是。則神恬精爽。不治目而目治矣。愛護其才質。以名曰培元。〇詩曰培元茯苓又山查厚朴蒼朮麥芽甘草閤成香麴和。砂仁半夏醉蘇家

保和丸二十五　懷山藥打糊為丸麥芽湯下加

白朮二兩名大安丸治同

山查肉二兩　六神曲　半夏　茯苓一兩

萊服子　橘皮　連翹五錢

飲食內傷。令人惡食及腹痛泄瀉痞脹嘔酸。此方主之。經曰陰之五宮。傷在五味。故飲食過其分量。則脾胃受傷。不能運化。與氣積為前證。詳考五味相制。酸勝甘。腐

勝燥。苦勝熱。香勝腐。燥勝濕。淡勝飲。利勝滯。故用山查之酸。以消肥甘。用神曲之腐。以化焦炙。解鬱熱須連翹之苦。拂穢。穢藿橘皮之香。半夏辛烈。燥濕土也。茯苓淡滲利水飲也。萊菔之利。行食滯。白术之辛甘香溫。總勝五味。自然五官大安。臟府太和之氣。於以保合云。

詩曰。保和苓曲山查肉。橘夏連翹子萊服。大安一味白术加。消中兼補放心服。

七味白术散二十六　四君子加木香藿香乾葛

中氣不和。肌熱泄下。此方主之。○中氣者。脾胃之氣也。虛則不和。不和則熱作而泄瀉。時下虛者。補之以甘。故用四君。熱者治之以清。故用乾葛。不和者醒之以香。故用藿木香。○前四七味白术散。四君加木藿乾葛。用何痛肌熱泄時作。

橘皮竹茹湯二十七

人參　麥冬　枇杷葉去毛蜜炙　甘草　赤茯苓

砂仁　橘皮　竹茹　大棗

目大病後噦逆不已。脉來浮大。勢欲復發者。此方主之。○目大病必苦藥攻散乃痊。既痊則元神倒弱。稍有感觸。胸中逆氣難耐。正氣洶洶。邪格之。則逆而作聲曰噦逆。一二日不能本脉定加浮大。浮者虛象。大則病進。目再微紅不爽。畢竟復發。嘗兵荒後。天疫盛行。非災也。蓋飢因傷藏。不能翊運飧系耳。得飽其粱肉。勿藥而起。右方橘皮竹茹麥冬枇杷葉。平其氣而消其熱。人參甘草砂仁棗子和其逆。而補其虛。是亦眾內之微乎。○詩曰。橘皮竹茹湯。參麥枇杷葉甘草縮砂仁。大棗煎同啣。

生熟地黄飲二十八

人參　黄芪　五味　天冬　麥冬　生地　地黄

枇杷葉　石斛　當歸　牛膝　茯苓

消渴煩躁。悶亂而赤。神球枯澀。此方主之。○咽乾。腎火上炎也。面赤。陽明鬱熱也。火燥則消。熱盛則渴。津液消渴，則目臟枯澀而煩燥不寧，故用二冬、二地養陰潤燥，參芪歸味補氣生津，再有枇杷葉、石斛清和肺氣，牛膝、蓯蓉疏導余水，依然清者親上，濁者就下，無庸再投湯飲。○詩曰：生熟地黃天麥冬，當歸牛膝肉蓯蓉，參芪石斛枇杷葉，五味滋和補化工。

小柴胡湯二十九

柴胡　枯芩酒炒　人參　甘草　半夏　生姜

火疾

目病初作，寒熱往來，脇痛口苦，脈弦，此少陽經傷寒，半表半裏之證也，法當和散，故製是方。蓋柴胡、枯芩質輕性寒，能退少陽之熱。半夏生姜味辛性溫，能散少陽之痰。人參甘草補益中氣，中氣足則邪不得復傳入裏。乃不治之治也。今人遇傷寒，不分陰陽表裏，槩用此湯去參投之，以爲平穩，禍人多矣。婦人傷寒，合四物，更除半夏入白术，盡劑泰然。○詩曰：小柴胡湯參居最，夏黄芩功少退，但有生姜并作煎，少陽百病成神解。

清鎮湯三十　除羌活桂枝入茯苓即清脾飲

青皮　厚朴　柴胡　半夏　黄芩　白术

甘草　草果　羌活　桂枝

此即小柴胡合清脾飲加減而變是方，風邪熱散隨神。

瘧風頭痛覺寒一服愈。按瘧疾多因暑濕所傷而起。蓋積邪氣鬱蘊濕熱生痰，三者相持不能發越，故寒熱間作。後感風邪則汗，又乘土。攝困機疾，理合橘朴柴桂破滯疏風，半夏黃芩燥痰清熱，再用羌活草果之辛散積寒，白术甘草之溫充中氣。虛病勢漸衰，脾部為之一清。脾衛肝邪亦從此而伏，為瘧名其飲白清鎮。詩曰：清鎮元白清脾變，小柴胡湯藥亦見。出參苓入桂羌旗風瘧疾人勞少者。

扶桑丸三十一　嫩桑葉晒乾一觔　黑芝麻四兩

密丸

昔有胡僧貨此丸於市。歌曰：扶桑扶桑高入雲，海東日出氣氤氳。滄海變田幾億載，此樹遐根今獨存。結子如丹忽如漆，綠葉英英翠可捫。真人采竊天地氣，留與紅霞共吐吞。濯磨入鼎即靈藥，芝朮區區未可羣。餐松已有人仙去，我今朝夕從此君。時人居為奇貨，有者吉光片羽，爭先得之為快者，遂傳其方。服之皆謂卻病駐景云。余考桑葉甘涼，血除風；芝麻甘平，養精潤燥。夫風燥去則能耐自強，精血絡而容顏宜澤，用卻燥金目病，誠良劑也。乃因對景未免為胡僧所欺。○豪家羣居飽食，嗜欲滿懷，所圖謀遂越強人，稍優者狃於室家湛忘夫目此詩頗不俗，而有生意，又自胡僧得來，不知撓刀議乎。

參麥自然飲三十二

人參　麥冬　五味　當歸　黃芪　甘草

烏梅　白芍　棗皮

煎成用藕、梨、蔗、藕、茅根、地黃、西瓜自然汁一杯入湯服。如非時無有，得人乳、牛乳、石蜜、梨膏亦可。

此治燥之通劑。○燥乃陽明秋金之化。經曰：逆秋氣則太陰不收，肺氣焦滿。肺為水生源，源止流絕，不能滋溉，則身且或汗下亡津，或房勞竭髓，或過餌金石，或貪喘痛貪背能助狂火而損真陰。故化爲燥。在外則皮膚皴揭。在內則喘咳煩渴。上則咽焦鼻乾。下則腸枯便秘。治宜生津存液。其燥自退。故用參芪麥冬甘草補氣以生津。歸芍梅棗五味辛酸而致液。且津生於自然。嘗用自然之瓜梨藕等汁以爲助。液存於溫潤。更須溫潤之乳蜜棗膏以爲養。○滿目自然汁一二。好花樣兼折何處有有的生[illegible]加附[illegible]和着[illegible][illegible]將藥草。

黃連湯三十三

黃連　乾姜　桂枝　甘草　人參　半夏　大棗

胸中有熱欲嘔。胃中有寒作痛。與此湯而愈者。黃連之

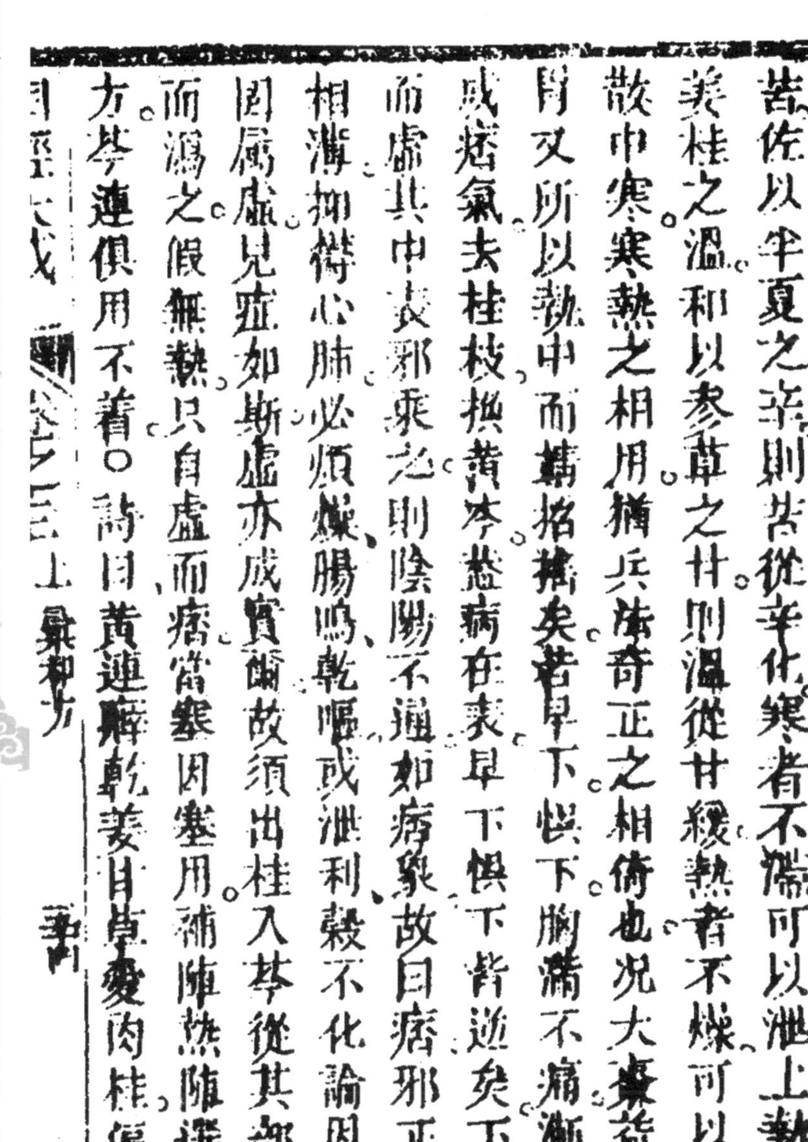
苦佐以半夏之辛。則苦從辛化。寒者不濡。可以泄上熱。姜桂之溫。和以參草之甘。則濕從甘緩。熱者不燥。可以散中寒。寒熱之相用。猶兵陣奇正之相倚也。況大棗益胃。又所以熱中而精格精矣。若早下。誤下。胸滿不痛。漸成痞氣。去桂枝。換黃芩。蓋病在表。早下。誤下。皆逆矣。下而虛其中。表邪乘之。則陰陽不通。如痞象。故曰痞。邪正相薄。抑鬱心肺。必煩燥。腸鳴。乾嘔。或泄利。穀不化。論因困屬虛見症。如斯虛亦成實。實爾故須出桂入芩。從其部而瀉之。假無熱。只自虛而痞。當塞因塞用。補陣熱隨選方。芩連俱用不着。　詩曰。黃連瀉乾姜甘草參肉桂。偏是痰强人。半夏為妙藥。

陽亢銷陰陰盡命絶先籌滅火再議壯水藥案方

抑陽酒調散一

獨活　蔓荊子　前胡　羌活　白芷　甘草

防風二錢　生地黄　黄栢　防巳　知母三錢

黄芩　梔仁　寒水石　黄連五錢

昔有人言。陰氣一分不盡則不仙陽氣一分不盡則不死。今某純陽亢極陰銷殆盡宜尸解羽化乘彼自然汗漫遊於九垓而不返耳。尚欲少留人世劉親是藥。蔘防風蔓荊前胡白芷羌獨活甘草升而不降之品抑其外出。使彼不相犯知栢生地梔仁防巳寒水石黄芩連寒

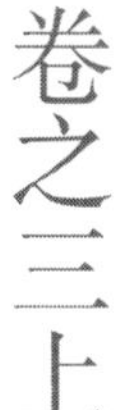

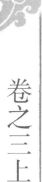

而善走之藥。追其直下而上騰少舒。是亦表裏雙解之法。酒調者大祇暴風客熱睛痛如焮須以渠爲導引臭味相投。入則可展其長此反治也。倪氏以是散爲丸擬瞳神縮小人存乎。不問眼。詩曰平羌蔓草香如韭地栢梔苓仍可蒔邊夜風來木石前獨眠不嘆無知已。

九味蘆薈丸二

蘆薈　木香　胡黃連　川黃連　青皮　鶴虱

雷丸　蕪荑一兩　麝香二錢　神麯糊丸青黛爲衣

小兒疳積上眼此方主之。疳毒本傷脾胃醫家斜以肝言何也。蓋木原出於土土有肥濁必淫入木風不能勝濕乃自甚而生火尅乎脾胃。是病本在土而標在肝也。今而目病則標急於本耳。故以蘆薈胡連川連爲丸。鶴虱蕪荑殺蟲苦燥之品。入肝以清肝毒殺肝蟲。復以麝香木香青皮疏其陳腐抑鬱之氣。而使土木相安。用神麯青黛者。肝脾之藥。亦物與類聚之義。小兒疳蝕疳積。即不病目亦當服此。○詩曰鶴虱雷丸白蕪荑。木香二連及青皮。細研蘆薈麝加入。神麯糊丸黛作衣。

又方三

蘆薈　胡黄連　龍胆草　芎藭　蕪荑六錢

當歸　白芍兩半　木香八錢　甘草五錢

右方以木香甘草芍藥。和氣疏土。當歸芎藭。養血營肌。胡連草龍膽。療骨蒸癆熱。蘆薈白蕪荑。殺有形疳蟲。除疳積外。併治外感風熱。以致目生雲翳。肌體消瘦發熱作渴。齦口牙耳項瘡蝕爛結等症。○詩曰膽草非香木。芎藭蘆蕪荑連黃芍藥白甘草合當歸。

芍藥清肝散四

白朮　石羔煅　滑石　芎藭　防風　桔梗

荆芥　前胡　柴胡　甘草　薄荷　黄芩　知母

芍藥　梔仁　當歸　大黄制　芒硝

膏粱過味。病發酷烈。此方主之。○膏粱本衛生急需過深。則氣血隨變。再稟受素厚。胃陽亢。皆自兩目焮赤腫。如杯如蛉。繼而凝脂。花白唇見錯出。不得不處此寒方。攢行威令。所謂逆則攻之。急治其標者也。然寒藥多傷氣。故以白朮甘扶其胃氣。寧則芎藭防風薄荷荊芥柴胡。可以升而散之。以當歸芍藥顧其陰。陰血固則前胡桔梗山梔黃芩滑石。可以清而導之。石羔知母蕩實熱。逐其宿也。大黃芒硝。潔淨府。善其後也。非膏粱致變兼氣血素厚。進此不合。恐陰盛逼陽上亢。須問切詳明不可見症醫症。詩曰。梔人膏石煉硝蒸。朮膠荊柴尸恰當。知母葛防風作梗。芩芍草薄前廂。

三黃祛熱煎五

黃連　黃芩　黃栢鹽酒炒　荊芥　薄荷　連翹

花粉　梔仁

右方爲風熱退。睛痛不止。臟府不秘結而作。夫上結而下不秘。是臟未移熱於府也。故只三黃花粉連翹梔仁之苦寒以清之。火退而痛不止。是肝復移熱於心也。更須薄荷菊花荊芥之辛溫以散之〇詩曰三黃連芩栢花粉山梔劑。再加薄菊芥翹。何熱清不得

消凝行經散六

益母草　生地黃　延胡索　鬱金　當歸　荊芥

茯苓　通草一兩　黄連酒炒　荆穗　枳殼麩炒
柴胡　紅花　甘草五錢

婦人症治與男子等，惟月事胎産異焉。今曰消凝行經撥不月致病之藥爾。夫月乃太陰之精，以望而盈，過望而虧，女子禀陰氣成形，故血亦對月而盈虧也。曰月事，經曰月事以時下，能有子。稍一差錯，則氣血俱壞。合用黄芪蔬丹草枳殼甘草補氣而利氣，當歸延胡索紅花鬱金行血而養血，柴胡芎藭導入厥陰，使榮從此歸，茯苓通草引入太陽，使邪由彼出，若荆芥黄連，正爲血凝累日平其風熱耳。如是則經脉無差，琴瑟調而孕子矣。

紀其功以名方。然必少婦健而有火者。方可與服。倘涉疑似。便當慎思。○詩曰消凝通鬱延胡索益母芎歸連枳殼荆穗柴苓甘草歸黄芪服亦紅花落。

防風散結湯七

防風　荆芥　獨活　紅花　蘇木　當歸　蒲黄

滑石　桑皮　蠶沙　土茯苓　白芍藥　石斛

金刀除蜆肉畢。此方主之。○金刀涼物也。蜆肉血毒也。血凉則凝。肉割則痛。凝且痛。風火至矣。故以防風荆芥獨活疏其風。桑皮蒲黄蠶沙清其熱。且割時必受水濕。石斛滑石土茯苓以利之。割後恐或血瘀。當歸紅花蘇

术以行之。如努肉椒粟，雖血盛只瀉白加減。不必此方
詩曰荊蒲土司蘇桑翳，滑當活石斛落紅花防風赭芍
藥。

竹葉瀉經湯八

柴胡　山梔　羌活　升麻　甘草　黄連　澤瀉

赤茯苓　赤芍藥　草决明　車前子　黄芩

竹葉

積熱必潰。此方主之。○積者，重疊凝聚之謂。熱則醞釀為邪毒矣。邪深不行，聚久不散，勢不得不潰。其病癮澀不自在。視物微昏，内眥開竅如針孔，按之則沁沁濃出

本經謂之漏睛。治當先理清陽。故用柴胡兔絲茯苓甘草。次泄濁陰。故用草决升麻車前澤瀉。總破其積者。必開必利。黃芩黃連大黃是也。除其熱者。必苦必寒。赤芍山梔竹葉是也。服後目雖稍瘥。轉覺便秘煩渴。此火已下降。只以杏仁一兩。大黃二兩。山梔仁四兩。蜜丸。早晚服二三錢。當有効。蓋杏仁微寒。治煩爲煩爲熱之所致。山梔大黃苦寒而利。治秘爲秘爲積之不解。利而伸之。不但漏睛。凡風毒流毒因毒。皆爲對症。○詩曰連草大黃竹葉青。升車澤瀉决睛明。條芩赤芍通山澤。誰向菟胡覓茯苓。

逐客飲九

人參　百合　當歸　地黃　柴胡　防風　羌活
細辛　槁本　紅花　赤芍　大黃　黃連　黃芩

右方用當歸地黃百合人參。爲損者溫之。司培宗氣也。用柴胡防風羌活細辛槁本。爲結者散之。升發風邪也。用紅花赤芍大黃黃連黃芩。爲客者逐之。抑陽救陰也。強陽纍熱。眼腫翳蝕。頭痛如破。此方主之。詩曰三黃合本活胡羌。人定風遂不用防。何日當歸杭芍地。紅花搖落細辛香。

抑青丸十

黃連一兩吳茱萸酒浸逼⑦炒　山羊肝一具炙乾蜜丸

肝者將軍之官，雙睛其外關也。自衰賊盛，皆能亂其謀慮。故肝病目亦病焉。世人至死而光不滅者，邪未害其空竅。所謂病一不病二也。然既曰肝病，奈何用黃連苦以瀉心。蓋心，肝子也。子食母氣，火瀉木元，而肝弗實矣。且木實金當平之。心火退，則金無所畏，自足以平肝。故曰抑青。用羊肝者，羊啖百草，清淨無毒，取其同類導引黃連之性入肝，火從寒化，熱鬱頓解。古人製方，幽齋匠心哉。可見其大槩。一法以羊胆和蜜熬膏，且點且服，理亦同。

普济消毒饮十一

人参　黄芩　黄连　白殭蠶　鼠粘子　柴胡

连翘　升麻　橘红　板蓝根　元参　桔梗

甘草梢　马屁勃　薄荷

泰和二年。民多疫疠。初觉憎寒体重。次壮热。头面肿盛。目不能开。喉舌干涩而喘。俗云大头伤寒。染之多不救。亲戚不相访问。东垣曰。身半以上。天之气也。身半以下。地之气也。此天元气薄。客邪乘之。上攻头目而为肿。乃立是方为细末。姜汤调。时时呷之。余用蜜丸。中夜噙化。人活甚众。盖连、芩、薄荷、元参、板蓝根、鼠、马、蚕、橘、柑、清喉利膈之物雖多無礙。升麻主降濁甘草緩之。柴胡主升清桔梗載之。使氣味浮而不沉自可徐徐宣力。再有人參補主芩連逐客。則熱邪不得復居其位。活人宜換備血熱便秘。加桃仁大黄以下血瀉肉。加防風芎歸而行腫勢甚者。須撥穴砭刺此盡腫脹之治。目如蚌合。如杯覆者皆可熨烙。□詩曰普濟黄連桔薄荷翹芩元草板藍和升柴馬勃鼠粘蠶。加入藍參蒡奈何。

八正散十二

車前　木通　大黄　滑石　甘草梢　扁蓄

瞿麥　梔仁

經曰。膀胱不利為癃閉。宜八正以通之。滑石車前皆滑也。瀉可去實。大黃黃芩梔仁皆濕也。通可去滯。瞿麥扁蓄木通皆通也。若虛人則大黃不宜用。加生地桑白皮苦竹葉以清瀉之。一切心熱衝眼。太陽蘊毒。須與此湯服後。覺濕熱下注。少腹急。小便欲通不通者。加木香化氣於中。委頓出矣。〇詩曰。八正車前甘草稍。大黃滑石木通條。山梔扁蓄瞿麥藥。熱清流小便消。

雙解散十三

防風　大黃　薄荷　芍藥　當歸　甘草　白朮

滑石　石羔　梔仁　桔梗　連翹　芎藭　荊芥

麻黄 芒硝 黄芩

病症之最急者，莫如風火。風火交戰，理宜表裏兩解，是方防風麻黄疏表藥也。風熱在皮膚者，得之由汗而泄。荆芥薄荷清上藥也，風熱在巔頂者，得之由涕而泄。大黄芒硝通利藥也。風熱在腸胃者，得之由穢而泄。滑石梔子水道藥也，風熱在決瀆者，得之由溺而泄。風淫於膈，肺胃受邪。石膏桔梗以清之，風遊於絡，伏火隨起，赤芍黄芩連翹以降之。苦寒恐亡陰，芎藭當歸和肝血以養之。辛散恐亡陽，甘草白术調胃氣以保之。一切暴風客熱，脈此劾。外加菊花連羌活莢藥，名菊花通聖散。治同。入胃大便不結者。去硝黃。天燥熱多汗。麻黃亦不宜用。○詩曰雙解麻黃更大黃。梔荷术芍草芎防。石羔硝滑濕無者。荊桔翹芩用正當。

黃連解毒湯十四

黃連　黃芩　山梔　黃柏　或加制大黃爲丸

毒者火邪亢極之謂也。上下積熱。頭目痛腫。口燥舌爛。二便秘結。發斑錯語。及惡瘡消渴瘡蝕等症者。是脈來大數。按而堅指。非大苦大寒專精解毒。不足抑其悍烈。是方也。黃芩苦而枯。枯則輕浮。能瀉火於上。黃連苦而燥。燥則疏決。能瀉火於中。黃柏山梔苦而利。利則就濕。

膽瀉火於下。再加大黃蜜丸上下通治。救陰之策備矣。[illegible][illegible]藥寒到此可謂絶境。倘診視不的切勿輕投。古人以芩連梔為丸曰三補丸。黄柏一味曰大補丸。名已不正。註方者添出許多蛇足。則言不順矣。乃耳食之徒認作補虚之補。而司臍事。吾知病人無所措其手足。詩曰芩連梔柏黄五味一般強方雖名解毒中病再休嘗。

龍膽瀉肝湯十五

膽草　黄連　人參　麥冬　五味　柴胡

黄芩　梔仁　知母　天冬　甘草

過慮不决。睛痛求緣。此方主之。○肝主謀慮。胆主决斷。過怒則火起於肝。故睛痛。不决則火起於胆。故脅緣。治胆火宜直折。故用黄連、柴胡、山梔、胆草。治肝火宜尅制。故用天麥門冬、参、草、五味、知母。○詩曰：連胆由來苦梔芩，胡得甘妙加生脈。散知母耐天炎。

左金丸十六

黄連六兩　呉茱萸一兩，滴浸，同連炒　加木香五錢，治積滯熱痛。

左目病，左脇作痛，此方主之。○左者何？肝位也。左金者何謂？金令直乘其位也。金何以得令？蓋黄連瀉去心火，

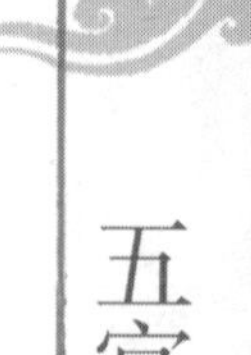

肺不受困。則清肅之威左行而肝有所制耳。何用吳茱萸以渠味辛氣臊臊則入肝辛則疏利是爲反佐加木香治痢何義取其香溫合前藥能開發鬱結使氣液宣通經曰佐以所利和以所宜無病不克○詩曰左金黃連吳茱萸益元滑石粉甘草補血黃芪秦當歸一般六一銖兩巧

凉膈散十七　竹葉煎湯合生石蜜調服

連翹四兩　大黃　芒硝　生甘草二兩　梔仁

黃芩　薄荷一兩

大熱目赤腫此方主之○大熱臟府鬱火目赤腫本科

險症須以連翹、竹葉、荷葉之輕扬升散於上，大黃、芒硝之猛烈推蕩於中，黃芩、梔仁上清下行，生草、生蘇和中，泥膈症不變矣。經曰：熱淫於內，治以鹹寒，佐以苦甘，此方之謂歟。口訣曰：甘草大黃蘇薄翹，條芩梔子化風硝，七般爲散各參服，竹葉湯攙石蜜調。

瀉青丸十八

龍膽草　當歸　防風　羌活　山梔仁　芎藭

大黃各等分

青者，東方木神，於人爲肝。瀉青者，蓋木忌藏寐。必伐去枝葉，始遂風而不生蟲。肝屬木，忌血王，與氣併血王，則善怒。氣鬱則傷脈不舒。風火相循而起。發爲頭痛。目赤腫翳障漿淚。坐卧不寧。本經謂之木火自焚。不圖急治。安望其條達。故用大黃草龍胆山梔仁。抑終下行。直入厥陰而折之。羌活防風芎藭兼維。能走從其性而升之。用當歸者。以辛溫潤其燥。就以辛溫補其血。是亦瀉青之一法也。雖然青乃春陽發榮之色。化物之源也。世醫皆謂東方常實。有瀉無補。目病屬肝。肝常有餘。肝無補法。諸說起手便是平肝。不知五行之中。惟木懷仁向榮。非如前症而用前藥。譬以板斧伐梁條標。雖遂去本則隨枯。來春者無所生矣。春無所生。則夏長秋收冬藏者

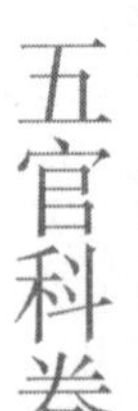

何物乎。故余每救敗症。從養陰益陽者居多。否則識秘
識得然然以益補收効。此何以故。蓋病多假實真虛。而
藥只有瀉無補。飢腸宛骨。強自支持。因衣以褫。食以
豆翦。精神外爍。得兩殘衰。日有不解其枯燥者乎。必曰
肝無補法。此門外漢子。邈鄉用鄉法。我自用我法也
詩曰。瀉青莫漫防龍膽。羌活大黃當檢點。至乃芎藭梔
子仁。莫非如君作用嘆。

瀉黃散十九

防風四兩　甘草三兩　藿香　梔仁一兩

石膏五錢

黄乃脾之正色。脾之華在唇。脾之竅在口。故凡唇及口中外有病者。知脾火也。黄能瀉火。寒能勝火。故用梔仁石羔。香能醒脾。甘能緩脾。故用藿香甘草。乃防風取其升浮。既能發脾中伏火。又可於土中泄其金氣。使不受母邪爲禍。益一藥兩用之法。以故倍之。○詩曰瀉黄散並用防風。草藿梔膏藏半充。蜜酒調服清胃熱。下脫脾爛有殊功。

導赤散二十

生地黄　木通　淡竹葉　甘草

赤者。火也。導赤者。導其丙丁之火由溺而泄也。然五藏各有火。何以卻為丙丁。蓋目赤心煩。小水黃赤。其故用生地凉心血。竹葉清心氣。草稍退心熱。佐以木通則直人小腸膀胱而泄心表。若他邪相傳。須導赤各半湯為當。

導赤各半湯二十一

黃連　黃芩　知母　梔仁　犀角　滑石　麥冬

甘草稍　人參　茯神　燈心　紅棗

熱邪傳人心經。凉以黃連犀角梔子。心熱上逼於肺。清以黃芩知母麥冬。下移於小腸。泄以滑石草稍燈心。以心分本虛。邪乃能越經而傳。故又以人參茯神紅棗以補之。○詩曰：導赤藥四味，竹草通生地。木方黃連芩犀角，滑不參，麥草暨梔子。燈芯黃知母，一樣下膀光麥冬。各半湯○各半義求詳。諸書亦未有發明者。

瀉白散二十二

桑皮　全地一兩　甘草五錢　糯米一勺

或加芩連三錢

肺金正色曰白。肺虛火燥，目紅不退，賊邪犯矣。桑白皮、地骨皮，質輕性微寒。輕可上達，苦益寒則直遏氣熱。甘草、糯米，味甘性純厚。甘可補土生金，純厚則化邪匡正。李時珍曰：此瀉肺諸方之準繩。愚謂氣分虛熱，得此微一清，但可見熱者血分實火，必加芩連。或下方乃的。

治金煎二十三

元參　桑皮　枳殼　黃連　杏仁　旋覆花

防風　黃芩　白菊　葶藶子

白睛腫脹，日夜疼痛，此方主之。○白睛腫脹，肺氣中鬱也。日夜疼痛，肺火上攻也。中鬱者，須散而洩，故用枳殼、杏仁、旋覆花、防風、白菊。上攻者，當瀉而下，故用桑皮、黃連、元參、黃芩、葶藶。○前因瀉白，桑皮地骨皮甘草粳米藥須知。參連芩麥及知母，睛紅喘咳，可加之。有用元桑杏仁枳，旋覆防風葶藶子，黃連黃芩，白菊花，別名治金

逆詳註、

竹葉石羔湯二十四

竹葉　石羔　人参　麥冬　半夏　甘草　粇米

傷寒瘥後。虛羸少氣。氣逆欲吐。目病驟作。此方主之

傷寒由汗吐下而瘥。自然虛羸少氣。氣虛不能生津。則燥火上干。故逆而欲吐。目病驟作。石羔竹葉麥冬。所以解肌而清有餘。半夏人參甘草。所以散逆而補不足。乃粇米者。恐竹石過凉損胃。用以和中氣。爾一方除參麥半夏。用桔梗木通薄荷治胃實口渴。李士材曰。陽明外實。則用柴葛以解肌。內實。則用承氣以攻下。此云胃實

非有停滯。但陽邪勝耳。火王則金囚。故以竹葉瀉火。以桔梗清金。薄荷散於上。木通泄於下。甘草石膏直入戊土而搗其巾。夫如是則炎蒸退而津液隨生。土潤臉瞼節亦得。虛人冒暑。目暴赤腫。合前藥增易一二。詩曰

竹葉石膏湯。杭米法半夏參草麥門冬燥熱飲能罷

八參白虎湯二十五

知母　石膏　甘草　粳米　人參

白虎者。西方金神也。五行之理。將來者進。成功者退。知秋金令行。則夏火拱服。石膏甘寒。知母苦寒。所以表清肅之令而除炎熱。詩曰大暑驅酷吏。清風來故人。五臟

此湯之謂然咳則咳矣胃氣不能無損故用人參以扶氣甘草粳米以和胃熱淫陽明津液內燥瞼腫頭痛此方主之○石羔半生半熟一味為散淡竹葉麥門冬濃煎調二三錢功効不相上下○詩曰瞼腫頭疼風木侮葦汁調和煎白虎知母不奈石羔凉安排人參粳米補

犀角地黃湯二十六

犀角尖　生地黃　牡丹皮　白芍藥

諸見血血淤血熱用此四者心主血犀角所以凉心肝納血芍藥所以平肝火炎能載血上行丹皮去耗血之火血涸能致火內熾地黃滋養陰之血若夫血怯則瘀

疾則熱發紫閉證齊脹變化無方非此所能治療
詩曰犀角地黃牡丹芍藥血見而循。血凉而藏血熱而
微。而行而鄉饒飲而煎妙不自覺。

清胃散二十七

升麻　當歸　黃連　牡丹皮　生地黃各等分

一方加石羔

內瞼腫實痛泰頭腦。此方主之。○內瞼責陽明腫責血
熱痛責火盛升麻當連能瀉火丹皮生地能涼血乃當
歸之用所以益陰使陽不得獨亢石羔之加所以清胃
使病不難勇退○詩曰清胃散主當歸。升麻連地牡

皮。或蓋石羔年氣熱陽明症就此中推。

清氣化痰丸二十八

橘皮　杏仁泡去皮炒　枳實麩粉炒　黄芩

瓜蔞仁酒炒　茯苓一兩　膽南星　法半夏一兩五錢

酒姜汁爲丸

異鶴皋曰氣之不清。痰之故也。能治其痰則氣清矣。故用星夏燥濕杏橘利痰。枳實攻痰積黄芩清痰熱茯苓滲濕以消痰瓜蔞下氣以順痰。愚謂痰即有形之火。火即無形之痰。火借氣於五臟痰借液於五味液有餘則痰因而充溢氣有餘則痰得以横行。善治痰者不治痰而治氣善治火者不治火而治氣是故清氣乃所以化痰而曰痰治則氣清解說雖好覺與本方名義難符○詩曰清氣化痰星夏橘茯苓杏枳栝蔞實生姜搗汁酒為丸不過沉痾藏滯密

當歸龍膽丸二十九

黃連　黃芩　黃柏　黃梔子　當歸一　大黃　龍膽草　青黛　蘆薈五錢　木香二錢　麝一錢

風熱蓄積時發驚悸筋惕搐搦嗌塞不利腸胃燥澀狂越目上視此方主之○肝火為風心火為熱心熱則驚悸肝熱則搐搦上視嗌塞不利者肺亦火也腸胃燥澀

者。脾亦火也。狂越者。狂妄而越禮也。經曰狂言爲失志。又曰腎藏志。如斯言之。則腎亦火矣。故用黃連山梔以瀉心。黃芩以瀉肺。青黛龍胆草以瀉肝。大黃以瀉脾。黃柏以瀉腎。夫一水焉勝五火。不亟亟以瀉之。幾於無耳。用當歸者。養臟陰於亢火之際。用木香麝香者。利氣於鬱伐之餘也。○詩曰。當歸龍薈本五黃。青黛木及麝囊。冬蜜爲丸菉豆大。薑湯進。亦奇方。

消渴方三十

黃連二錢　天花粉八錢爲末用乳或藕煎自然汁調。

消渴一證也。分之則有三證焉。渴而多飲。爲上消。善食而瘦。爲中消。煩渴引飲。小便如膏。爲下消。經曰心移熱於肺。傳爲膈消。金得火而燥。故渴。燥者潤之。故用花粉奶乳藕蔗等汁。火原於心。故從渴以黄連。中消者。經曰癉成爲消中。癉者熱也。或地黄飲子。或竹葉黄芪湯。甚則承氣。下消者。經曰飲一溲二。如膏如油者不治。此皆先有上中消症。醫留而不察。熱邪下傳。銷鑠腎脂。或縱慾太過。泄其真氣。不能管束津液。以滋衆體。致同飲食之物。釀而爲溲也。人一出二。如膏如油也。急以八味左右合歸。或白茯苓丸加減。互用。否則肌脫力微。陰痿牙枯。

生氣日促矣。

邑人丁芳洲。苦學嗜飲。年廿六。病消渴。醫以爲酒食之過。一味消導。渴愈甚。酒肉之量愈加。明年成下消。證如前。兼得鼓脹。目無所覩。比延余。心知病不能痊。但新係內障。有可治。遂用腎氣導志駐景等藥。旣而針其左目。視不甚明。然病覺大減。逾年再針其右目。努而藥全不應。嗚呼。此其所以爲不治也歟。

消爍湯三十一

補中益氣合生脈二妙。四苓。三散。再有神麯黃連生地

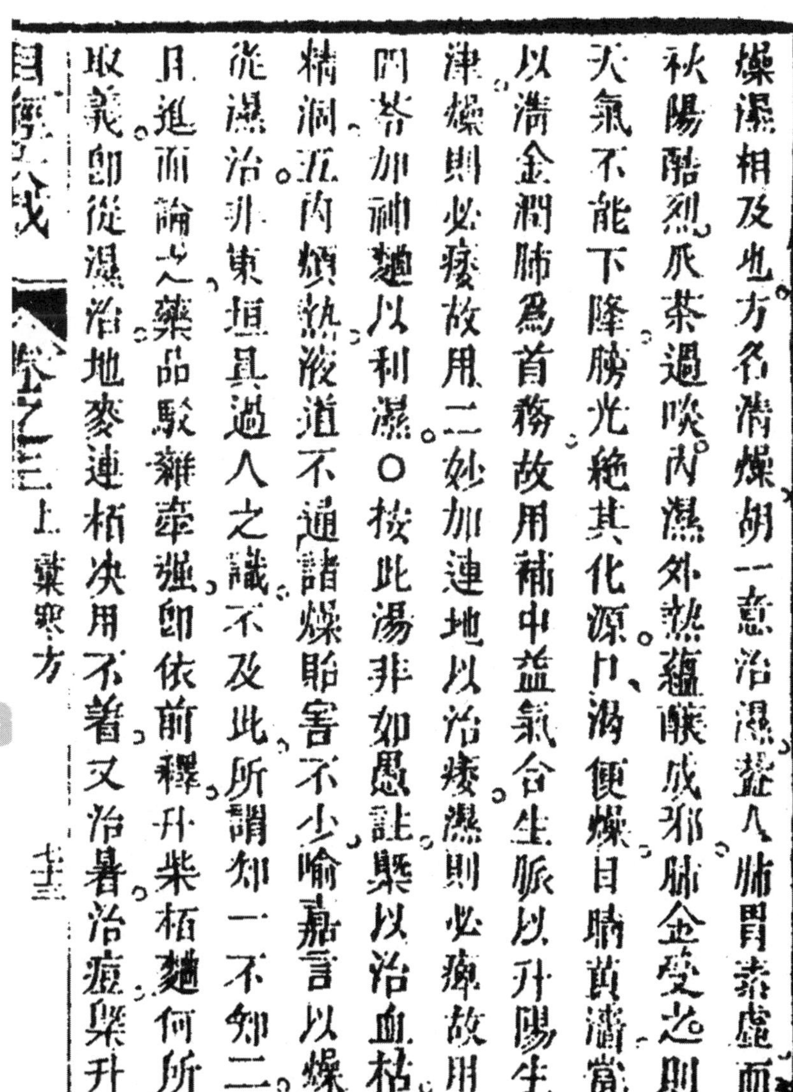

燥濕相及也。方名清燥，朗一意治濕，並入肺胃素虛而秋陽酷烈，爪茶過啖，內濕外熱蘊釀成邪，肺金受之，則天氣不能下降，膀光絕其化源，口渴便燥，目睛乾澀，當以清金潤肺為首務，故用補中益氣合生脈以升陽生津；燥則必痿，故用二妙加連地以治痿；濕則必痺，故用門苓加神麯以利濕。○按此湯非如愚註，槩以治血枯精涸、五內煩熱、液道不通，諸燥貽害不少。喻嘉言以燥從濕治，非東垣具過人之識，不及此。所謂知一不知二，且進而論之，藥品駁雜，牽强即依前釋，升柴栢麯何所取義？即從濕治，地麥連栢決用不着。又治暑治瘧槩升陽順氣仍就是增減方同病異更始厥名過人之識其在斯乎○此湯本不中用以喻氏類借過情故大書特書喚醒長夢拔韲立定腳根做人高着眼力看書智圓識達自不爲前人欺瞞○二妙散黄柏蒼术等分盐濕熱作痛黄柏炒於去熱蒼术炒於消濕○倒換散荊芥二兩大黄一兩治水便不通直捷簡易。謂二妙丸却又蒼术荊芥等分爲丸雄精作衣治風濕義同

秦艽鱉甲散三十二

秦艽 鱉甲 知母 當歸 烏梅 青蒿 柴胡 地骨皮 各等分

上，勞骨蒸壯熱，肌肉消瘦，乾咳目赤。此方主之。○風陽邪也，在表表熱，在裏裏熱，附骨骨蒸。壯熱久蒸，血枯肌乃瘦；熱邪上逼，肺不納，抑而乾咳；咳久宜目赤。柴胡、秦艽，風藥也。風藥速行，得烏梅之酸澀，則逗遛能驅骨蒸之風。金地、知母，寒藥也。寒藥凝聚，得青蒿之苦辛，則散降能療肌骨之熱。鱉陰類而甲骨屬，佐以當歸，非惟養血，總邀前藥而除熱於陰爾。○詩曰：風勞蒸骨夜如年，艽甲青蒿飲萬千。見說柴烏梅子熟，煎湯奉母病當痊。

四生飲三十三

荷葉　艾葉　柏葉　地黃等分，生搗融，雞子淸調服。

陽乘於陰。見諸血症。法當瀉火。火退則血自歸經。然而論之生之則寒。四生皆能瀉火。析而論之。荷艾輕香。散火於氣。柏地重膩。降火於血。合清之調正以涼其熱。而生其陰耳。

導陰煎三十四

陳牛糞　兎糞　伏翼糞　鼠糞　人溺　驢子溺

虚勞之人。血脈空洞。燥火內熾。以辛香之物投之。雖曰滋陰。其實燥血。以苦寒之品攻之。雖曰降火。切恐增氣。故主以腐化之糞溺。既可勝焦。又不損胃。是益虚火之知契也。或者惡其穢而薄之。此淤井藥師之堂。○詩曰

四生飲荷艾栢與地黃蛋調乾導陰煎人騎溺牛兎鼠糞列

通關丸三十五

黃栢二兩　知母一兩　肉桂五錢蜜丸

腎火起於湧泉者主此方○熱自足心直衝股內而入少腹便秘不濁陰汗遺精均謂火起湧泉知栢苦寒水之流也用以折其過逆肉桂辛溫火之亞也假以暫爲反佐然雖對症必脉形兩實素無損傷方許議治○詩曰黃栢通秦關肉桂來交趾知母蜜丸吞湧泉火不起

酒煮大黃丸三十六

大黄去黑皮取鮮黄錦紋者。剉片一斤。好酒炆熟。候乾。再用燒酒拌蒸晒。杵融丸如菉豆大。磁罐收貯。聽用。

大黄苦寒泄利。得燒酒無處不入。無實不爲。然必以蒸晒者。欲味醇而氣微香。第去邪不損其正。庶不失爲以練之將軍云。

七制香附丸

揀大香附子一斤。杵去皮。以童便浸頓。剉片。初用生姜搗汁漬炒晒乾。繼用冬酒。繼陳米醋。繼生紫蘇汁。繼生艾汁。繼生薄荷汁。次第漬晒畢。碾末。百合粉糊丸赤豆大，磁礶封固聽用。

婦人一切風熱不制，致目淡紅微腫，眵泪眊爛，頻年不瘥。此蓋憂思鬱怒，潛傷肝脾，致春升之氣不能上營，雖治易愈，未幾復來，一回重一回，藥遂罔應。香附氣芬味芳辛散，入肝脾而平鬱結。今漬以七物，非制其悍，資助其能，用療上症，允為合式。

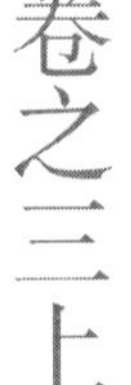

校注

①□□□□：此处底本模糊，人卫本作『浊气甘草』。

②□□□：此处底本模糊，人卫本作『犹不偏』。

③□□□：此处底本模糊，人卫本作『乐清平』。

④五侯鲭(zhēng)：汉代的名菜，为鱼和肉的杂烩，后世指美味佳肴。五侯，即指汉成帝母舅王谭、王根、王玄、王商、王逢时同时封侯，号吴侯。苏轼《次韵孔毅父集古人句见赠》：『今君坐至五侯鲭，尽是猩唇与白熊。』

⑤解酲(chéng)：醒酒，消除酒病。南朝宋刘义庆《世说新语·任诞》：『天生刘伶，以酒为名，一饮一斛，五斗解酲。』

⑥簋(guǐ)：古代盛食物器具，圆口，双耳。

⑦阃(kǔn)：门槛，门限。

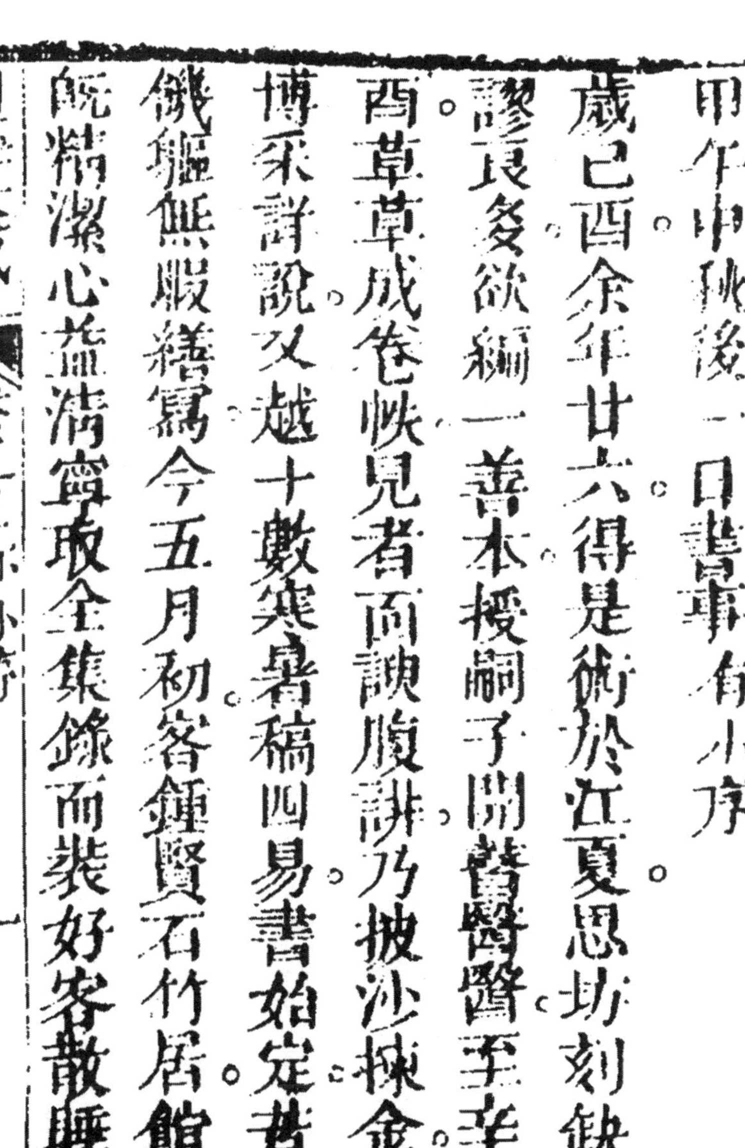

甲午中秋後一日書事有小序

歲已酉余年廿六得是術於江夏恩坊刻缺謬艮多欲編一善本授嗣子開暨醫至辛酉草草成卷帙見者面諛腹誹乃披沙揀金博采詳說又越十數寒暑稿四易書始定昔饑軀無暇繕寫今五月初客鍾賢石竹居館既精潔心益清齋成全集餘而裝好客散睡

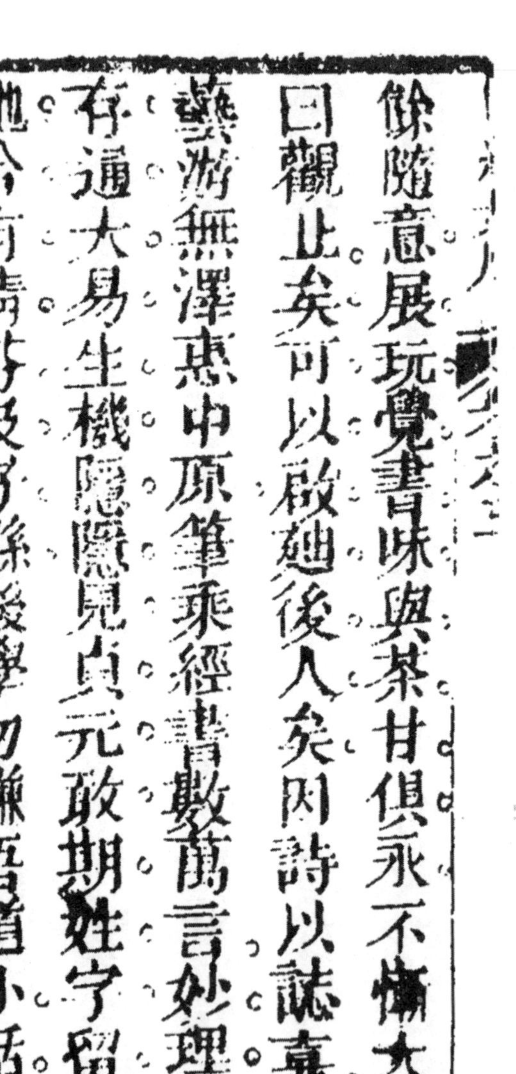

餘隨意展玩覺書味與茶甘俱永不啻大言曰觀止矣可以啟趣後人矣附詩以誌喜

藝游無澤惠中原筆乘經書數萬言妙理存存通大易生機隱隱見貞元敢期姓字留天地合有清芬及子孫後學勿嫌吾道小活人功可國醫論

右灘川黄先生筆乘目經三卷證治具備方
訂加詳各圖專家質濟貫也且文詞雋爽老
嫗能解凡吉凶悔吝有關性命者莫不諄諄
勸戒而異端僞學闢之尤力不啻等身風雅
兼贊翼各教者也或謂先生丰神英俊肝膽
澄澈故能高出手眼拗入性靈清夜讀之恍
若重灘之照上下瑞川化溥仁風飄揚遐邇

醫教其興歟或謂先生里居裕如卓犖好奇伎學九鵰無所短長乃博極羣書造成絕藝自序培風山人一段蓋子虛耳皆知其然不知其所以然也方今風會日新而士習日下知名之子不過留心帖括博科名汲利祿云爾求其體皇仁卹民生行世既遠樹德無窮代有幾人先生其勇以自立特藉此而發其

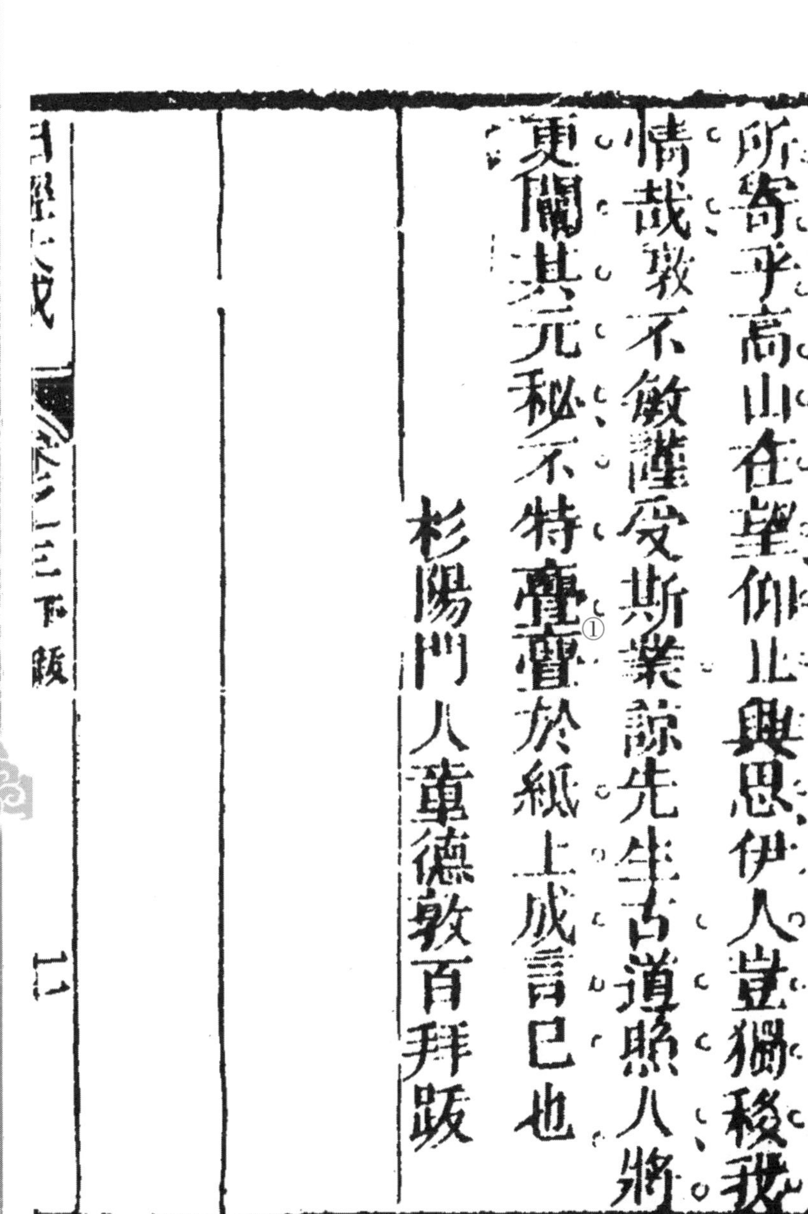

所寄乎高山在望，仰止興思，伊人豈獨稼我情哉。敦不敏，謹受斯業，諒先生古道照人，將更闡其元秘，不特亹亹①於紙上成言已也。

杉陽門人童德敦百拜跋

卷三下

熱陣

理中湯一　理陰煎二
扶陽助胃湯三　九轉丹四
春陽回令丸五　白通湯六
八物回生飲七　人參復脈湯八
真武湯九　小建中湯十
大建中湯十一　十四味建中湯十二
治中宣化丸十三　四神丸十四

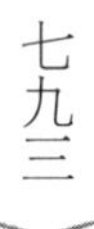

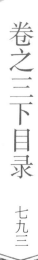

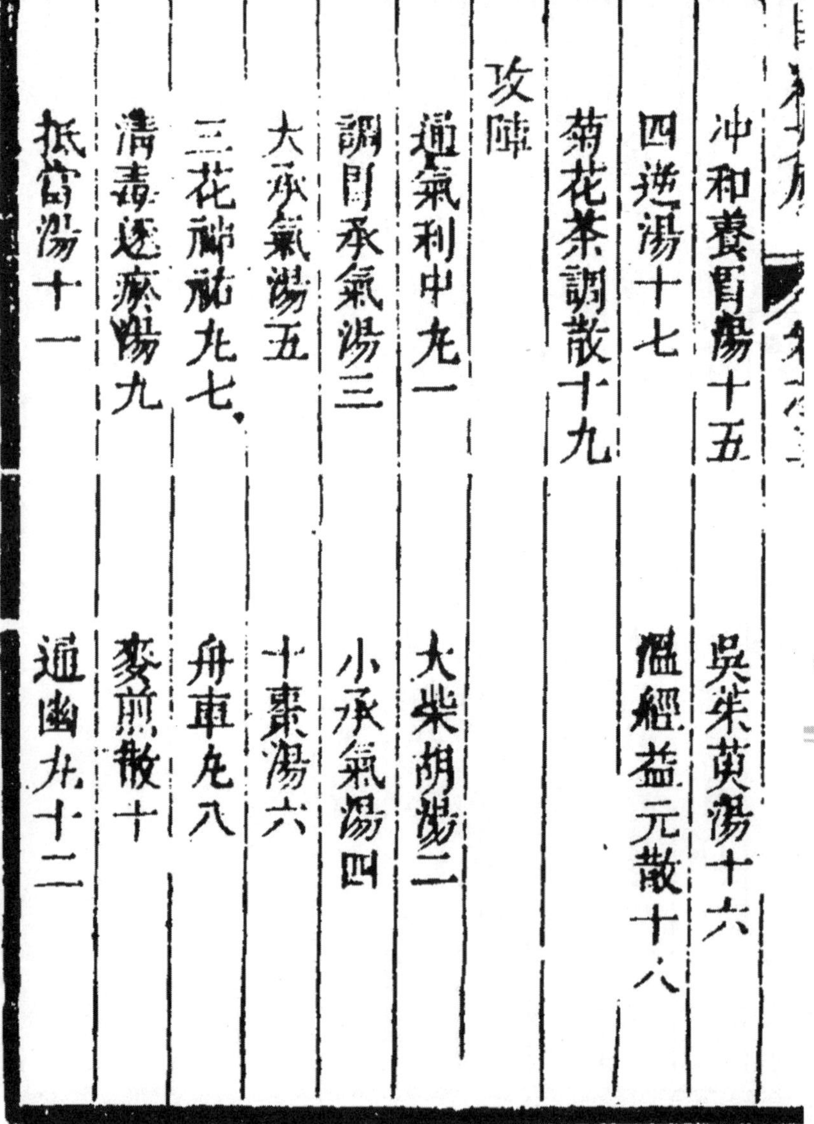

冲和養胃湯十五　吳茱萸湯十六

四逆湯十七　溫經益元散十八

菊花茶調散十九

攻陣

通氣利中丸一　大柴胡湯二

調胃承氣湯三　小承氣湯四

大承氣湯五　十棗湯六

三花神祐丸七　舟車丸八

清毒逐瘀湯九　麥煎散十

抵當湯十一　通幽丸十二

瘀痰丸十三
滚痰丸十四
梔子豉湯十五
蜜胆導法十六
接汗法十七
倒倉法十八
分珠散十九

散陣

勝風湯一
珠珀鎮驚丸二
獨活寄生湯三
升陽除濕湯四
地黃飲子五
人參敗毒散六
二术勝濕湯七
消風活血湯八
省風湯九
小續命湯十

大秦艽湯十一　桂枝湯十二
麻黃湯十三　小青龍湯十四
大青龍湯十五　升麻葛根湯十六
柴葛解肌湯十七　三友丸十八
九味羌活湯十九　青空散二十
十神湯二十一　胃風湯二十二
麻桂飲二十三　大溫中飲二十四
神應散二十五　升陽散火湯二十六
黃芪防風湯薰蒸法二十七　艾葱熨法二十八
通天散二十九

固陣

玉屏風散一　百合固金湯二
妙香散三　加減駐景丸四
大補黃芪湯五　當歸六黃湯六
寧志丸七　秘真丸八
二氣左歸丸九　九仙丸十
金鎖固元丹十一　白菊清金散十二
養陰清燥湯十三

因陣

保嬰丸一　六一散二

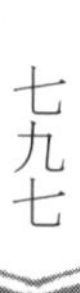

十味香薷飲一
清暑益氣湯四
又方五
保胎流氣飲六
蠟子丸七
蠟礬丸八
托裏消毒飲九
仙方活命飲十
神效衛生湯十一
屠蘇酒十二
琥珀蠟礬丸十三
內托千金散十四
太乙膏十五
玉紅膏十六
五苓散十七
疏鑿飲子十八
大順散十九
桂苓甘露飲二十
六和湯二十一
羌活勝濕湯二十二

平肖散二十三　升消平肖散二十四
升陽除濕湯二十五　活血散二十六
調元化毒湯二十七　蘇合香丸二十八
抱龍丸二十九　升解散三十
五積散三十一　天保采薇湯三十二
連原飲三十三　清平丸三十四

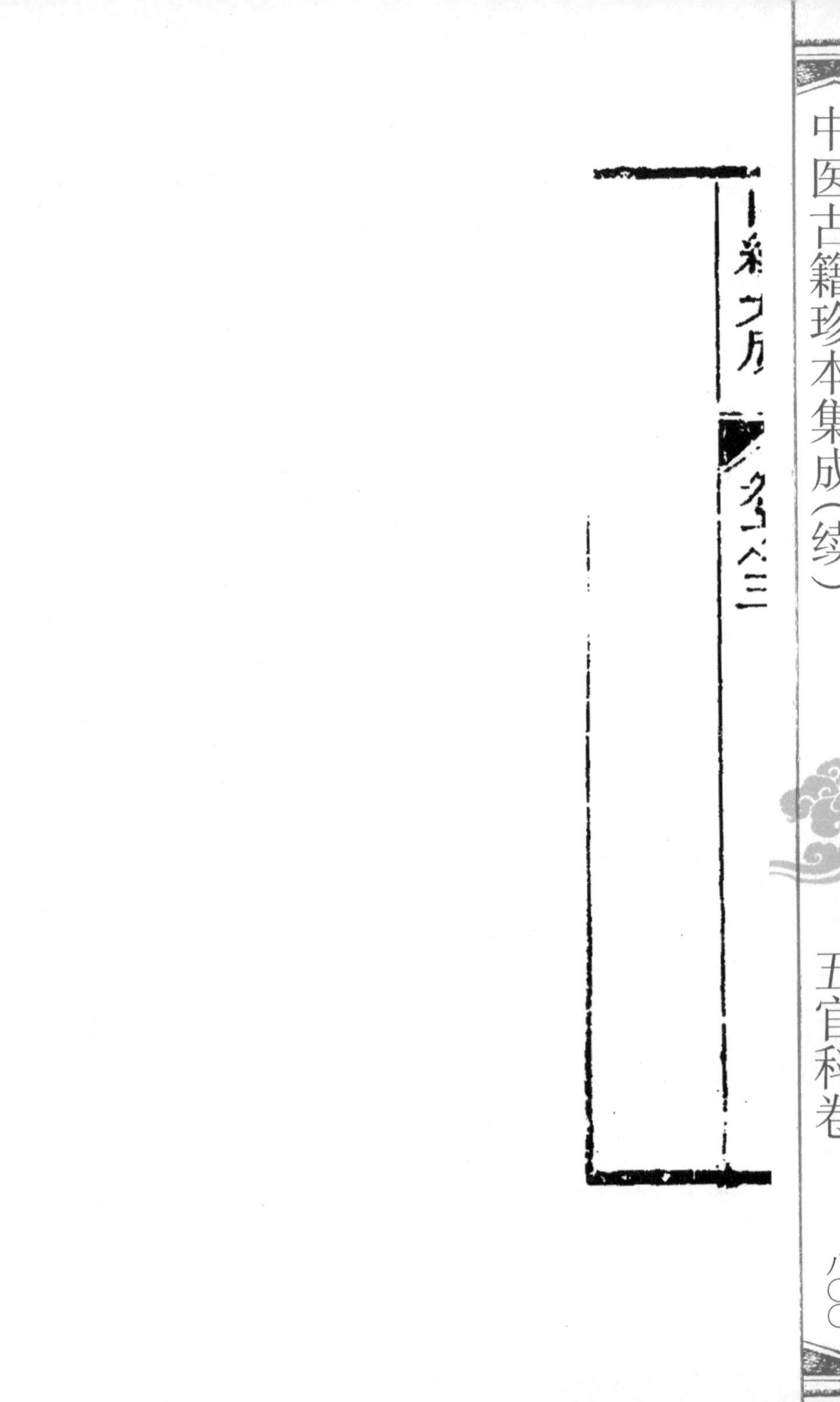

陰風颯烈，陽氣沉埋，欲收寒威，須臨日火。寒熱方

理中湯一

人參　白术、乾姜　甘草

太陰自利不渴，寒多而嘔，腹痛溏泄，脈沉無力，或厥冷拘急，或結胸吐蚘，及感寒霍亂，此方主之。○太陰，脾也。自利腹痛為脾病，利而不渴為寒，寒微於外則四肢厥冷拘急，寒凝於中則結胸，濡泄，喜吐蚘，出霍亂者，或嘔或泄，陰陽不和而揮霍撩亂也。凡此皆虛而致寒，故用乾姜白术之辛溫，人參甘草之冲和，散其寒而補其虛。

則中氣治。太陰脾土遂其初矣。故曰理中。〇人身陽氣有如天日。稍西則凉。凉極則寒肅至矣。是故病在三陰須以此湯為主。桂附丁砂花椒烏梅歸芪。隨症增一二無害。今人明欲理中。加上許多非類。貴以收效得乎。〇蚘蟲乃濕土所化。非胃中固有之物。胃寒無容身之地遂逐氣逆上而吐。胃治則腐或隨糞便下。自醫咸謂消食積藏之蟲。作丸作散。安保不已。為之喟歎。〇霍亂亦有陽症。不可不辨明用藥。〇詩曰。理中參术乾姜草。附桂丁芪出入好。惟有景岳理陰煎。草姜桂地歸仍妙。

理陰煎 二

地黄　当归　甘草　乾姜　肉桂

此理中汤之变方也。凡人真阴不足，或素多劳役，忽感天行赤热，虽现火症，但便清恶寒，脉见沉小无力，便是假热。速以姜草佐归地肉桂温补阴分，托散表邪。不劾，再进，使阴气渐充，则邪从肉散，赤热自退。若以凉药攻之，病变决不能治。吾于此症，仅得领教，特表而出，以为世警。

扶阳助胃汤三

人参　肉桂　附子　白术　甘草　乾姜　橘皮　吴茱萸　芍药　益智仁　草豆蔻湿纸厚包煨不

可去洲。

客寒犯胃，胃脘當心而痛，目無所見，脈來沉遲，主此方。胃戊土也，乙肝竅通於目，邪在胃中，土木爭勝，不見固理也。脈來沉遲，客寒可知，故用附子、乾姜、肉桂、吳萸、草蔻、益智辛熱之物以扶陽，邪氣既實，正氣必虛，故用人參、白朮、炙草甘溫之品以助胃。其橘皮、芍藥，非取其酸辛，一瀉土中之木，一利腹中之氣歟。虛腫如球，別無病者，服此亦效。○詩曰：桂附理中加芍藥，吳茱萸蔻陳橘穀，再益智仁草蔻煎，客寒犯胃咸除却。

九轉丹四　一名硫磺挺生丸

硫磺十兩　故紙四兩　白术五兩　胡巴鹽酒炒

附子三兩　小茴　肉豆蔻麪煨不可去油一兩五錢

木香一兩　沉香一兩五錢　白胡椒五錢蒸過

丁香二兩　山藥打糊爲丸

凡人之身。有真火寓於命門。命於肝。出入於艮坤。所以溫百骸。養臟府。皆此火也。此火一息。則肉衰而瘠。血衰而枯。骨衰而齒落。筋衰而肢倦。氣衰而言微矣。硫磺火之精也。倍用之。能驅寒邪。挺拔元陽。經曰陽王則陰生。一舉而陰陽兩得之也。但其性熱而不燥。得附子白椒之辛烈。則上行下效。捷如影響。乃所以發生。以故火盛自生土，白朮丁香山藥以助之。土盛然後水制，胡巴故紙豆蔻以養之。其沉木小茴三香，氣升味降，非惟堅腎益脾，同負協理，併假桑爲介紹，引火歸經，不致孤陰困守耳。陽氣將絕，目盲，慣驚上視，陰厥，直視，厥陰頭痛疼，鼻目暗昏，一切冷勞，陽痿，小便頻數，小腹冷痛，奔豚風痺，連年不愈，痰瘀吐瀉不止，痰積不消，胸膈飽悶，大病後腫脹，脫氣脫血等症，救急扶危，其功十倍人參。君人雖力大，房因而骨極，腰脊痿倒，不欲行動，是丸雖似對症，一粒不可輕投。所以然者，水虧火益盛，又以硫磺濟之，腎精消爍耳。市醫用以殺人，嗦煅爲毒藥，得毋遇此類也呵呵。
硫磺取極細極黄碎如米者。銀礶、鋼內。爐火鎔化。用
桑枝不住手攪。預備嫩米醋若干。豆漿水一盆。如烟
濃欲燃。急以醋沃之。復鎔復攪。㧾清。傾入磁盆。俟冷
再打碎。鎔攪如前。至九次。則丹成矣。故謂之九轉。泉
水浮十餘日。去火毒。澄淅黄泥水。及菉豆甘草片煮
一晝夜。淘净晒乾。○肉豆蔻與丁香、肉桂大同小異。
其性味妙在香油煠裹爆。或水潤濕。飯上蒸二三次。
可矣。市醫紙包火煨。千百不休。香味頓失。至有以苞
粟子炒焦擬粉。猜其油。偽貨人者。可笑可恨。○此丸原

名挺生。諸書無有。不知始自誰氏。今江淛盛行。前人乞得其方。按法精製。對症者與服。皆效。但元方硫磺一斤。似覺過多。減去六兩。又恐避此。大便澀無了局。增入肉豆蔻、白椒二味。由一錢至五錢。久之腰腎道然。精力倍勝。真神品也。備註以廣其傳。○詩曰。挺生不獨擅硫磺。妙附丁沉木香椒蔻胡巴小茴蒺骨脂。既補腎彌長。

春陽回令丸五　參湯下、如否、淡鹽湯亦好、

枸杞一斤　補骨脂八兩　白术四兩　川椒二兩

久蒸晒極純為妙

春陽、指木政而言。回令。回其生發之令也。夫木得水則榮，失水則枯。氣滿則榮，血失則枯。榮則引風，枯則惹火。動之如雷霆，發之如風雨，獨出獨入，無敢禁禦。五臟之最難得其平者，莫肝若也。故屬肝之病居多，而治肝之法極博焉。昔乃血脫，洞瀉，因成陰風暴盲。此脾胃肝虛極，臟中陽氣下陷所致。是方枸杞子味甘質潤，濡血者也。補骨脂色黑氣腐，煖水者也。水以生之，血以養之，木榮弗枯耳。胡椒之辛熱以回陽，白术之辛溫以補土。陽回則花葉自繁，土厚而根幹始盼。用人參者，洪鈞一氣，無地不周，所謂一息不運則機緘窮，一毫不續則霄壞

目經大成　卷之三下　禦熱方　五

判使其木令回春，土火金水交鎔而生生矣。或脊不達此理，見其血竭而主以純陰之四物，切恐天地否塞，萬物不生，徒憊其精耗而進以壯水之六味，不免懷山襄陵，水泛木浮。故曰四物六味有時禁弗與者，益此類也。余撰茲丸，敢謂救今人之失，實所以補古方所不及。高明之士幸教我焉○詩曰：杞术補骨脂參椒，回春令會得暴盲，八誠求樂施應。

白通湯六

乾姜一　附子　葱白　去葱入甘草即四逆湯。

少陰下利，目暴盲，兩手脈俱沉濡，此方主之○少陰腎冬令也。主天地閉藏，寒邪客之，則陰道不固而下利。利下陽氣陷溺，故脈沉濡目盲。乃用葱白以通陽氣，乾姜附子以散陰寒。寒散陽復，通者塞而鬱者通矣。可即葱而各自通。○向治某用投此湯，利不止，漸厥逆無脈，乾嘔而噎呃。或據《傷寒論》云：此寒盛格陽，不能下達少陰，反逆亂於上故也。須加人尿豬膽汁以導之。切忌暴盲係腎陽虛極，方悔用葱過表，更與大寒奇苦之尿膽，則落井下石，所謂不死於病，死於藥矣。乃以柿蒂、丁香、乾姜濃煎一大杯，下咽呃逆即止。隨進八物回生飲五六劑，身溫脈續，而目亦能視。可見印板書在人活看，印板方其可死用乎哉。又太陰自利不渴，陰症脈沉身痛，與夫厥逆不利，脈不至，用四逆湯煎成凉服。吳註：太陰主水穀，內有真寒，故自利不渴。陰症舉三陰而言，病在裏故脈沉，裏寒則血脈凝濇，不能宣布手足，故身痛四肢厥逆，脈不至而下利。經曰：寒淫於內，治以甘熱，故用草姜附申發陽氣。又必凉服者，經曰：治寒以熱，凉而行之是也。否則戴陽者反增上燥，口目耳鼻皆血，甚矣藥之難用如此。○按姜辛溫無毒，不特散寒，兼能通神明，去穢惡，故聖人日食不徹。甘草固敦厚，和平寒熱皆理，藥師目為國老。四逆湯除此只附子一味，附性雖熱，姜加烈。如陰症。厥逆。自利。脈不至。再甚熱品補劑將成急進無當何必涼服。鶴皋背註內經。顧如是饒舌。市醫幾人明達。果見面紅七竅流血。決謂此屬假寒。悞投姜附而致。定是用知柏四物。或六味地黃。下咽隨斃。學者識論至此當想。立敵驚。○詩曰少陰利後脈況濇兩只臨育白通治。白通姜附加葱白。去葱入草四逆爲四逆不離病或變溫。經九轉可平痊。

八物回生飲七

人參　黃芪　白术　鹿茸　當歸　附子　乾姜

肉桂

陰陽兩虛寒邪直中眩仆欲絕喉無痰聲身不浮熱此方主之○陰陽之在人身互爲其根不可須臾離也陰虛則陽無所附而飛越故眩仆陽消則陰無所貴而寒逆乃欲絕過不在痰濡有痰聲病不因感邪得體熱回陽須人參黄芪還陰必當歸鹿茸安胃散寒不外朮附固經攝血豈遺姜桂○此症俗呼脫陽一名陰厥貴以房勞致病用附子理中不効則術窮不知即謂房勞因其精血敗壞方見是狀徒益其陽寒雖能去則陰不愈銷爍爾不磨主此八物雖有神契故診曰回生本方除歸茸名黄芪湯治肺勞氣虛陰痿爲寒亦佳○詩曰回

生八物姜桂散。芪鹿茸参术。附子當歸。

人参復脈湯八

人参　麦冬　阿膠　黑芝麻　肉桂　地黄

甘草　姜棗和煎

氣血虚衰。真元不能継續。脈止心悸。目昏。不自安。用参芪大裨者。補可去弱。用生姜肉桂者。溫則生陽。所謂黑麻。所以滋陰續絶。地黄麦冬。所以寧神正視。○詩曰人参復脈湯芝桂懐。地黄麻麦阿膠草。煎須佐棗姜。

真武湯九

附子　白术　茯苓　芍藥　生姜

膀光陽虛。不能運行水氣。致與濕內攻骨節疼痛。或汗出而邪不散。仍發熱。及濕勝水穀不別。則水上凌過心肺。頭眩曰瞤。真武湯主之。益白术茯苓厚坤土而制坎邪。附子生薑壯命火而逐虛寒。芍藥之用。亦從濕除所勝者以酸平爾。○詩曰真武湯术苓附芍藥姜煖水土援真武北方水神。以藥能治水怪。故名此湯。入使佛袪督不必稽究。但義取乎斯。須地黃阿膠天冬等陰中陰藥。類聚處方。顧以火土純陽之物。相勝相敵。殊覺紆謬。且緣少陰病。肢體骨節疼痛。必皆歸內挾。和陰行血。其痛方除。豈可為藥酸平太陽氣。汗出不散。疹緩況自利。加人参五味收阴。益卫。水燥自化。茯苓必难淡渗。王晋三谓此用崇土制水法。则真武元是土神非水也。又曰命名难因崇土。全赖阳气出化。则又似火神矣。强解胡论。可为喷饭。

小建中汤十

肉桂　甘草　生姜　芍药　大枣　饴糖。

腹中急痛。在脉涩。有脉弦。此方主之。○邪气入里与正相搏。则腹痛急甚。脉涩者血滞。弦者木克土也。故用芍药之酸。于土中泻木。肉桂之香。于脾中行血。脾急欲缓。饴糖炙草之纯甘以缓之。中寒须温。生姜大枣之辛甘以溫之曰建中。蓋脾居四藏之中。得此症。必此湯。脾氣始建。嘔家雖腹痛不用。爲其甘也。然只在飴糖一味耳。今人用此湯。絕不言及飴糖。未窺仲景之奧

大建中湯十一

蜀椒　乾姜　人參　飴糖

頭風痛不效。觸服攻散之劑。加甚者。與此方。回陽氣藏於土木。會於頭。陽虛遭風邪中之。故發痛。慎攻與散。陰寒之氣。復逆而上衝。故爆甚而不可觸近。乃用椒姜之辛熱。逐冷散逆。參飴之甘溫。回陽補土。則中氣大建。而風痛頓除。

十四味建中湯十二

十全大補加麥冬蓯蓉半夏附子

汗吐下後，中氣虛乏，其元無所附麗，而形爲事勞，精聰慾役，則無根之火一激而上，陰陽發爲目痛，或瞼胞浮脹。以參芪、炙草、當歸補虛，而桂附、芎藭、芍藥助陽以祛邪。不効，加地黃、麥冬、蓯蓉制其燥，白朮、茯苓、半夏除其濕。所謂中辨之機，一建而失伍之隊一一各就其列，不終日而目與安。或謂以參芪桂附建中，理中學從目法之變者也。醫未至通權達變，與不知醫何異。究言哉。

口詩曰：建中妙飴糖，甘桂薑芍棗參歸，易桂芍大建方亦妙。十全加減棄附，夏麥門冬，刻名十四味，症治無異而同。

治中宜化丸十三　六神麯取淨粉熬熟攪膏為丸，菉豆大，金箔為衣。

鬱金、雄精四錢　乳香　硃砂三錢　沒藥

木香　沉香二錢　巴豆去淨油一錢

小兒沉積冷積，此方主之。積消能食，不消鬱則兼痛而言，再沉且冷則凝，附而從熱化，是故積不行則腸絡而腹脹，鬱不舒則火灼而肌瘦，爲形爲癆，相因而起者。方硃砂、雄黃消火毒也，沉香、沒藥蘇氣血也，鬱金、巴豆解其壅塞。朮香沉麝。引其吐納。金箔之爪。乃所以鎮邪耳。治中宜化。各不虛傳。○詩曰：治中宜化排鬱金。巴豆雄黃朮與沉。乳沒硃砂功不減。再乘金麯病無侵

四神丸十四

大棗百枚、去核、生薑八兩、切片、同炆爛，揀去薑，為丸

故紙四兩　五味子三兩　肉荳蔻二兩　麪粉裹煨

吳茱萸一兩　開水泡去烈性

脾腎虛損。泄不已。因而近視。此方神良。○脾主水穀。既虛不能健運。腎司開闔。已損壓難秘。爾故子前午後。腹無痛而泄。泄傷則陽火下陷。而目能近怯遠。荳蔻辛溫

而澀。澀能益脾。澀則止瀉。故並辛溫而苦。辛能散邪。苦則堅腎。脾腎之陽不滅。遠近一皆明照。五味本酸收。得姜性在溫腎火。炒黃後辛散。有棗和。特益命門。腎命之氣交通。水穀自然熟化。詩曰。吳黃破故並豆蔻。五味子姜炊棗為丸。四神靈在是。

沖和養胃湯十五

人參　白朮　黃芪　當歸　橘皮　附子　丁香　砂仁　枸杞　甘草

久病胃虛。食少作嘔。或惡心。瞼脹。婦人及月頭眩。此方主之。胃者水穀之海。強則善穀。弱則悶穀而嘔。加以惡心嗔脹。值月頭眩不問病久病新。都作虛論。今用八參白术。黃芪甘草氣味甘温以益之。橘皮附子丁香砂仁氣味辛利以和之。當歸枸杞陰中益陽陽中滋陰以助之。前證倘有不除。○詩曰冲和參芪术養胃丁砂橘再附芪與歸杞人無目疾

吳茱萸湯十六　人參　生姜　大棗

厥陰頭痛乾嘔吐沫此方主之○厥陰脈挾胃寒氣内格故乾嘔吐沫厥陰與督脈會於巔故寒上逆故頭痛茱萸辛熱味厚下走能溫少陰厥陰佐以生姜散其寒也佐以參棗補其虛也且厥陰經絡又環陰器如寒疝

腰痛，牽引腳氣丸，脈沉遲，用附子等分煎，涼服。一方以吳萸乾姜等分爲丸，參湯下，義同。○詩曰：吳萸參棗姜爲湯，陰邪降。四逆草姜附，寒毒中無妨。

四逆湯十七

乾姜　附子開水泡去皮臍切片煎　甘草

此因病而名方。其症寒中陰厥，脈遲小，或沉濡中見數。身倦不熱，或有微熱不渴，懶言，動嗇急澀之遲則不救。蓋本人胃氣大虛，膚腠疏豁，外受風邪，內食生冷，其疾即發。非若傷寒循經傳裏之緩也，故不問內外因，總以炙草姜附爲主。有轉自利者，頭痛者，隨時增益，逆還爲瞤赤者可知。○風寒傳入厥陰。症如上。服上藥不效。服反暴發。及婦女經行不利。須桂枝細辛以溫表。歸芎甘草以調其血。通草通陰陽。大棗和榮衛。立效。若人素有內寒。不問傳中四逆合用無害。

溫經益元散十八

人參　黄芪　白术　枸杞　當歸　鹿茸　棗仁

肉桂各等分　附子　丁香減半　姜酒調

損虛成癆。陰虧氣衰。脫傷暴盲。此方主之。○寒。陰氣也。寒中陽經。猶能抗陰。其病易愈。寒中陰經。兩陰相遇。如膠投漆。故病太陰少陰。必重且危。病厥陰者死。今曰損盡曰陰發則非外因而作。蓋工賈之人。目既勞役。汗盡津亡。夜復花酒。髓枯血竭。懶懶噬癖。瘦減腰疼。尤自風飡水宿。凍餒交并。致藏氣蕭索。陰寒驟起。血得寒而凝結。寒過甚而深入。似痛非厥。眩惕失明。不用桂附歸杞棗仁姜汁溫其經。參芪朮并丁香醇酒益其元。身雖健。在瞳子其不與歟。○詩曰燥經參芪朮元益歸杞并丁桂棗仁附陰發力自窮。

菊花茶調散十九　新菊花烹雨前茶洗妙。

人參　黃芪　當歸　殭蠶　肉桂　甘草一兩

附子　乾姜　芎藭　五味　天麻　白附七錢

細辛　防風　薄荷五錢

頭風時痛時止。散表無汗反甚。此方主之。○外感頭痛手不可近。多實邪。令作止無時。喜打喜熱。爲內傷。既表無汗。元氣大虛。從外從實而治。安不加甚。故以參芪附草姜助其陽。芍歸五味桂調其陰。陰陽和則天麻細辛諸風藥。可行升散之令矣。再有薄荷清芬上行以爲引導。是蓋痛風之劲敵也。於以承獎無凶不服。○詩曰草參細味膝歸芪姜桂芍防附亦輸。唯有薄荷及白附天麻微物略相如。

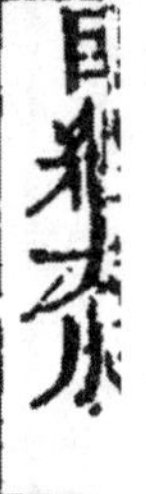

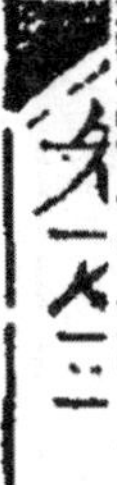

酷痢吸瘟疫剎癘投之廁中。民命頓甦。榮攻方。

通氣利中丸一

大黃二兩五錢　滑石　牽牛一兩五錢　白朮　兩

羌活五錢　黃芩　白芷八錢

氣滯者不通，中實者不利。不有以治之，則亢陽上勝，營目之前驅也。乃以白芷、羌活辛利諸節，行其滯；黃芩、滑石爽勝諸熱，去其實；大黃、牽牛苦瀉二便，利其中。亦逆攻之法，猛烈藥也。雖有白朮和胃中，病而仍猶服，恐虛將傾，非一木所能支矣。一方用白牽牛末一兩，四制香附末五錢，甘草二錢，米糊丸。[illegible]痢虛篤下以錢數。

一切積聚得之隨去。且藥性平易，而又不損元氣，功在利中承氣之上。一方制大黃、生白牽牛末各等分，[illegible]仁粉，皂角濃煎汁調[illegible]熬稠為丸亦佳。詩曰：芩炒大黃芷發聲牽牛，南過滑家亭，笑莧活為杯中物，種木爛年滿異生。

大柴胡湯二

柴胡　半夏　大黃　枳實　黃芩　芍藥　姜棗　水煎

陽邪內傳，裏症未除，表症又急，此方主之。表症未除者，寒熱往來，脇痛口苦尚在也。故用柴胡、半夏、生姜、大裏以解為裏症又急者大便結而解難也故用大黃枳實黃芩芍藥以攻之○詩曰大柴胡芩白芍藥大黃半夏小枳殼表邪未罷裏邪催度薑煎併病合都

調胃承氣湯三

大黃　芒硝　甘草

陽明府病大便秘譫語脈長大有力頭痛巨陽穴及不惡寒反惡熱齒痛作渴此正陽明邪實之症始得燥發汗失治而傳至其燥則熱固數日矣不下病必變硝黃大寒可以蕩實炙者甘草可以和中緩其性行則胃調而表氣永順故曰調胃承氣亦治陽症中消善食而瘦

總之汗無太晚晚則致得上症下無太早早則多有結胸痞氣之患。

小承氣湯四

大黄　厚朴　枳實

目赤腫脹譫潮熱狂言而喘。此方主之。心陽邪在上則目腫胸滿在中則脹悪心則狂溢於胃口則喘胃實則潮熱潮者猶江海之潮其來不失時也枳朴去上焦痞滿大黄蕩胃中實熱痰消熱退則正氣得舒陽邪自然平服前症雖逆亦順故曰小承氣有中風邪氣作實二便不通欲要加羌活更等其分名三化湯蓋承氣能况實邪加見治不忘乎風也服後大小便微行上中下無所阻塞而後其傳化之職故曰三化凡久風變熱病實形實者皆爲對病必曰中風多氣虛上逆無用承氣之理固矣哉

大承氣湯五　前方加芒硝

調胃承氣不與枳實者以其不作燥滿如用恐傷上膈氣傷之元氣也小承氣不與芒硝者以其實而未堅如用恐傷下膈汗漫之真陰也今三部痞滿燥實堅全見非重大之劑急下以承制其邪則真陰盡爲亢陽所劫症其危矣然下多亡陰故仲景曰微行大承氣先與小

承氣又曰陽明病應發汗醫反下之此爲大逆不思補种救逆漫訓傷寒失表處散方與服脈愈滑數至不可爲乃已深途之士既常戒懼於此尤宜加謹○詩曰調胃承氣硝黄草大黄枳朴承氣小二方相合名大承不閉甘草防中撓

十棗湯六

芫花　大戟　甘遂　大棗

熱邪內蓄而有伏飲致頭痛項强者此方主之○病人內熱必渴渴則必引飲飲多氣弱不能施化因而凝滯發爲頭痛項强或乾嘔汗濈濈出不須攻表但宜逐飲

飲盡則芫花之辛能散飲大戟之苦能泄水甘遂直達水飲所結之處三物皆峻利故用大棗以益土此戎衣之後而發鉅橋粟之意也然非壯實人未可輕與

三花神祐丸七 滴水爲丸由少至多快利則止

甘遂 大戟 芫花兩半 白牽牛二兩 大黃一兩

輕粉一錢

肢體麻痺走注疼痛或腫滿翻胃此積痰鬱熱氣血壅滯不得宣通以平劑調理則病牢不效故聚六物峻劑之品下之此守眞治火之長技也然因三花神祐恐今人無古人之稟闊地河間之厚雖有好漢不敢拜傾一

二。神術丸。丹溪加黃柏名小胃丹。自註小者消也。只怕消得乾淨。外如平和、术香、檳榔丸之類名為化滯。實伸足也。伸則不可復屈。故未敢錄其方。

舟車丸八　前方加青皮、橘皮、木香各一兩。酒水丸。面目腫滿。徐徐身亦浮大。須知病體兩實。此方主之。遍可以去。要欲適之利。無過前方。辛可以行滯。欲行之速。更須加味。酒水下咽之後。水陸俱行。上下左右無所不至。故曰舟車。○詩曰：芫花大戟借甘遂。十棗煎投事乃濟。牽牛大黃輕粉增。三花神祐名堪味。再入木香青陳皮。舟車競逐疾徐去。

清毒逐瘀湯九

天冬　麥冬　黄連　黄芩　木通　車前子

懷牛膝　紅花　蘇木　紫草　蒲黄　丹皮

槐花　生地黄　甘草稍

瘀血灌睛，此方主之。血行於氣，無地不周，無形肯見。目瘀火邪上逆，則現於外而不散，曰灌睛，故以天冬、麥冬、黄連、黄芩、車前子、牛膝、木通、甘草清其毒，毒清則氣治，以紅花、蘇木、紫草、蒲黄、槐花、生地、丹皮逐其瘀，瘀逐血附氣，血周行，睛平如故。然虚人須量情增減，毋拘。

詩曰：天麥門蘇槐地丹皮紫草紅花聚，牛車載通甘蒲

州怜好速芩閑藥末

麥煎散十

鱉甲　生地　大黄　柴胡　常山　當歸　赤苓
乾漆　石羔一兩　白术　甘草　小麥五錢

有汗加麻黄根一兩

此治瘀而積積而勞之方也少男狎其女而莫能通則有瘀精室女覩其男而不敢亂則有瘀血嫦婦鰥夫有所遇未免目成念動止乎禮而情奪則有留瘀留之云者蓋慾火方熾精血已離其位忍而帶逆停於經脈關隘之區氣至此阻而不行則積[illegible]令人遂蒸蒸作熱

血至此行而滯澀，則積陰為疰，令人四肢攻疰，後名極。思病鱉甲能滌破堅物也，所以能逐積血之將；柴胡百熱解肌劑也，所以能散幽結之積。且男女積冊既分，失魂心神恍惚矣，赤茯苓導而常山開，鬱寡相戀，縱久成勞，清濁混殺矣。小麥升而大黃降，生地當歸生新血也，白朮甘草致新氣也，麻黃根之加，乃以其形中開為止汗之神品。耳肌熱盜汗，目瞬脈數而濇，及男女交合精滑戕而忽住，悒悒怏怏，鬱成精濁白帶，獨月經年不痊，不減服此，亦倒有功。〇詩曰：常山鱉甲黑如漆，大地骨芩堅君石，白朮甘草來歸救，柴麥前胡拔去勞積。

抵當湯十一

水蛭炒　虻蟲炒各三十枚　製大黃二兩

桃仁去皮炒一兩

蓄血内實熱上攻眼急治其標非此湯不能抵當弟而詳之經曰鹹走血腐勝焦水蛭虻蟲之鹹腐所以破血瘀滑去着苦降火桃仁大黃之苦滑所以利血熱又抵者至也蓄血死陰之屬無情草木安能運行生氣務必以靈動嗜血之蟲飛者走陽經潛者達陰絡引領桃仁攻血瘀大黃下血熱誠至當不易之良也故名

通幽丸十二

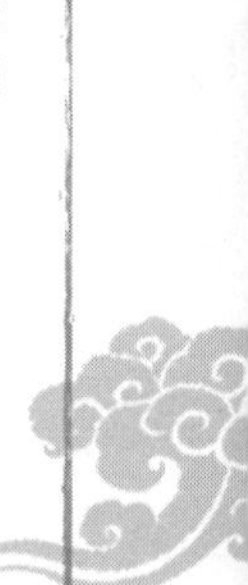

地黄　大黄　當歸　紅花　麻仁　郁李仁
桃仁五錢　荆芥穗　赤芍藥三錢

腸結腑痛此方主之。腸結便閉而堅澁。血燥也。今曰腑痛。則火燥變熱。風欲動矣。燥者潤之。歸地三仁潤物。地熱者寒之。大黄紅花寒物也。少入荆芍者。正防其風爲厲耳。詩曰。虻蛭桃黄湯。與樣對症。理宜無。抵當通幽當歸熟地將。仍用桃仁製大黄。麻仁郁李荆穗芍。因性相從兆合作。製黄一味力相伴。利中還有白芷半。一

瘀攻九十三

大黄八兩　芍藥四兩　大元地　甘草三兩

黄芩　乾漆　桃仁　杏仁一兩　蠐螬　䗪蟲

水蛭　蝱蟲半斤

五勞病極，内有乾血，故肌膚甲錯，兩目黑暗，此方主之。

吳鶴臯曰：濁陰不降，則清陽不升，天地之道也；小人不退，則君子不進，家國之道也；乾血不去，則新血不生，人身之道也。乾漆、桃仁、蝱蟲、水蛭、蠐螬、䗪蟲，去血之品，君以大黄，是聽令於將軍矣。乃芩芍地黄，去其火而存其水；杏仁、甘草，澤燥土而培枯木。仲景為醫方宗匠，良有特識。今世一遇勞傷羸瘦，用滋陰清熱，不愈則坐以待斃，嗚呼，術豈止於此耶。○詩曰：腐草蠐螬水川蛭䗪蟲䗪蟲乾地漆大黃黃芩芍　杏桃仁法製蜜丸療痰疾。

滾痰丸十四　紫蘇子白芥子萊菔子煎濃汁和

蜜丸

大黃四兩　黃芩二兩　礞石硝煮飛一兩

沉香五錢

實熱老痰見諸怪症。此方主之。○痰之實也由於氣。氣動則痰行。故用沉香三子以降氣。痰之老也由於火。火盛則痰結。故用礞石二黃以瀉火。○詩曰滾痰丸大黃芩金礞石海南沉。

梔子豉湯十五

梔子仁　豆豉倍用　或加乾姜少許

表證未罷。醫早下之。陽邪乘虛入裏。固結不能散。煩熱懊憹。更以陷胸湯繼投。愈虛其虛。病不起矣。梔豉湯虛煩客熱。服而探吐。傳誤下表邪一湧而出。去邪存正。此爲上策。加姜者。既誤必損胃之意。若未經下。煩悶及多痰頭痛。以赤小豆苦瓜蒂爲散主之。蓋苦能湧泄。瓜蒂苦物也。燥可去濕。赤小豆燥物也。夫病未經下。元氣雖虛未損。頭痛挾痰。又似實症。故用二物在上。吐而奪之。誠爲快利。今人唯知汗下。而吐法全不能講究。何哉。丹溪曰。吐中就有發散之義。戴人亦謂吐法兼汗。鏡雖不

徽諸事斯謬矣。□燒鹽調熱童便，本治霍亂攪腸痧，以
治傷食，臉脹。痛逆胸脇。三飲而三吐之，亦効。所謂死方
活用，全者多矣。

豬膽導法十六　一方：最用蓖麻子、生大黃、生豬
膽，搗泥長條，導入肛門內，効尤捷。

豬膽二個，煎極稠，搗如指，蘸皂角末少許，乘熱納入穀
道。病人以手緊抱，勿令出，少頃，當便。豬膽一枚，入醋些
子，用竹管深深灌入穀腸，亦妙。

陽明病，自汗，小便利，大便秘者，豬膽導之。此仲景原文。
徵註：陽明實，自汗，小便復利，此津液內竭，非熱結也。若與

下藥則液愈耗矣。宜用外導之法。按是方只大便不行，別無所苦，及虛羸人燥秘，及病人欲下不敢下。蜜能潤腸，角能通竅。膽汁清熱，醋酸致液，迎而導之，於法尤合。君云：胃實雖有痞滿潮渴等症，陽明自汗，決爲內竭，過出汗亡津液，小便安得反利？立言似覺，作通均失之矣。大匠以爲如何。

接汗法②十七

姜蔥各半斤，煎湯一斛，如後法蒸之。

朔方嚴寒之地，汗不易得，及腠理閉密之人，得汗難多，皆可倣行此法。葱姜辛熱，能通腠理，作湯以蒸之，則表易濺皆諸克敵乃列合之兵也。如汗出不止速煅生龍骨煅牡蠣糯稻或糯米粉撲之益四物粘膩而澀可以固脫云。○傷寒自汗不止亦宜行此法。

倒倉法十八

取肥嫩黃牝牛肉二十斤、長流水煮爛新布濾去渣將淨汁慢火熬成稠如琥珀色為度令病人先一日斷肉茹淡勿飽晚膳於明亮無風密室以湯飲一杯少停又飲一杯備磁桶盂以吐下之物一磁鍋盛所出之糞病在上者欲其吐多須急進病在中下者欲其下多須緩進全在活法審量視出物淨盡乃止。行後必須不得與茶水，即以所盛之鍋御之。倘倦怠覺飢，先與稀粥，次進菜蔬，只雞毛將息一二月，自然精神煥發，沉痾悉去矣。

積聚癥瘕，此法行之。○積以脉言，膏粱致之也；聚以氣言，憂思致之也。積聚久則阻礙氣血，乃結滯而化有情，離形而自成形，發為癥瘕，棲於腸胃曲折之處，所謂鼓掌成聲，擊石出火，二物相合，象在其間，所謂兩丸散可能破，其癥瘕因被克盡，融和無遺，不到則必利。譬如雪消水來，泙沙沉木，頓然[illegible]穢物或逐成盤。而欲復發，氣自勢無及矣。[illegible]曰[illegible]坤土丸[illegible]③

徧而法健爲功者此之用也。又曰金在飲瀾上妙。升惟止渴兼滌除垢。深洞此法之輿至云、其方得於西域異人。中年後行一二次。却疾延年。說在那里去了。

分珠散十九　四物湯調服

槐花　當歸　丹皮　丹參　紅花　蘇木

紫草一兩　乳香　沒藥　血竭　硃砂　靈砂五錢

於血赤脈貫睛。血障努肉。包睛此方主之。○血生於心。藏於肝。上騰於目系。故兩眼脈麄而色赤。痛則熱氣發。則風虛。脈弦而數。則熱盛生風。倘多眵與氣輪紅紫。此心火乘金而瞼赤勝爛。痛癢此風木侮土。法當一體血分之藥。且散且逐瘀銷散和。自有血勢少滋。而障脈漸銷。或加刀烙外治。目久睛光熠燿。黑白分明。故曰分珠。

詩曰。從來血脈貫睛珠。沒藥硃盞搗力除。紫草[illegible]桃花末乳。丹參皮用亦相如。

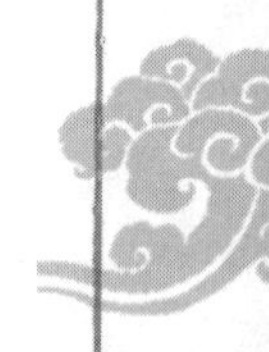

邪客肌表。急逐勿失。因循日久。勢必深入。識此方

勝風湯一

柴胡 黃芩 白朮 荊芥 枳殼 芎藭 桔梗

白芷 甘草 羌活 前胡 獨活 薄荷 防風

風熱不制。此方主之。○風盛象也。火風不散。勢必變熱。病則寒熱交熾。以外邪勢復轉風。乃頭痛鼻塞。目腫淚多。暨腦巔沉重。骨節疼緊。不服藥或誤服。又傷脾胃。風固不止。而熱愈莫能制。則瞼障瞼痒爛等症生焉。是故以朮枳芩草桔梗疏其土。俾肺金有權。乃足以平木。羌獨活柴前胡等散其風。使心火弗熾。乃不上蒸。海曰勝風

秘風剛致以此湯投之。勝於風矣○詩曰柴前胡復羌獨活芎藭白芷荊防薊。要知术草枳桔芩。赤是勝風湯聚藥。

琥珀鎮驚一 白礬炮水、合生姜自然汁酒爲丸，小豆大、每服十丸至二十丸、看劾、

牛膽南星二兩 丹砂 牛黃 全蠍一兩 黃連

犀角六錢 防風 薄荷四錢 青黛 珍珠

琥珀三錢 麝香 冰片二錢

諸風熱痰。痰涎上溢。發痰多熏熱土。盛熱生痰。痰生風。風生熱也。若徒散風。而不清熱。徒清熱而不豁痰。則眼

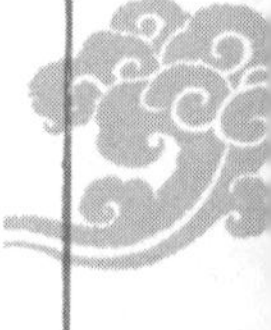

斜頭痛何由而去。是方以牛胆南星為君，佐以丹砂、牛黄、乾蠍，可鎮其風痰；黄連、犀角為臣，佐以珠珀、青黛，可祛其痰熱；防風、薄荷、風藥本使，佐以冰麝、生姜，無地不到，可祛其風濕。治痛而旋外，凡有頭痛極痛不可忍及指臂不仁，此風機先兆，急進以收其威。口訣曰：犀牛黄角胆南星，可並珠冰麝珀露。新得吞硃削黛子，蠍風連薄不須驚。

獨活寄生湯 三

獨活 桑寄生 當歸 地黄 杜仲 續斷

牛膝 黄芪 人參 白术 鹿茸 虎骨羊羔炙

味各等分　秦艽　防風　細辛　芎藭　茯苓
甘草　肉桂減半
肝腎虛極，風寒濕三氣內攻，腰膝痛痺，手足冷痺，此方主之。○肝筋腎骨，屈伸之所任也。今而虛極，故三氣湊之，腰膝手足痛痺不便。右方獨活、細辛、秦艽、防風，疏風藥也；背寄生、續斷，兼養氣而能袪濕；杜仲、牛膝、虎骨、鹿茸，強健藥也。入十全大補，兼益精而能禦寒。凡氣凝滯，肢體不仁，及口眼相邀，並宜準此。○詩曰：秦仲獨活寄桑生，細參桂朮草芎苓，無防虎鹿入牛攝，當歸者仙斷地能。

升陽除濕湯四

羌活　防風　蔓荆　白芷　藁本　蒼术　天麻

白附　人參　黄芪　當歸　姜棗煎

風濕相搏、頭痛如破、或兩臉壅滯、脈浮緩無力、此方主之。○風。天氣也。濕。地氣也。經曰濕上甚爲熱。則陰逐陽矣。故相搏而頭痛、臉脹、法當涼降處方。然脈浮緩表之則易、下之則難、脈按無力、溫之爲是。寒之爲非。乃用羌防蔓風之品、和以芎歸、驅濕從汗散。蒼麻姜附燥濕之物、監以參芪、使風從氣化、○詩曰風濕莫混用羌防。藁芷芎麻白附薪、編愆黄芪參不便、當監南棗歸生姜。

地黄饮子方

地黄 巴戟天 山茱萸 肉苁蓉 麦冬 五味 附子 肉桂 茯苓 远志 石斛 石菖蒲 或加人参 当归 豨莶草

风痱 风痹○此方主之○风痱舌强语涩足废步艰风痹○即内经行痹痛痹之谓○盖脾肾素虚○运化水火不及风气杂合而成○治宜补藏府通经络○河间地黄饮子主之○余考其方地黄、巴戟天、山茱萸、苁蓉、麦冬、五味滋水药也○水足可以制飞越之火○附子、肉桂、茯苓、远志、石斛、菖蒲○燥湿药也○湿去足以回厥逆之阳○再加人参补其气○

當歸養其血。豨薟草。兼驅風濕。進散劑稍裁。更等分各一兩。以薑汁煮紅棗肉爲丸。謂料而痺痹已矣。風濕治外障。取法乎此。當亦有効。○詩曰。風痺風痹古方存。地黄茯苓桂附施。石斛菖蒲巴戟萸。麥蓉遠志五味齊。火生水中水生木。薟草參歸加不須。

人參敗毒散六

人參　羌活　獨活　柴胡　前胡　芎藭　枳殼　桔梗　茯苓一兩　甘草五錢　虛者倍參。除羌活前胡。風濕甚。加金銀花。連翹。荊防。

感冒時氣。目赤頭痛。壯熱憎寒。此方主之。○風寒者濕因氣入感其一便有兩症倘四氣互傳則爲變矣法當汗以驅之凉以平之乃用羌獨柴前芎枳芩桔然邪留則元虛藥雖外行氣從中餒輕者半出不出重者反爲藥勢縮入發熱無休是必人參之大力少佐甘草其發中正使邪不敢争而退聽再進一二劑自補元氣充滿病根一湧而盡故獨名其能曰人參敗毒俗醫謂傷寒無補法減去人參得活甚少凡饑荒兵火之餘致患時眼疫氣及發斑惡瘡者治亦宜

二术勝濕湯七

羌活　獨活　柴胡　前胡　芎藭　枳殼　茯苓

甘草 人參 白术 蒼术 澤瀉 防風 樗樹

蔓荆子

小兒善食易飢小便如膏不時下利體或虛肥而黄俗謂之肥疳此方主之○上症金不爲父母姑息飼以果餅脯醢肥甘滯膩之物蓋本兒肌理疏薄者乘之斯元微飲食難之父母以其純陽耶深秋不爲襲父母以其孱弱耶盛夏不卸衣既乳且哺飢飽旋作以飯既飫衣費倦息強抱而臥有獨母氏慵懶者微逆不護持隨防客忤母氏貧窶者風雨不能庇安問肉糜而後世嬉母已無生育愛惜或過入情一有所出則金石耳殫務

飢飽間其本分。稍不快意。怒遷夏楚。疾之甚於偷兒。父或寵愛而偏。若阿姑。若阿嬸。當局無得間言。又或曾庸而淫。憐其才。憐其貌。知情而不忍言。號使父幸則殺不得於勢。要定畏其悍妒。可愁而不可言。再則幸而處觸非經隔。從出即遊違方。不見不得盡言。而小兒吞日無知。幽冤不能自言。怖之無情識。飢飽莫敢自言[illegible]百般酸苦。外乘內傷。因循漸積。隔而成疳也。治當伏[illegible]日清陽發陳。理其咳漸寡。柴前胡羌獨活且散。且升[illegible]陰出下。數參草二朮澤瀉枳苓。截平截逆進。五六劑有妙。除羌活荊枳前胡。入樸金使君子歸芍。服十餘日。啗上下表裏。各還其位。不反其常。入其殼也。而曰必得蟾蜍蘇散等尤為治翳通論乎。○詩曰羌獨活柴前胡枳殼芩苓參草。俱蒺藜蔓防蒼白朮。肥歸風濕病咸除。蟾蘇散即前九味方中增減更詳推。

消風活血湯入

荊芥　蔓荊　丹参　白芷　蒲黄　桃仁　防風

芎藭　紅花　芍藥　石斛　當歸　山慈菰

土茯苓

目赤腫痛有障。歲月不瘥。積減亦痒澀難耐。此方主之。

赤痛腫障。合見益風熱流注元府。攻散不如法。徒虛其體而邪愈深入，故久久不癒，時痒時痛，是亦風熱不劇之病也。右方芷蔓荊防，備紅花桃仁可以疏風，亦可以去熱，風熱退則痛痒自止。雖芎歸芍斛，術參蒲山梔土苓，能行血，風更能理濕熱，濕熱除而赤脈自消。雖然上症男婦常見，經余治數閱月，而卒無能癒者。市醫一症一方，自張旗鼓，過此決致雙盲，學者識之勿忽。○詩曰：紅桃白芷蔓青瞳，參斛芎歸藥用工，荊蔓蘇補苓化土，防風不出神[illegible]驗。

消風湯丸

全蝎　半夏　防風　膽星　甘草　木香

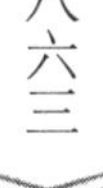

生白附　生川烏

口眼喎斜。痰涎上湧。此尤主之。○木必先枯也。而後風摧之。人必先虛也。而後風入之。氣虛之人。腠理不密。則外風易襲。血虛之人。肝木不平。則內風易作。是以臟虛中臟。腑虛中腑。脈絡虛。中脈絡。中臟多滯九竅。故口噤失音。目瞑。上視。大小便不通。中腑多著四肢。故半身不遂。手足不用。痰涎壅盛。喘聲如雷。中脈絡為最輕。只口眼喎斜。流沉微痹而已。此蓋風滯胸中。蒸其津液。結為痰涎。上湧頭面而發。用防風白附全蠍川烏以活經絡之風痰。而正口眼。用星半夏甘草木香以療胸次之風痰而謂壅塞蔫脹後其風稍減曰省風。若夫中腑者宜汗。從乎陽也。中臟者宜裏。從乎陰也。則又當緣思慮謹於各症各陣之方而消息之。○詩曰省風湯選全蠍夏附川烏膽星列草木甘香散胃中寒防風壅痰涎聚。

小續命湯十

麻黃　杏仁　人參　黃芩　芎藭　芍藥　甘草

防風　桂枝　附子　當歸　防已

古人以此方混治中風。不辨精義。蓋麻黃杏仁麻黃湯也。仲景以治太陽症之傷寒。桂枝芍藥桂枝湯也。仲景以治太陽症之傷風。如此言之則中風而有頭痛身熱脊強者皆在所必用也。人參甘草，四君子之二也。局方收以補氣。當歸芎藭，四物湯之二也。局方採以養血。如此言之，則中風而有氣虛血虛者，固在所必需也。風淫末疾，佐以防風；濕淫腹疾，佐以防己；陰淫寒疾，附子佐之；陽淫熱疾，黃芩佐之。夫疾不單來，故使藥亦兼該也。然當依易老六經減增，尤爲穩便。藥行病去，性天自甦，故呼爲小續命云。○詩曰：芎桂秋蘭芩草黃，藥爐歸製杏麻需，遣人參己防風中，附子煎充續命湯。

大秦艽湯十一

秦艽　石羔　當歸　芍藥　羌活　防風　黃芩

生地　熟地　甘草　芎藭　白芷　白术　茯苓

獨活　細辛

風邪散見。不拘一經。故用驅風散熱。兼而治之。羌活理遊風。得防風可以去太陽肢節之風。獨活理伏風。協甘草。可以療太陰表裏之風濕。三陽數變之風。責在細辛秦艽。三陰內淫之風。責在茯苓。白术陽明之風。白芷驅之。厥陰之風。芎藭行之。風熱干乎氣。清以桔芩石羔。風熱干乎血。養以歸芍二地。若中風暴仆。痰喘氣粗。此濁邪壅塞咽喉。先以稀涎散吐其痰沫。澁牙皂開閉。白礬去垢。藥只二味。固奪門之神帥也。然能進湯液便止。

不可過多。不觀凡病人易發時。必有痰務欲盡逐而去。須刻覺矣。○詩曰大秦艽羌獨防芎並辛芩二地黃歸芍石羔苓草朮風邪散見號逆方。

桂枝湯十二

桂枝　芍藥　生姜　大棗　甘草

頭痛發熱。惡風自汗。脉緩。太陽中風也。此方主之。○風之傷人也。頭先受之。故頭痛。風在表則表實。故發熱。風傷衛。故惡風。衛傷則津液無以固。故汗出。其脉緩者。衛氣不能收也。上件皆太陽症。故曰太陽中風。桂枝味辛甘。經曰辛甘發散。乃所以治風。然恐其走泄真氣。故用

芍藥之酸以收之佐以甘草姜棗散而兼和之意若陽邪去表入裏此投承氣之會是下急下惟明者裁之

麻黄湯十三

麻黄　桂枝　杏仁　甘草

太陽傷寒頭痛發熱徧身疼痛不則惡寒無汗脈緊此方主之○足太陽經起目内眥循頭背腰膕故所過疼痛不利寒邪外束陽氣不能宣越故發熱邪在表不復任寒故惡寒寒主閉臟故無汗寒氣剛勁故脈緊麻黄辛溫中空能通腠理而散寒邪爲太陽無汗必用之藥佐以桂枝取其解肌佐以杏仁取其利氣乃甘草者甘

以緩之。不致汗出過多。經曰寒淫於內。治以甘熱。佐以苦辛。此方是已風寒交作筋急強直無汗惡風名曰剛痓合前方除杏仁入葛根主之

小青龍湯十四

桂枝　芍藥　甘草　麻黃　大棗　五味　半夏

細辛　乾姜

傷寒表不解。心下有水氣。乾嘔。或噎。或喘。此方主之。○表不解者。頭痛發熱身疼尚在也。發熱以渴飲水過多。水形已散。水氣長存格於心下。水寒射肺故無物可吐。而但有聲曰乾嘔。或咳或喘或噎皆此故也。爰用麻黄

桂枝甘草發其表邪，半夏細辛乾姜散其水氣，芍藥歛陰，五味收耗。名曰青龍，取東方水神伏邪之義，又能興則雲升雨降，品物咸亨。

大青龍湯十五

即桂枝麻黃湯加石羔而除芍藥也。夫桂枝主中風，麻黃主傷寒，今比人頭痛身熱，無汗惡寒，脈緊不躁而煩，爲傷寒，且中風矣。欲以桂枝解肌驅風，而不能出其寒；欲以麻黃發汗散寒，而不能去其風。仲景所以合二方而兩治之。風寒外感，人身之陽必鬱爲內熱，非石羔氣輕之物，不足以勦④其化成，此石羔之所以出，而芍藥之所以加也。名曰大青龍，其嘯氣成雲，乘興而遊天池之意乎。○詩曰：桂枝芍藥生姜棗，麻黄杏仁仍桂草。二方相合杏棗除，半辛味入青龍小。大青龍合又不同，去芍加羔功用好。

升麻葛根湯十六　就二物再用芍藥甘草

傷寒目痛鼻乾，無汗惡寒，發熱不眠，陽明經症也。此方主之。○陽明經脈抵目挾鼻，故目痛鼻乾，又經屬於胃，寒邪傷則氣血爲之壅滯，故無汗惡寒而不能安卧。陽明之藥，凉平可使達表，葛根甘凉，凉平者也。若寒可使去熱，升麻芍藥苦寒者也。小兒發熱壯盛，爲痘疹爲風柴莫能的辨此方亦穩。

柴葛解肌湯十七

柴胡　葛根　羌活　白芷　黄芩　芍藥　桔梗

甘草　石羔　姜棗煎

頭目腫痛鼻乾不眠惡寒無汗脈微大此陽明太陽合病節庵製此方以代葛根用亦有效者從羌芷柴葛皆能升提清陽而散在經之風寒將變熱石羔芩桔以清之風將越經芍藥甘草以平之○前因升麻葛根芍草輔柴葛解肌羌芷助桔芩草芍石羔燒或大棗姜防藥烘

三友丸十八

石羔八兩　麻黄四兩　杏仁二兩　麩米拌炒

瞼腫睛赤。發熱頭痛。無汗口渴。此風寒與邪氣傷人

腸胃。非三物味輕力重相友爲用。不能消散外邪。理何

證有內外。治有輕重。又曰病有遠近。治有大小。近者奇

之制小其服。此之謂也。○詩曰石也。高而潔堅實者

虛。近仁友杏子。三友是吾師。

九味羌活湯十九

羌活　防風　蒼朮　細辛　川芎　白芷　生地

黄芩　甘草

此解表通劑。本科用之。專治頭目腫盛。夫腫盛由於濕在頭目則兼風。經曰。上盛為風。淫乎風。則濕不能自上於高巔清陽之分。是方羌活防風蒼朮細辛芎藭白芷。皆辛散之品。可以疏風。亦可以除濕。所謂辛藥能疏風。風藥能勝濕也。其芩地生草。風濕相搏。必有內熱。涼平協鎮。榮衛乃和。然陰虛氣弱人。即見兩症。當於補肺液方。此九味八用不着。羌將焉活。○詩曰。生地黃加芩蒼朮白於芷草上過。辛風芎藭活無比。

清空散二十　前方去蒼朮生地加薄荷菊花柳殭蠶黃連

感熱上攻，頭痛目壞，此方主之。○詞天陽氣鼓於巔盛，列於海，曰飈風。通身陽氣聚於頭，因類感召，則邪實而任痛，累於目，曰風變。理宜羌、防等風藥，升發陽邪，所朝高巔之上，惟風可到。必用芩、連者，風動火生，二物苦寒降火，火降風息，自能去疾於空清之上，故名。○詩曰：九味減朮地，速辦芩連加，別名淸空散，一樣散陽邪。

十神湯二十一

麻黃　葛根　芎藭　升麻　白芷　紫蘇　橘皮

香附　芍藥　甘草

此陽經外感通劑也。吳鶴臯曰：古人治風寒，必分六經

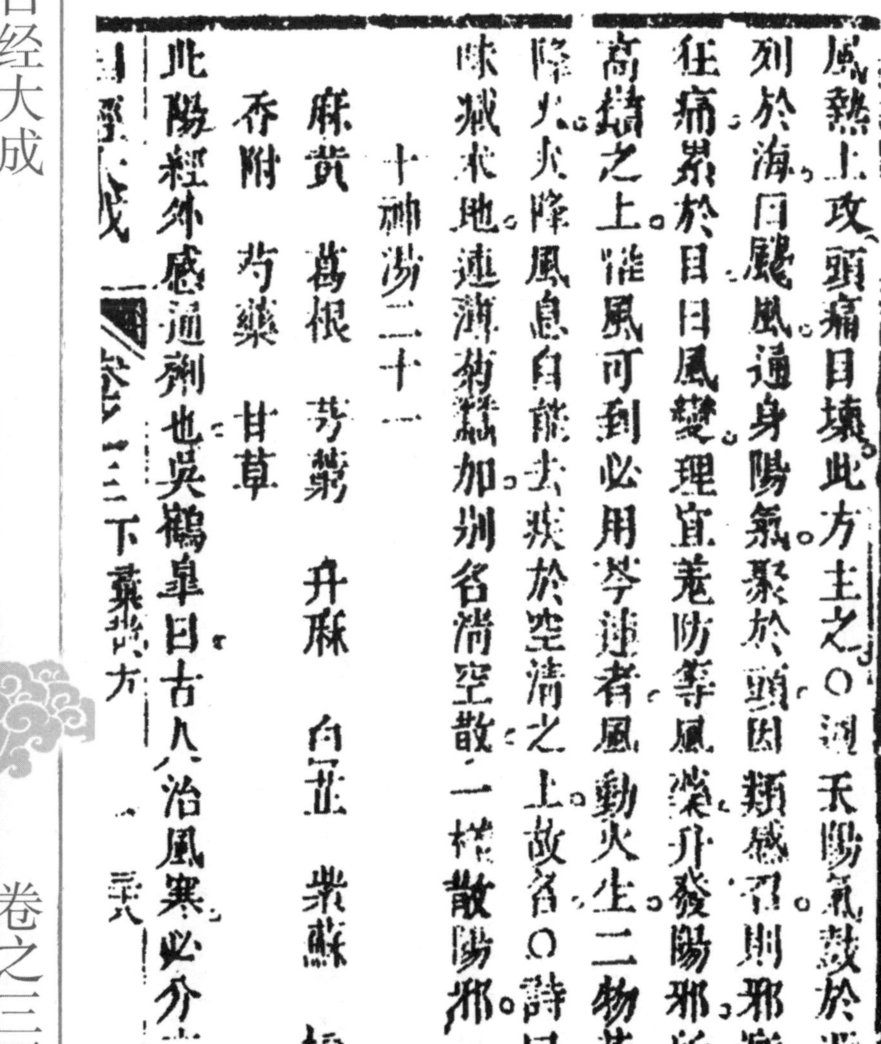

見症用藥。然兩目暴痛。發熱頭痛。而六經不甚顯明。總以疏風利氣之藥主之。是方除芍藥甘草。餘皆疏利。故可以解感冒氣塞之症。又必用斯二者。欲陰陽之氣無盡向汗中泄也。吳綬曰。此方用升麻葛根能解陽明時疫。若太陽傷寒發熱。用之則引邪入胃。傳變發斑矣。彼府正在司業者。細心審視耳。○詩曰。誰家葛地生甘草。何處芎香似紫蘇。芍藥欄前升遠眺。橘麻黃蕩芷扶疏。

胃風湯二十二

升麻　白芷　葛根　柴胡　藁本　蔓荆　黄連

當歸　甘草　蒼朮　草豆蔻　姜棗煎

上瞼腫盛而瞤。能食或溏泄或下血，此方主之。瞼腫而瞤，肉動也。責以胃風。善食易饑，即癉成消中之理。飧泄食已即出，益風居腸胃，如癖狀也。下血者，陽明多血，遇風則善行故也。發用白芷、葛根、柴胡、稿本、蒼朮、蔓荊、草蔻。芥隊升散之藥，驅逐胃風，使從外解。黃連、升麻、當歸、甘草，苦降甘緩，過抑風威，不致變熱。經曰：風淫所勝，平以清凉，佐以苦甘，此之謂也。若久病而有前症，此胃虛外風襲入，宜用人參、茯苓、白朮、粟米，健脾而除濕，黃芪、當歸、白芍、肉桂，養血以驅風。○詩曰：胃風何自來？蒼葛瘡多矣。彼苴蔓柴凡病本當不起，所以黃連氏、草菓甘不餌。

麻桂飲二十三

肉桂 當歸 甘草 麻黃 生姜

此麻黃桂枝二湯之變方也。無論諸經四季，凡陰寒邪盛，熱散忌早，寒散忌過者，與是藥。盖姜桂之性然老愈辣，和以甘草，不防發傷氣之內寒。麻黃之資能散能收，監以當歸，自可解陰虛之表熱。○詩曰：肉桂偕麻黃，當歸合草姜，名麻桂飲，功効匪尋常。

大溫中飲二十四

人參　黃芪　白术　當歸　地黃　肉桂　乾姜

柴胡　麻黃　芎藭　甘草

元氣大虛。陰邪難解。及素稟薄弱。忽感風寒。惡寒。頭痛。此方主之。○辛溫散寒。辛凉散熱。舉世尚矣。至於陰陽互為其根。汗化於液。元虛之人。須從補散。淺人悶不及此。景岳以十全諸物。陰陽平治。微用姜柴麻黃。解其寒熱。可謂於仲景之遺。服後不畏寒。反覺熱燥。乃陽回作汗佳兆。更以理陰煎。麻桂飲二方參而用之。萬不可既疑且悔。將改用凉劑也。○詩曰大溫中十一味。參芪术草姜麻桂芎歸柴胡熟地黃。飲畢風寒應漸去。

神應散二十五

當歸　防風　蒺藜　芎藭　細辛　菊花

白芷三兩　甘草兩半　石羔六兩半生半煨熟

草烏五兩黑豆一升同炒熟去豆

目赤腫一二日頭脹頭風此方主之○頭痛有六經便應分經論治然病已一二日此盛熱生風外風動痰而致攸君以石羔泄其風熱臣以草烏散其風痰佐防蒺藜細辛芷菊且佐且使宣其風氣再用當歸養血於疏風之後又以濟風藥之燥甘草調胃於降火之餘而兼緩風邪上逆定風止痛此散有神應者熱散而痛自[illegible]

[illegible]細辛防芎芷桃當歸白菊川烏刺蒺藜甘草右為末
熱用散名神應謂非虛

升陽散火湯二十六

柴胡　防風　葛根　升麻　羌活　獨活　人參
芍藥　甘草半炙半生

經曰食以養生又曰安穀者昌胃虛過食令物填塞至
陰升生之氣致所食不化鬱而生火則表熱五心煩熱
久鬱不達則銷爍真陰而皮膚筋骨皆爲之熱故宜味
薄氣辛如柴胡乾葛羌獨活者以舉之清陽既出上竅
則鬱火隨升麻凉而退矣再有芍藥微收其耗人參大

補其元。甘草生仍退熱，從而炙之。人參之儕偶也，得此因見此症不慮此方，徒以爲火，知降而不知升，知奪而不知散，是絶其穀食也，安望其養生○詩曰升陽柴胡宗，乾葛防風升麻羌獨活，甘草半生半炙煎，散火草須參和芍。

黄芪防風湯熏蒸法二十七

陰邪纏於目系，頭疼睛痛，發散不退，宜以湯氣蒸之，用生黄芪一斤，防風半斤，作湯數斛，盛以大浴盆，盆上豎一小板，令病人赤身横坐於上，週遭以蓆圍定，勿令風入，湯冷再換，再添，俟汗大泄即止，本湯浴之過時可瘀。若陽邪傳陰。攻撤有礙。只可內攝服藥。煮湯熏洗。如前亦效。蓋因熏蒸從欲發汗。但自水亦可。何必藥。是又不然。蓋人身竅竇內通臟府。一切諸氣由竅而入。呼吸傳變無處不之。黃芪甘溫。峻補得防風而功愈速。驅風輔正。兩得之矣。橘葉香濁。善散乖青。用熱力益猛。善入腠理。不費元神。所取在氣。非專藉其熱。而發汗也。經曰。開者發之。適事為故。

艾蔥熨法二十八

治經頭痛。攻散不退。用生蔥白、乾艾葉、生西附子等分。同搗如泥。作薄餅。布包著病人頭上。用熨斗盛明火徐徐徐熨之熱則再換再熨痛止為度蕲艾能通氣而附能煖氣從而熨之則邪從氣散亦熱因熱用之治針砭艾炙仍是宣泄其熱功效雖速出乎無奈未若此法之穩便病人樂而從事炒米炒鹽袋盛熨痛處亦佳

通天散二十九

鵞不食草二錢　羊躑躅花　白芷　青黛

雄黃一錢　細辛　當歸　芎藭　附子七分

麝香五分　藥俱生用為極細末磁罐收藏吹鼻中

目暴赤腫氣血鬱塞肝脾法當搐鼻兩竅使邪從涕淚而出則痛稍止乃敢開視故以鵞不食草羊躑躅花青

然雄黄解其風毒，芎藭當歸白芷附子行其氣血，乃麝香細辛香燥之品，欲其壅痹速開。經曰暴者奪之，是發汗吐一變法也。然藥雖少，而性質銳悍之旨緩而不宜急。體弱及久病人禁用。方名通天何哉？天氣通於肺，肺竅開於鼻也

真元衰憊氣弛精泄滑泄日甚。不禁之已宜固方。

玉屏風散一

黄芪、防風二錢　白术四錢

御風走雨。雖車馬不免。寒濕以外得之。自然傷形。皮膚枯槁。自汗不禁。理宜峻補衛氣。則形斯復。黄芪甘温。表虚之聖藥也。防風微苦辛。過風能禦。因以相等。倍用白术者。取其健脾。不致虚不受補。得以成玉屏風之美名云爾。○詩曰。白术能過夏。黄芪却怯冬。避寒無肉陣。惻有藥防風。

百合固金湯二

生地 麥冬 百合 當歸 地黄 芍藥 貝母

甘草 元參 桔梗

肺傷咽痛喘咳痰血，目赤痛。此方主之。○肺金受傷，則腎水之源絕，腎脈挾咽，虚火上炎，故痛；火上熏肺，故喘咳；痰因火生，血由火逼，故氣輪赤痛。須生地、麥冬、貝母、元參、桔梗潤燥除痰；芍藥、當歸、地黄、百合、甘草養陰滋本。○詩曰：麥門歸貝母，芍桔合删造，生熟地無人，芍藥開元圖。

妙香散三

人參 山藥 黄芪 茯神一兩 遠志 桔梗

甘草五錢　益智仁　硃砂三錢　木香二錢

薑二錢。

因憂遺精，因遺觀惑，此方主之。○憂者，困也，鬱也，無悲無憂，無憂不遺。心神亂矣，神亂則氣傷，氣傷則精離，精離目本失資，故視而佇惑。理宜人參、茯神、遠志、桔梗、硃砂清神而安神，山藥、黃芪、甘草、益智仁、木香調氣而益氣，神明氣正，則真火祛邪，淫夢弗作，精不固而自固。麝乃麝臍，辟惡通幽之品，假以為使，其下果之點存，特本村名散門妙香。雖然要遺別名幽精閉要亦寢，凡遠與寄言近難賤淑去不能再來，精得過其般動，宜懺情慾。

壯歲今夜邯鄲。明夜至山腰。過三生亦喜歡比八夢緣。既種。盟可重尋。一枕黑甜。迷離惝恍。又或燈火漸昏繁香獨擁。雨蕉風竹。紛聒無眠。牡丹亭上。花神攜合離魂、蝴蝶園中。月老湟邀。何處藹然。心傷恨服此散◎詩曰

妙香木麝兩氤氳。八靜神凝遊遠鬪莫術授愁常藥華。

鳳鳴桔梗志無分

加減雞唲丸四　山藥打糊爲丸芡實大硃砂飛

淨作衣封固聽用

人參　附片　肉桂　小茴　韭子一兩　地黃

當歸　黃芪　龜膠　枸杞　羊腎狗三兩　五味

故芷　胡巴　巴戟　益智仁　鹿茸二兩

病患火症。泄利太過。小水不禁。目暗。此方主之。○洩瀉惟宜形氣治也。不禁則病矣。因藥過利。且目暗。其形氣大虚可知。故宜鹿茸、當歸、龜膠、羊腎、地黄、枸杞。味厚之屬以補形。附子、肉桂、故芷、小茴、葫蘆巴、巴戟天、人參、黄芪、家韭子、益智仁。辛温之品以補氣。曰瞳隄者。欲水藏緊固如隄。故復以山藥、硃砂爲糊爲衣。益以滋培土。百川東隄。此尤其近之。○詩曰。戟天參喻巴地桂。舉羊鹿龜杞茴味。附芪補骨韭歸陽。不但瞳隄益智。

大補黄芪湯五

黄芪　人参　[illegible]　山茱萸　白术　當歸
肉桂　五味子　甘草　芎藭　防風　茯苓
地黄

大病後目昏自汗，此方主之。○有因而汗，雖汗無傷。無因而汗，則陽虛矣。曰大病後自汗且目昏，此尅伐太過，陰陽俱虛，乃用十全大補，加黄耆、五味、橘皮，生津液而斂耗氣。不用白芍用防風者，藏府無恙，但皮毛之間微有病而欲平也。間虛不受補，宜牡蠣、黄芪、麻黄根、浮小麥煎服。陳來章曰：汗乃心之液，心有火則出不止，宜牡蠣、浮小麥之鹹涼以去煩熱。陽爲陰之衛，陽氣虛則衛

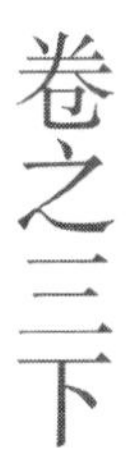

不固宜黃芪麻黃根之甘溫而實肌表○詩曰大補黃
芪湯元本十全意澤味萸皮加致精銷除斛出芍木防
風相畏特相使

當歸六黃湯六

當歸　生地黃　熟地黃二錢　黃芪四錢
黃連五分　黃芩　黃柏一錢

陰虛有火鬼門不閉盜汗此方主之○汗乃精之殊門
盜汗睡而自出也責在陰虛所以然者陰虛人睡去則
衛外之陽乘隙陷入陰中擾動津液而表失所固故盜
而爲汗既覺則陽用事衛氣復出於表表實汗即止矣

以衆門不閉久久令人喪魄治宜兼補氣陽不獨論陰虛也今日陰虛有火尚有目紅面瘦口乾倦赤脈數等症理宜當歸二地以養陰黄芩連栢以瀉火倍用黄芪以固表洪大病後及失血新產盜汗此爲虛脫急用參芪歸耆白术五味棗仁枸杞大劑溫服倘以六黄處方下喉隨斃○詩曰當歸六黄生地熟地連栢芩芪此方誰製不可無一不可有二

寧志九七　合甘露飲二方

人參　茯神　遠志　栢仁　當歸　琥珀　乳香

棗仁　黄芪　地黄　五味各等分硃砂減半爲衣

因驚失志怔忡不寧，憂亂無寐，遺精，盗汗，此方主之。●

淡泊明志，寧靜致遠，治心之驗也。因驚失志，寸爽不可自問矣，故怔忡無寐，寐而憂亂，盗汗遺精，精遺。五味地黃滋以固之，盗汗黃芪人參補而斂之，憂亂無不繇神不寧而火動，和以柏仁、遠志、茯神。驚悸失志，神已怯而魂離安，以乳香、硃砂、琥珀，餌此丸外，更早眠坐地，專內觀而簡外事，閒或焚香烹茶，彈琴看劍，澄坐驗，如此數月不懈，病却，覺大機活潑。直欲與造化論錙銖也。牽暴心痛煩燥，發熱吐血，便血者，可出入見方。○詩曰：寧志參芪琥珀神，遠歸棗柏茯門人，澄言餐血砂硃龍乳味香逾柏子仁。如脾腎虧損不能收攝精液。及精滑經滋。虛滑不固。須兎絲、石蓮、肉蓯、故紙、鎖陽、理其腎、參芪。术芡蓮子山藥五味。益其脾膠茯神硃砂遠志。益智石斛。沉香附子肉桂升降水火則滑者秘澀而固者通利精液治矣此景岳固陰煎、苓朮兎絲丸加減而變此方屢施屢驗、爰命名甘露飲云。○詩曰桂沉蓮蕊天香妙。朮茸黄秘藥味好當道故人附地仙。鬢絲神志返耆老。

秘真丸八

人參　地黄　棗皮　山藥　遠志　栢仁　棗仁

五味　甘草　兎絲　金櫻子　當歸　牡蠣

龍骨

一切滑泄帶濁淋遺多汗及經水不固致目暗羞明此方主之○精氣神真元之體也神役氣氣役精真元之用也一爲情慾所傷則體用乖張故得上項諸症是方也有人參山藥甘草立胎衛均則萬彙咸寧有棗仁遠志栢子仁交通心腎則淫火不作有當歸地黃山萸五味兎絲滋培水木則源泉不斷其金櫻子龍骨牡礪者濇可收脫以諸藥佐之乃所以秘固真元不爲陰邪所耗耳故曰秘真○詩曰真人地遠不思歸栢棗成仁藥吐絲龍骨草甘栖牡礪金櫻蓯蓉續山茱

二氣左歸丸九九

白黨參　黄芪　沙苑　鹿膠　龜膠　五味

棗皮二兩　地黄　當歸　枸杞　茯苓　威蕤仁

山藥三兩　夏枯草　肉桂　楮實子一兩　防風

菊花　充蔚子五錢

無時淚出，此方主之。○淚之化液也，源於腎；淚之成木也，由於肝。肝竅不密，虛風內作，無時泣出。法宜肝腎同治。故用人參、山藥、夏枯草、肉桂、黄芪、防風、白菊、充蔚子、楮實，升發肝中陽氣，且以疏內風而實竅；實地黄、當歸、枸杞、茯苓、山茱萸、龜鹿膠、蕤仁、五味子、沙苑，補養腎中陰血斯可滋泛火而通化源曰二氣左歸者陽氣歸脈陰氣歸脊肝腎位左以故名之是九成宜龍眼荔枝大棗姜煎湯不時送下二三錢○詩曰二氣藥歸參杞棗黄芪楮地充枯草防風沙苑菊蓯蓉龜鹿鞭仁桂味好

九仙丸十

人參　款冬花　桑皮　桔梗　五味　貝母

烏梅　罌粟殼　阿膠

久咳不已白睛微紅生瞖此方主之○新咳易愈久咳難愈所以難愈者病邪傳變而深入也是故咳久目因紅而瞖生焉乃特彙一體九物以治肺然經曰五臟皆

令人嗽血損肺又落第二義耳慎斯疾其慎之毋執。
詩曰九仙參貝款冬花桔梗桑皮五味佳尚有烏梅罌
粟殼阿膠九龍獻當家

參鎮固元九十一

人參　白朮　乾薑　甘草　附子　烏梅　五味
枸杞子　肉豆蔻　訶黎勒　熟地黃　山藥

病目攻散太過下利肌腕睛陷或脹復脹也此方主之
蓋久傷氣攻表損血理也攻散太過則腸胃虛寒自然
下元不固肌腕睛陷或復腫脹者因虛而濕氣乘之也
是以乾薑附子白朮甘草溫中寒也肉蔻佐之又能煖

下膈而治滑利，枸杞、地黃、五味、山藥，安腎氣也。人參佐之，亦可暢脾神而消虛脹。再有烏梅之酸，以致拔燥者，可使之潤；訶子之澀，以固脫通者，可使之塞。故曰金鎖固元，顧名思義，此方有神驗者歟。○詩曰：固元難取地黃杞，附于理中藥五味，肉蔻烏梅參勘借，不須金鎖神門閉。

白菊清金散十二

人參　山藥　當歸　五味　地黃　甘草　天冬

白菊花　紫菀　黃芪　百合

眼淚不禁，此方主之。○眼淚肺邪也，從流不住，則肺金損於傷虛則補其母故用人參山藥茯苓子能令母實故用麻黃杏仁五味其白菊天冬紫菀黃芪百合五物脈經上藥須補瀉而用之乃所以驅邪扶正云○詩曰菊酒味甘性醇香薷英日飲身令健參山采藥天冬歸滿地黃芽寒紫菀

養陰清燥湯十三

生地　玉竹　百合　百部　石斛　麥冬　石膏

淡竹葉　當歸　人參　五味子　甘草　山藥

治肺痨咳也不消不變治亦難愈然無夜無明血淚粘襟風儀貫不可觀不得不飽為樂理以盡醫職故主是

方以清金潤燥爲首務。生地、百部、百合、玉竹、淡竹葉、麥冬，不但清燥者也；當歸、人參、五味、甘草、石斛、藥，養陰者也。陰足則氣治，水自上升；燥去則血潔，火隨下降。水升火降，而喘嗽如初衍其幾躬已乎。○漏睛火則必有嘗，嘗以麋雲丹透淨潮滌，此湯乃効。○詩曰：養陰清燥石囊肉，百合百部金釵斛，麥門參地味酸甘，淡葉還當備玉竹。

病有不同藥無大異窮原應變臨症圓通蒐因方

保嬰丸一

鬱金　雄精　天竺黃　滑石　使君子取淨肉

蠍稍　蟾蜍去腸雜炙酥各二錢　輕粉　牛黃

硃砂各一錢　巴豆去淨油取霜　麝香各六分

濃煎二陳湯調菉豆粉蒸糊丸如梧子大陰乾飛石

青爲衣鉛罐收藏聽用

小兒飲食失宜冷熱蘊蓄阻塞太陰傳送之路致清濁

不分時熾時止爾時不善爲調護必加目青面慘肌退

肢熱似癖非癖而甚於癖將謂投以和劑則不着痛癢

投以熱劑則資質而耗氣投以寒以補均非對癥術其窮矣不應爲處此方活者頗衆故謬曰保嬰或問故曰輕粉竹黃石青丹砂鎮風熱墜頑痰之品也益以滑石兼能解肌行水而火不內燔鬱金雄黃牛黃破結氣散惡血之品也益以二陳菉豆或更清胃扶脾而殺氣稍復少佐巴豆麝香者盡癖積况寒法當以熱下之且妙有諸藥皆製則峻而不猛初則通幽繼而止瀉周攻散之神劑也且蟾蜍蠍稍使君子總以積鬱生蟲從而殺之法製始備雖嫩而弱者不可過餌經曰大積大聚其可犯也衰其半而止過則死○詩曰鬱金巴豆赤雄精

滑石丹砂粉白蠡，天竺牛黃蟾蜍麝，使君丸好保孩嬰。

六一散二

滑石六兩　甘草一兩

治月身熱煩渴，水溺不利。主此方者，滑石性寒而淡，寒能清熱，淡則利水，少佐甘草者，恐石性過寒，用以和中耳。散名六一者，因方中銖兩起見，取天一生水，地六成之之義，故河間又名天水散。本方加硃砂五錢，名益元散，加薄荷名雞蘇散，加青黛名碧玉散，治同。本方加紅麯五錢，飯丸名清六丸，治赤痢，加乾薑名溫六丸，治白痢。本方加生柏葉、生藕節、生車前，名三生益元飲，本方以吳茱萸代甘草，治濕熱吞酸，名茱萸六一散；以黃芪代滑石，治盜汗消渴，名黃芪六一散；以生石羔代滑石，名玉泉散，治陽明內熱煩渴頭痛。

十味香茹飲三

香茹　人參　橘皮　黃芪　白术　扁豆　甘草

厚朴　茯苓　木瓜

暑月身倦神昏，頭重吐利，日復欲作，此外感而兼內傷，常主是方。其義維何？暑能傷氣，故身體倦怠，神思昏沉；人參黃芪术瓜以益之；暑為陽邪，併於上，故頭重；日復欲作，厚朴橘皮香茹以散之；暑邪干胃，必渴而引飲，濕熱相搏故既吐且利白术茯苓扁豆以安之如此調理病不除而目復能爲害未之前聞○詩曰暑天邪病尚吞茹扁豆參苓术亦宜獨怪成州甘氏子厚煎陳橘飲黄芪

清暑益氣湯二首四

人參　白术　橘皮　黄芪　升麻　甘草　當歸

麥冬　五味　乾姜　葛根　青皮　蒼术　神麯

澤瀉　黄栢

長夏濕熱炎蒸神體倦怠不食身熱氣高二便赤黄渴而自汗脉虚者此方主之○暑令行於長夏則兼濕令

矣乃有上項諸症故東垣處此方兼而治之益五味當歸麥冬人參黃芪所以寧神致液而益既傷之氣二术二皮神麯姜草所以調中破滯而勝復傷之濕餘濕未除清氣不升葛根升麻發而舉之餘熱未退濁氣不降黃柏澤瀉導而泄之○詩曰清暑益氣補中得外增蒼术葛姜澤麥冬五味雅相宜去柴何取青麯柏能清燥肺金兼濕又傷胃土態神不寧脈虛自汗藥用補中益氣是也且暑燥滋以五味麥冬濕滯疏以麯术姜葛均合醫理外此他經無症故出柴胡知出柴胡何以青皮澤瀉黃柏就伐厥陰太陰庭鎮費不能解是

有詩之中末句云云

人參　白朮　茯苓　甘草　黃芪　五味　麥冬

當歸　山藥　扁豆　知母　白芍

暑月目病攻散已退尋復發熱脹痛此方主之○目既攻散則陽邪無有奈何再作此表裏俱虛氣不歸元而陽浮於外所以發熱非火毒未盡也只五味芍藥麥冬知母涼且收斂其燥歸芪山豆參朮苓草補而和平其胃一服而再再而三則暑清氣治會收陽於內推病而出淺人遇此必寒且散不散不已是方進而奏効不壓其醫歸乎元虛人卽初得上症本方加石羔淡竹葉滑

石，不合除歸、芪、五味，準好。○詩曰：歸芪四君合生脈，扁豆懷山芍藥白，知母仍名益氣湯，清暑或加羔竹石，須醫至死賓李方，務出青皮與黃栢。

保胎流氣飲五　附正氣天香湯

當歸　貝母　羗活　甘草　厚朴　乾艾　黃芪

荊芥　枳殼　芍藥　兎絲　芎藭

因胎目病，此方主之。○胎氣宜固，兼散非理也。然目病暴作，不得不齊與治標，故以羗活、芎藭、荊芥、枳殼、貝母、厚朴疏風熱，而劫虛痰；黃芪、當歸、甘草、芍藥、兎絲、艾葉護元神而平幽鬱，夫鬱舒風自息，痰去神乃寧，胎孕則氣流血行，胎其保而病亦潛除。經曰有故無殞，非無殞也，此方之謂與。如血熱氣不和，四五月胎動，除羌活、荊穗、芎藭、枳殼，用藿香、紫蘇、黃芩，或依紺珠正氣天香湯：烏藥、乾姜、橘皮、紫蘇、香附，尤穩。○詩曰：保胎流氣藥須知，枳朴芎歸及此絲。少佐草荊乾艾葉，活羌貝母到黃芪。○又詩：正氣天香湯，台烏芎白姜，橘蘇香附子，明目保胎良。

蠟子丸六

木香　乾姜　百草霜一兩　肉豆蔻　丁香一兩五錢

杏仁一百四十粒去皮　巴豆七十粒去皮膜製淨

[illegible]

油　共為細末用好黄蠟四兩清茶油一兩同熔化、夏絹濾過乘熱調為丸菉豆大每服三十丸、姜下

肥兒冷積從傷脾門。致休息瀉利、欲有雙服用此丸而明者、益丁香、肉蔻、乾姜、巴豆、破寒宜滯、去使開格通而陽復、木香、杏仁、草霜、黄蠟、導氣和中、自然大毅化而舒、延醫、只謂此方神妙不可言信乎。○許曰蠟子丸丁木香肉蔻杏仁百草霜、巴豆去油黄蠟熬方中最有的乾姜

蠟、礬丸七

黄蠟六兩　白礬一兩　先將蠟熔化，退火，入礬和勻爲丸，赤豆大，朱砂衣，以金銀花五兩，甘草一兩，用酒一升，重湯煮出味，每下十丸、二十丸，加至百丸，酒亦三杯、五六杯，漸飲至盡，則有效。倘被毒蟲蛇犬所傷，加雄黄五錢，乳香三錢，没藥二錢。

一切癰疽發便服此方，得奇效者，蓋黄蠟甘温，白礬酸濇，能護膜托裏，使毒不内攻，乳香辛温，没藥苦平，能止痛和氣，使火不上炎，再有金銀花、雄黄清熱、解毒，甘草解酒，扶胃養血，游刃毒所，恢恢乎有餘力矣。

托裏消毒飲八　一方無連翹，有桔梗、皂刺，治同

人參　白术　茯苓　甘草　當歸　芎藭　白芍

黃芪　連翹　白芷　忍冬花

機要曰治瘡須明托裏疏通藏府調和榮衛三法內之外者其脈沉實發熱煩燥外無焮赤痛甚於內其邪深矣當疏通藏府以絕其源外之內者其脈浮數焮腫在外恐邪極而內行當先托裏外無焮惡之氣內亦藏府宣通知其在經當和榮衛用此三法雖未必即瘥必無變症此方其兼備歟○外科方症至爲繁雜且各有專家未能多識緣有刪寫一欵姑擇數方以應緩急外伸觸類觀望於後之學者○[illegible]托裏消毒飲四君加歸

芪芷芎歸芍忍五物力相須。

仙方活命飲九

忍冬藤即金銀花　貝母　甘草節　天花粉

橘皮　當歸　防風　白芷　乳香　沒藥

皂角刺　穿山甲

一切癰疽及不知名惡瘡初得，此方主之。○癰疽皆由氣血逆於肌理，加寒與濕凝，風共火搏，乃發紅腫尖痛爲陽爲癰；深硬黑陷爲陰爲疽。勢大身發熱，食日減，膿夜不安眠，其症則重而險。入手醇酒煎服。盞忍冬花、甘草節、天花粉、貝母、橘皮清熱解毒，兼能利濕除痰，當歸防風、白芷、乳香、没藥，活血疏風，更可定痛護膜。乃皂角刺、穿山甲，引前藥直達病所，以決癰破堅。酒煎者，欲其通行遍身，使邪速散云爾。服而活命，非仙方如何？詩曰：仙方没藥粉加貝，乳母歸寧來忍還，芷橘什草年可引，乘芝防刺莫穿山。

神授衛生湯十

羌活　防風　白芷　穿山甲　沉香　紅花

連翹　忍冬花　皂角刺　花粉　熟大黄

石決明　乳香　當歸　甘草

癰疽初起，焮腫赤痛，頂高根活，皮薄而光，脉浮大有力活命飲不應，主此方。方解前已悉，其所以不應者，倏增身熱頭痛，二便秘結，故去貝母、橘皮、沒藥，用羌活、沉香內升外發，逼邪從表出；大黄、連翹，小清大利，俾毒隨便下。其石決、紅花，以膿係血凝，膿出瘀化。進二三劑，未成則散，已成則潰。胥名衛生，是已神授，恐未必然。○詳其藥劑十五九前方，爲貝非川橘沒香羌，還紅花犹石決。

大黄蒺藜衛生湯

白蒺藜酒十一　陳淨金銀花五兩　甘草二兩　醇酒一升，重湯煮出，味如錫色，平硬加黄芪三兩。酒不足可量添入大小瘋毒初見進此酒。○金銀花寒能清熱，甘能補虛，芬芳能醒脾，甘草化毒和中，處處無忌，均屬外科聖藥。煮酒一盞晝夜徐徐飲盡，藥力到矣，到則以前方先後頻服。病許頓減，量不勝者，亦須拚醉拚辭。

珠珀蠟礬丸十二

黃蠟四兩　白冬蜜二兩　白明礬二兩　琥珀　明雄黃　珍珠各一兩，如無珠，用硃砂亦得。

先將四味礬研細，用銅杓鎔蠟與蜜離火候少凝入前末攪和為丸，赤小豆大，每下三十丸，病甚者日進三服乃得。

凡癰疽及惡蛇瘋狗傷毒盛且急不能外出必致內攻。先進蠟丸護心。貞吉無咎。蓋人心清虛中正邪不易受。亦不敢令邪犯。以故癰瘍內陷蛇犬外傷毒氣攻入寸中。命必傾矣。是方蠟礬甘溫潤燥苦酸澀法汗護膜。托裏。推此倍散。再有氣味辛膻之類遺淨邪而殺百毒。性質精靈之珠珀。鎮火以定驚魂。無毒縱急無能爲害。豫對症度勢遠方計日可決斃期。○詩曰蠟花白礬磨蘇酒。加哉陰毒化無有。護心古似蠟礬丸。珠珀雄黃新方好。蠟珠丹砂儘可充。蜜丸金衣真活寶

內托千金散十三

肉桂 當歸 黄芪 人參 忍冬花一兩 芎藭

沒藥 天花粉 白芷五錢 乳香 桔梗

甘草七錢 芍藥 防風三錢

惡瘡未成不消已成不潰此方主之○瘡之起者多矣未能收斂不消不潰乃精血大虛不能化氣成膿切莫純用凉藥致肌肉冰寒益難收局須甘温之藥和之是以助氣活血以速其起頂潰膿庶無變証右方人參黄芪甘草乳香補氣者也且以健脾生津當歸肉桂沒藥芎藭理血者也更能益榮行瘀忍冬花天花粉桔梗導主解毒排膿膿出則少用白芷防風芍藥尤足除濕斂

口濕共可勿施。用者熱酒調者亦虛不服補補不嫌多之意。語云方在竅、不在多，醫在圓通、不在信守。其斯之謂歟。詩曰千金內托尚參芪、桂草天花桔芷歸。再入忍冬、蒡芍乳與防、沒藥病難驅。

[illegible]症之患。蓋由情慾戕賊真元真充損。則情守縱己觀身子空空如也。凡百乖厲客氣易於感召。感召之際較他人為深。是以毒作。丹溪謂陰陽相滯而生理不外是。但論字未得病情。當謂陰陽互相凝聚。積鬱而發。如邪中氣分。津液稠濁為痰為飲。積久滲入脈中。血爲之敗此陽鬱於陰也。邪鬱血分。隧道滯沮。或溢或結。積久滲

出脈外氣為之亂此陰累於陽也其毒大小淺深隨人之禀賦感召以為輕重初見用活命飲繼用衛生湯俟成症知名驗看頂高根活色赤焮腫疼痛皮光薄勢欲潰及潰膿厚鮮黃不臭進托裏消毒飲腐肉自脫焮腫隨消倘頂平根散色黯不熱不疼腫雖堅不作膿不潰腐或潰腐腫痛仍不消減膿水清稀新肉弗長形惡氣奇穢須內托千金散再則十全養榮八物回生導湯大補氣血精遊轉為順漸次畧帶消解十亦可愈五六必曰死曰不治聽渠嗔毀大失作醫之道

隔蒜灸法　凡毒現形取大蒜切片置頂中艾丸子灸

二壯一換不拘數目以痛發至不痛不痛發痛乃止其灸時切生薑亦可備除毒及燃眼不見頂用濕紙刷上火先乾處即是氣識之再鋪紙乾如前不問一處二三處無妨總灸爲度使氣服藥消散此瘡科起手第一要着經曰知其要者一言而終學者勉諸

外科以膏藥爲前務湯劑丹丸次之攄其因有三曰使曰離曰搖使者非實即有毒初萌涼其蘊熱發其遊風而伏者內消之謂也離者非敷病家警覺毒隨見避抑搖猶翻轉應得以驅除之謂也搖者非使人樂從發方熾明知善惡防其變遷急拔而出之謂也故便而力

藥兩灸則痛不少減，而紅腫彌加。醉而不詳審究，則禍患。而潰腐無期，捉而聽其至止，則病變多端而敗機莫測。三者兼備，庶從事有濟。驗方於以知名，如太乙膏、玉紅膏，諸神其載，遠近遍傳是已。考其藥，太乙之元地、肉桂、當歸、乳香、沒藥，行血止痛；白芷、元參、大黃、赤芍、黃丹，清火散風；再潤以麻油，毒從中化。玉紅之當歸、血竭、紫草、輕粉，去瘀生新；白芷、甘草、白蠟、麻油，理肌斂口，自然肉好如初。其他萬靈萬應品藥縱多，總不外箇中消息。再徒欲兼精，是道儘有名言，無妨博蒐遠採。

太乙膏十訓

白芷　當歸　赤芍　元參　肉桂　大黃

大元地二兩　乳香　沒藥五錢　麻油一斤

黃丹六兩

將前七味油浸十餘日慢火熬至浮起濾净。下黃丹攪匀。候温冷入乳沒再攪過硬添油軟加丹務以得中適用爲度傾入磁礶藏好。勿洩氣。○詩曰太乙鄉丹乳沒藥。當歸元參京赤芍。大黃白芷桂麻煎膏成不怕瘡瘍惡。

玉紅膏十五

當歸　紫草　白蠟各二兩　甘草一兩五錢

白芷五錢　血竭研細。　輕粉飛各四錢　麻油一斤

將前五件，油浸四五日，慢火熬微焦，濾淨，復煎沸，下血竭少停，下白蠟鎔化，退火，投輕粉攪勻，藏用。〇詩曰：粉草油油芷葉長，佳人簾捲日當陽，蠟紅彩子臙如血，映得花容紫玉光。

五苓散十六

白朮　茯苓　芝苓　澤瀉　肉桂

因濕眼腫，併水濕，小便不利，此方主之。〇經曰：諸濕腫滿，又曰：濕勝則濡泄。水道不利者，濕併於大腸故也。經曰：淡味滲泄爲陽，鹹味涌泄爲陰。二苓澤瀉之功用也。

脾土健旺則能制濕。膀胱氣化則能利水。白术肉桂之功用甚大。凡邪入太陽，目痛頭痛，發汗不愈，小便雖利而渴者，宜五苓引而竭之，使邪從下出。然無惡寒症，不可用桂。故本方除桂，名四苓散。本方加茵陳，名茵陳五苓散，治濕熱瘀黃，便秘煩渴。本方合四君子，名春澤湯。治病後使澀而渴。本方合平胃散，名胃苓湯，又名對金飲子。治中暑傷濕，停飲夾食，腹痛泄瀉，及口渴便秘。本方合黃連香薷飲，治傷暑泄瀉，發熱口渴，及瘧疾熱多寒少，口燥心煩，不効。再合小柴胡，名柴苓湯，治之準的。○詩曰四苓散白术猪苓澤瀉茯苓止熱因熱用

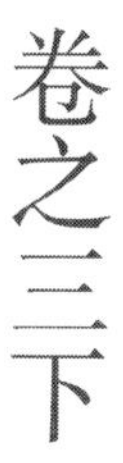

肉桂增除湯遍能利小水。

疏鑿飲子十七

羌活　秦艽　商陸　檳榔　澤瀉　木通

花椒目　大腹皮　茯苓皮　赤小豆　姜皮佐煎

遍身水腫，喘呼煩渴，大小便秘，目赤痛，此方主之。○外而一身盡痛，內而喘渴便秘，再目赤痛，此上下表裏俱病，務必分清其勢，乃瘥。羌活秦艽，疏表藥也，水邪之在表者，觸之由汗而泄；苓瀉腹皮，苓皮滲利藥也，水邪之在裏者，觸之由溺而泄；水勢壅盛，商陸檳榔以攻之；水勢浸淫，故目赤，豆以燥之。如此立法，非神得疏江鑿河之理乎。於以名方，夫為過實。詩曰：疏鑿檳榔合商陸，苓皮薑皮花椒目。赤豆羌艽大腹毛，木澤何愁瀉不速。

大順散十八

甘草　杏仁　乾薑　肉桂

此方非治暑，乃治暑月受傷之脾胃耳。夫脾胃喜燥濕喜溫惡寒。時雖夏月，引飲貪涼，過於寒濕，則陰陽逆，必致霍亂吐瀉。乃用乾薑、肉桂之辛利以順脾，甘草、杏仁之溫賦而順氣，故曰大順。詩曰：暑者本順寒其與味，四味雖何？杏草薑桂。

桂苓甘露散十九

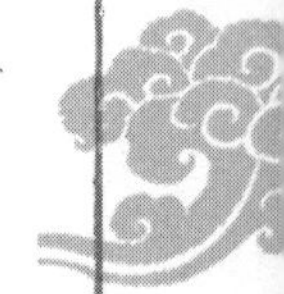

五苓散加　滑石　石膏　寒水石　仍照前分兩作

散為妙

夏月引飲過多。太陽受傷。致小便不利。濕熱上攻眼目。

亟用三石以清熱。五苓以利濕。河間此方誠為甘露。張

子和加人參甘草。因脈虛而補氣。加木香[illegible][illegible]欲化濕

以除煩。詩曰寒水流滑石。芝术粘蒸澤。[illegible][illegible][illegible]火煎

甘露清炎熱。

六和湯二十

木瓜　厚朴　扁豆　茯苓　砂仁　[illegible][illegible]　杏仁

白术　人參　甘草　藿香

六和者。和六氣也。蓋風寒暑濕燥火。夏月雜感爲多。先於脾胃調之。此知務之醫也。藥之爲性。香能醒脾。藿香厚朴是也。辛能煖胃。半夏砂仁是也。四君之用。酷暑橫流。必傷金水。扶其所不勝也。乃杏仁木瓜清燥生津之品。合以前藥。正六氣之和劑也。傷冷加乾姜溫散陰逆。傷熱加香薷發越暑氣也。縮脾飲用砂仁乾葛草果烏梅扁豆甘草。治九夏伏熱。更傷酒食。理脾清暑同。而異與而同者也。詩曰。六和藿朴杏砂并。半夏人參赤茯苓扁豆木瓜甘草朮。煎增姜棗氣清寧。

羌活勝濕湯二十一

羌活　獨活　稿本　甘草　芎藭　蔓荊子

黄芪　防風

外傷於濕。頭痛。一身盡痛。此方主之○脾胃虛弱。濕從內生。二陳平胃之類主之。水停於膈。濕盛濡泄。六一五苓之類主之。水滲皮膚。肢腫黄脹。五皮茵陳之類主之。五令頭痛一身盡痛。乃濕流關節。決非上件所宜。綽曰無疑。不入惟風爲能。爰用黄芪甘草。率諸風藥升而散之。或曰藥既屬風。何以又能勝濕。蓋風動氣滿。濕則潛消。譬衣初浣濯。當風高懸。不終日水自去矣。此湯除黄芪。汪氏謂可治傷風頭痛。亦近理○詩曰羌活勝濕尚防

風黃芪槁本蔓荊芽外加獨活天麻桂犀熏升頂痛不
攻

平胃散二十二

蒼术五錢　橘皮　厚朴三錢　甘草二錢

濕淫於內脾胃嘔瀉及山嵐障氣不服水土此方者蒼术辛烈加以橘皮則燥濕而利氣厚朴微苦溫和以甘草則寬中而散滿四藥泄中有補涼中有溫宜令胃土和平而無濕鬱之患故曰平胃又經曰谷氣通於脾山嵐障氣谷氣也人受之不服水土而腹脹不食蓋土濕太過故用蒼术以燥之甘草以和之橘皮厚朴寬

中利氣以行之本方加麥芽神麯名加味平胃散治宿食不消吞酸噯氣本方加藿香半夏名不換金正氣散治腹痛嘔吐及瘴疫濕瘧加草菓姜棗煎名對金飲子治瘧疾飲內再加人參茯苓烏梅名人參養胃湯治外感風寒內傷生冷及夾食停痰發為痎瘧本方合小柴胡名柴平湯治濕瘧濕瘧者瘧發時一身盡痛手足沉重寒多熱少脈濡是也

升消平胃散二十三

芎藭　紫蘇　橘皮　白芷　姜炒厚朴　蜜炙甘草　砂仁　麥芽　藿香　山查　蒼术　香附

目以痢。忽頭痛腹痛。吐瀉交作。此感寒停食。土是方者。蔻芽藊橘芷散虛風而逐陰寒。砂藿查芽正乖戾而消滯膩。再有調中之姜朴炙草。和氣之香附蒼术。大劑煎投。自當立效。是故痘疹發熱。腹急痛。或嘔。或泄。症既相符。因應無異。進此散仍甘。○詩曰。平胃橘皮蒼草朴。升消增芷芽藊藿山查麥附縮砂仁。醫校本方殊老作。

升陽除濕湯二十四

升麻　柴胡　防風　甘草　蒼术　澤瀉　芝苓

神麴　橘皮　麥芽

脾虛不治。濕勝濡泄。覩昏而惑。此方主之○清氣在下。

則生飧泄。故用升麻柴胡提而降之。又曰濕勝則濡泄。故用蒼防苓澤散而通之。但泄雖云蘊濕。多從飲食而得。又須麴麥以消食。甘橘以利飲。進此湯短賺半晌。徐徐壓以美膳。脩惑自銷。○詩曰升陽柴胡橘除濕芷之苓。术麴麥附升麻防風生草澤。

活血散二十五

當歸　赤芍　芎藭　紫草　紅花五錢　木香　血竭二錢

症中氣血凝滯。欲作目疾。速用芎藭木香當歸。行其滯。紫草紅花赤芍血竭。消其凝。服此不愈。再加橘皮升麻。

疏瘀利飲木通甘草導熱和中更名消毒片哉○詩曰瘡中紅赤上雙睛活血芎歸紫未能不愈通加升橘草別名消毒服之靈

調元化毒湯二十六

紅花　木通　荊芥　鼠粘子　紫草茸　白芍藥

甘草　桔梗　前胡　生地黃　黃連　當歸

黃芪　防風　蟬蛻　山查　人參　黃芩　連翹

痘疹前人皆謂心火炎盛而發斑疹之母胞也母呼亦呼母吸亦吸呼吸者陽也陽化氣而動作生焉母食生精母飲生血飲食者陰也陰成形而體質生焉陰具

陽足十月而誕所受胎毒與歲會天符天時亢熱乘心心熱則散一齊併發故七日齊七日盛三七火數盡而謝小兒耳尖冷大仲睡中驚啼雙眼含淚壯熱知其必作放點起脹時目即病者乃毒氣上攻稍失檢點爲禍不測收靨落痂時熱赤腫痛雖爲餘毒險急一同執與前湯若痘中夾癬夾疹尤爲得宜蓋防風荊芥前胡蟬蛻升發陽氣者也亦可祛諸風邪牛蒡連翹山查桔梗解利邪毒者也亦可散諸鬱結無濕不疹除以木通甘草無熱不癡降以黃芩黃連氣不下下人參黃芪以逼之血不流行紅花生地紫草歸芎以順之如此化裁功

⑤非[illegible]於目[illegible]科用[illegible]
[illegible]
疏而[illegible]小腸丙火故積已[illegible]則[illegible]
心經丁火故納已上[illegible]則一丈[illegible]反[illegible]水[illegible]
膀已下[illegible]見夫火[illegible]
[illegible]以[illegible]目[illegible]火[illegible]
化毒攻散[illegible]方[illegible]上[illegible]
科。○[illegible]下[illegible]
[illegible]以解之[illegible]以[illegible]
血所[illegible]人人不免[illegible]則[illegible]何[illegible]中[illegible]

[illegible]　醫[illegible]　[illegible]

[illegible]保必[illegible]流[illegible]何[illegible]處人工可[illegible]

[illegible]海即有公孫[illegible]女向作[illegible]其[illegible]熱那[illegible]月

[illegible]發[illegible]不再見[illegible]淵微識非[illegible]能測[illegible]

[illegible]品[illegible]不[illegible]教學識夫讀[illegible]湖程[illegible]

[illegible]歷目見[illegible]可[illegible]問以身歷目見如[illegible]若

[illegible]不自知[illegible]其所出乎[illegible]有客[illegible]者[illegible]於[illegible]

[illegible]觀[illegible]詞[illegible]而[illegible]之悟不[illegible]今古一[illegible]

[illegible]惊[illegible]〇詩曰[illegible]其[illegible]草茸不[illegible]刊[illegible]

[illegible]妙[illegible]紅[illegible]中[illegible]

[illegible]青丸二十七

沉香　丁香　乳香　檀香　麝香　安息香
香附　白朮　冰片　蓽茇　柯子　硃砂　犀角
蘇合香油各等分
內風因厥眼盲瞶斜喉中痰沫壅盛水飲難通非辛香
溫熱不能開發還陽故集上項諸藥必用硃砂柯子犀
角者防溫熱之過燥而耗心血辛香之走散真氣以斂
肺液爾中寒中惡用亦適宜然終能耗元神而動內風
備以救急可也慎毋令人多服○詩曰蘇木丁沉乳麝
冰片檀安息蓽沾泥都來香附柯梨勒油合丹砂用諸
犀

抱龍丸二十八

胆南星二兩　天竺黄一兩　硃砂五錢　琥珀
珍珠　雄精三錢　檀香　人參二錢　麝　木香
沉香一錢　甘草煎膏爲丸芡實大金衣

小兒一切驚搐致轆轤轉關諸症主此方者實氣可以
鎮驚金珠琥珀雄精是也香氣可以散搐沉檀木麝竺
黄是也驚搐因風虛人參甘草扶其元風虛生痰火南
星牛胆清其熱抱龍二字義未詳或者龍爲肝火安風
鎮驚之謂歟○時曰天竺星珠獨夜光丹砂珀沉人雄
草參沉檀麝香初熱搐抱龍須回子珠

升解散二十九

芎藭　生地　竹葉　荊芥　木通　升麻　硃砂

茯苓　甘草各等分

小兒痘已現形尚發驚搐目赤畏光淚出此方主之○痘形雖見熱應漸退復發而驚搐兼得目病則係木火兩盛矣用芎藭生地荊芥竹葉涼血而平木荊芥升麻木通茯苓以泄火硃砂甘草三物特以鎮驚收淚耳然此症來勢險甚服一二天不減須審精神○詩曰痘見目隨紅急需竹草通硃荊芎地升解不無功

五積散三十

當歸　芎藭　桔梗　茯苓一錢五分　乾薑
肉桂　半夏　蒼朮　厚朴　芍藥　甘草一錢
麻黃　白芷　橘皮　枳殼六分

此方能治寒積食積氣積血積痰積故名五積散其義麻黃白芷精辟解表甘草芍藥合和蒼朮厚朴平胃中之敦阜橘皮枳殼發膜原之蘊藏薑桂芎歸入血分兼祛寒濕半夏茯苓桔梗逐浮飲更能調痰益陰陽表裏通用之劑也外感風寒內傷生冷身熱無汗頭痛惡寒發熱惡寒者元氣素虛人出麻黃蒼朮枳殼入參朮再枝[illegible]冷自汗加附子生黃芪○詩曰五積枳橘陣成粉芷[illegible]

姜桂蒼於朴麻黃半夏茯苓歸葉梗剛除苦寒藥

天保采薇湯三十一

人參　黃芪　當歸　地黃　甘草　白芍

穀精草　黃連　山查肉　葳蕤仁　黃芩　木通

桔梗　前胡　連翹　紫草茸　麥門冬　大力子

郁李粉子

此清膏活血攻補兼施之方也。痘中日漸發明，卻邪于風木，然痘色淡而漿空，生氣血大虛，却不敢驟補，益補則痘利，決害於目，目赤疼而翳生，變幻多端，仍不能寒散。寒散則目無有傷於痘，當家殊覺棘手，護首脯劣右

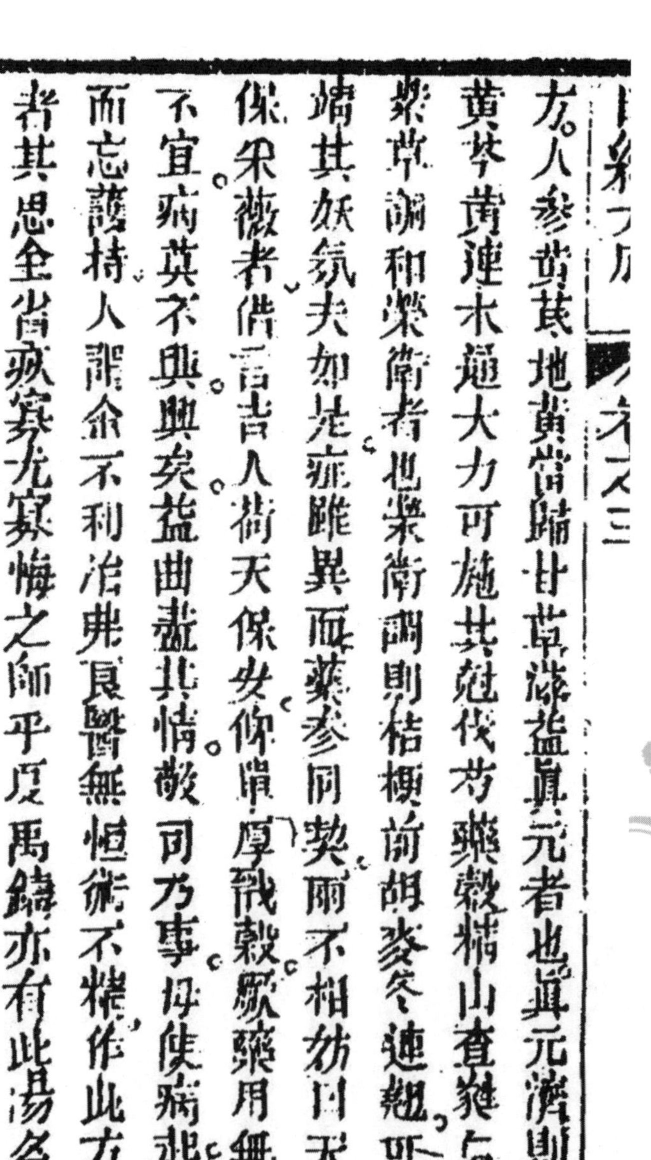

方。人參黃芪地黃當歸甘草滋益眞元者也。眞元濟則黃芩黃連木通大力可施其剋伐。芍藥穀精山查鷄内粟殼調和榮衛者也。榮衛調則桔梗前胡麥冬連翹可靖其妖氛。夫如是症雖異而藥參同，勢雖不相妨。因天保采薇者借吾言入衛天保。安仰冑厚戕穀厭藥用無不宜。病莫不與與奏益曲盡其情。敬司方事，毋使病起而忘護持。人謂余不利治，非良醫無恆術不精作此方者。其愚全皆疵寡尤寡悔之師乎。度禹鑄亦有此湯名藥品大相懸絶。不知何所取義。且無論症之順逆。總教人拔方煎服。尤不可解。◎詩曰天保 采薇湯 芩連地當歸芪參大力甘桔芎通方紫草隨鮮色鵝乞有奇香。前胡云殼姿性頗等查涼附夏方枳桔二陳藥升猶芎蒼柴葛前飲斛苑蓉獨羌朴。

達原飲三十二

檳榔　知母　芍藥　黃芩　厚朴　草菓、甘草

熱疫蒸燥神昏痞不能耐但治其疼目自寧右方檳朴併煩惡且疏通歲邪草菓發伏邪而不損天和熱甚傷形故而知母黃芩以清之熱久銷陰則痙芍藥甘草以平之夫疫乃天地非常之氣其中人不由經絡表裏會於夾脊附近於胃即鍼經所謂橫連膜原者是得此湯

而直達之。重者漸輕。輕者頓解。○詩曰檳芩芍藥蔻知
母辨消受炙草厚而甘達原宜急就

清疫丸三十三

檳榔四兩　蒼朮　厚朴　半夏麯三兩　草菓仁
陳橘皮　山查肉　香附　白芍藥　黃芩
知母二兩　柴胡　乾葛　藿香梗　紫蘇葉一兩五錢
青皮　枳實　甘草一兩

生薑汁滴入神麯內淨粉打糊為丸彈子大每用一丸
隨化緩緩嚥下如精神稍爽照藥品作湯劑仍加神
麯併用生姜汁對服

右方專治惡痢噤口。飲食不入。入即吐。及一切時行傳染。內外壯熱無汗口渴。蓋天地飛戾邪氣隨入呼吸入胃。正不勝邪。登時疾作。頭腹急痛。已而發熱。或吐或瀉。水漿不能下咽。檳榔黃連蒼朴姜麯甘草半夏。可達原而平胃。橘皮蘇葉藿梗查肉柴胡乾葛。可解肌而正氣。熱毒上格。故凡物不納。白芍藥黃芩知母以疏之。膈氣中結。故滯下不順。香附子枳實青皮以利之。病驟形實沉困。自當頓挫。再就是驗症增刪。無人不起。乃名其方曰清平。○詩曰清平首選達原方。平胃香蘇散合裹。再入葛柴查枳麯。青皮瘦骨復安常。

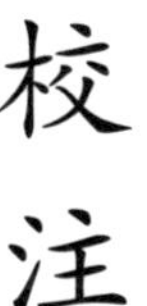

校注

①亹(wěi)亹：谓诗文或谈论动人，有吸引力，使人不知疲倦。《后汉书·班固传论》：『若固之序事，不激诡，不抑抗，赡而不秽，详而有体，使读之者亹亹而不猒，信哉其能成名也。』

②接肝法：据本卷目录，应为『接汗法』。

③□□□□□□□：底本此处模糊不清，人卫本作『顺流而东虽秽物』。

④勷(xiāng)：同『襄』，助；辅助。

⑤按：底本此处模糊不清，人卫本为：『非独能于目，即专事痘科，用治紫黑而干，亦良剂也。东垣谓痘疮从寒水逆流克火而致，初则膀胱壬水，夹脊流而克小肠丙火，故颈已上先见；次则肾经癸水，又克心经丁火，故胸已上次见；终则二火炽盛，反制寒水，故腹已下后见。夫火受水克，即不能为祸，酿成痘毒，安得炽盛，反制寒水。且寒水值制，便当壮水灭火，乃又消癍化毒、攻散处方，岂不雪上加霜？立言如此，医名何自而得。痘疹之原，世谓咽下血饼，有落地即挖净，更用黄连、甘草抹儿口以解之。后不惟无痘，竟以痘死。谓非此血所致，何人人不免？必岁会、天符，气满则发，何里中传』。

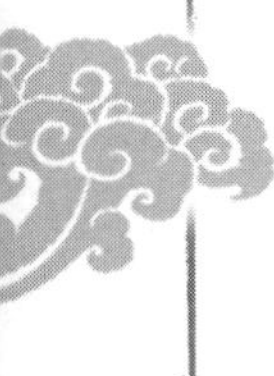

图书在版编目（C I P）数据

中医古籍珍本集成 : 续. 五官科卷. 目经大成 / 周仲瑛,于文明主编. -- 长沙 : 湖南科学技术出版社,2014.12
ISBN 978-7-5357-8464-3
Ⅰ. ①中… Ⅱ. ①周… ②于… Ⅲ. ①中国医药学－古籍－汇编②中医五官科学－眼科学－中国－清代 Ⅳ. ①R2-52
中国版本图书馆 CIP 数据核字(2014)第 299288 号

中医古籍珍本集成（续）【五官科卷】
目经大成
总 策 划：王国强
总 主 编：周仲瑛　于文明
责任编辑：黄一九　王跃军
文字编辑：唐艳辉
出版发行：湖南科学技术出版社
社　　址：长沙市湘雅路 276 号
http://www.hnstp.com
湖南科学技术出版社天猫旗舰店网址：
http://hnkjcbs.tmall.com
印　　刷：长沙超峰印刷有限公司
（印装质量问题请直接与本厂联系）
厂　　址：宁乡县金洲新区泉洲北路 100 号
邮　　编：410600
出版日期：2014 年 12 月第 1 版第 1 次
开　　本：880mm×1230mm　1/32
印　　张：31.25
书　　号：ISBN 978-7-5357-8464-3
定　　价：180.00 元（全二册）
（版权所有 · 翻印必究）